Werner Schupp / Julia Haubrich
contributions by
Wolfgang Boisserée / John Morton / Kenji Ojima

Aligner Orthodontics
Diagnosis, Treatment Planning, Orthodontic and Orthopedic Treatment

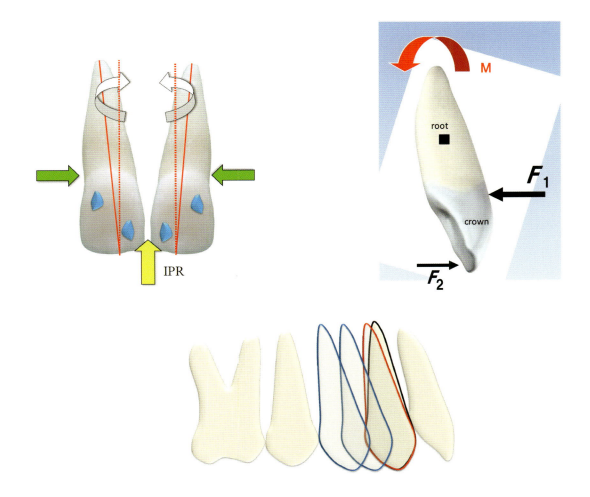

<Translator>   Kenji Ojima / Chisato Dan / Riki Nishiyama / Sumimasa Ohtsuka

RECOMMENDATION

Now, don't miss the boat, and take fortune at the tide!

I was called all of a sudden and asked the favor to send a letter of recommendation to an upcoming Japanese translation of a text book of orthodontics written in English. The contents are Invisalign® which I have never seen nor heard yet. I was reunited with Dr. Kenji Ojima before reading this book.

Over supper I lent my ears to his story wholeheartedly about how hard he had gone through great many ups and downs after orthodontic training at our department, what with first encounter with Dr. Werner Schupp, an authority of German Invisalign, at the Europe Summit held in Barcelona, Spain and since then used to barge in on him in his office so often as more than 50 times and took part in his lectures as well, taking advantage of acquaintanceship with him, to top it all off, he gained trust from Dr. Schupp admissible to proffer a contract with him for a Japanese translation of his text book. He told in earnest that all of his treated cases are, as it were, the fruits of a faithful application of the modality exploited by Dr. Schupp and Dr. Haubrich. In addition, he stressed with glowing heat in mind that those activities so far, as setting up a study group (Frontier) and presenting papers to the academic meetings, at home and abroad, are all for the benefits of letting more people know of his teachings.

Thinking over the past mistake he relied on rather a meticulous manner so that he confined three interpreters in one room with him and let them read aloud every sentence projected on the screen to find errors several times if necessary. No doubt they're ramping up efforts to achieving their faithful task, under a key thinking to proffer the better circumstances to learn this innovative method of orthodontics.

Needless to say, I am one who should give great respect to their wish to help their students hasten clinical application of this technique to as many patients as possible in negligence of their own profits. As the Japanese old proverb goes like "A chicken's tapping the egg crust from inside", means that it is high time for you to come into your own "a wonder boy of the age" as a competent tool for your clinic. Therefore, I recommend you "Aligner Orthodontics" with all of my heart.

Yoshinobu Shibasaki, DDS
Emeritus professor Showa University

推薦のことば

-今、啐啄の機なり-

　マウスピース型矯正装置である＜インビザライン®・アライナー＞に関する本書の推薦文の依頼を受けたものの、私は、その治療方法を実際に見たことも触ったこともない。本書を読む前に、今回の発起人である尾島賢治先生と久しぶりに再会した。

　彼は、2011年にスペイン・バルセロナのInvisalign Europe Summitにおいてドイツのインビザライン・アライナーの第一人者Dr.W.Schuppと知り合いになり、その後Dr.W.Schuppのクリニックや講演会に参加するなどして、アライナーの治療法を学んできたとのことだった。そして、Dr.Schuppの講演の内容を、本の形にして世界に先駆け日本で出版したいとの提案を快諾されるまでに信頼を勝ち得ていた。現在彼のクリニックで手がける症例のすべては、これまでに自らが学んだDr.Schuppの教えを忠実に実践しているという。その結果を日本の先生方にも広く伝えたいとstudy group（FRONTIER：フロンティア）を立ち上げたり、国内にとどまらず海外の学会やセミナーで講演依頼を受けるなど、さまざまな活動を通した熱き思いを語ってくれた。

　今回は、訳者が揃って声を出しながら読み、再度直していくという、手間のかかる地道な作業を繰り返して完成させているだけあって、原著に忠実に翻訳されている。また、原著にはない、本文中の製品の紹介や、特殊用語や方法など、分かりにくいものに訳者注釈を加え、初心者の方や未経験者の方でも理解しやすいように工夫が見られる。

　私は、このような自己の損得勘定に捉われず、立派な本を早く公開し患者さんの治療に役立てたい、という彼らの純粋な意思を尊重し、ここを啐啄の機ととらえ応援をさせていただく決意を定めた。今回、本書を読ませていただき、アライナー治療の新たな可能性と、出版に携わった若者たちの直向な気持ちに感銘を受け、本書が必ずやアライナー矯正治療のよきガイドとなると信じ、おすすめする次第である。

2014年12月

昭和大学名誉教授　柴崎　好伸

RECOMMENDATION

Over the years there has been a steady but definite change in the basic concept of medicine. The old doctor oriented paternalism has given way to a new system perhaps best classified as patient-oriented consumerism. It is completely fair to say that these days patients consider both the medical practitioners themselves and the skills they have accumulated as products. The radical change has taken place not only in medical practice but also in orthodontics. Nowadays patients literally shop around for the best orthodontists and orthodontic skills in their region to suit their particular requirements. The patient's demands are very clear; they want invisible and comfortable appliances, shorter treatment times, cheaper treatment fees, and the highest quality treatment available. The Invisalign system is a direct response to these changing times. As a much less visible and more comfortable modality than the conventional multi-bracketed system, it is an innovative treatment technique clearly designed for this day and age. This, of course, explains why the Invisalign system is so popular with patients all over the world.

When I was requested to write a letter of recommendation for this textbook, I wondered what I would write. After all, I have never used aligner orthodontics in my own practice. Having admitted that, I have to stress that I wholeheartedly acknowledge that the Invisalign system is a sophisticated orthodontic modality with enormous appeal with patients. Perhaps it was my lack of knowledge of the biomechanics of aligner orthodontics which has prevented me from using this system. In my practice, my focus has been on the biomechanics of three dimensional tooth movement using the multi-bracketed system, and have not well-understood the Invisalign system compares to what I have been doing. I was certainly concerned that without fully understanding the biomechanics of the modality and its indications, it would be difficult to predictably achieve individualized treatment goals.

This textbook of Dr. Werner Schupp and Dr. Julia Haubrich (co-author and idea by Dr. Kenji Ojima) provides detailed instructions on the biomechanics and indications of the Invisalign system. In reading this textbook, it is clear that the Invisalign system has made remarkable progress over the years, particularly with regard to diagnosis and treatment techniques, rendering early criticism of the system invalid. Many years ago Prof. Charles J Burstone (University of Connecticut) commented that the Invisalign system was a low-tech biomechanics which made of a high-tech aligner. This is clearly no longer the case.

In reviewing this textbook, I was somewhat surprised and quite delighted to see that Mr. John Morton, who co-authored this textbook, has been contributing to the technical development of the Invisalign system. Approximately 30 years ago when I was a visiting assistant professor in the University of Connecticut, John was in the same department: he was an engineer doing research on the biomechanics of tooth movement under the supervision of Prof. Burstone.

This textbook is quite unique as an orthodontic textbook since it was compiled with Dr. Schupp's and Dr. Haubrich`s lecture slides as the basis, and it is arranged in such a way that it is very easy for someone knew to this technology to follow. In addition, it includes many cases studies, making the Invisalign system accessible to the educated public as well as to orthodontic practitioners. This textbook will serve as an excellent guidebook for orthodontists thinking of starting to work with aligner orthodontics.

Finally, I would like to express my utmost respect for Dr. Werner Schupp, Dr. Julia Haubrich and Dr. Kenji Ojima, and commend the entire team involved with the translation and publication of this textbook.

December 2014
Junji Sugawara

推薦のことば

　医療概念は、かつての医師中心のパターナリズムから患者中心のコンシューマリズムに変化した。すなわち、医師および医療技術は患者側からいわば商品としてみなされるようになった。それは、矯正歯科においても例外ではなく、患者の希望や要求をより満足してくれる矯正歯科医や治療技術が求められるようになっている。患者の矯正治療に対する要求は、「より目立たなく、より心地よく、より早く、より安く、より質が高く」と、極めて明快である。インビザライン治療は、伝統的なマルチブラケット治療とは異なり、より目立たなく、より心地良いアライナーを用いた治療法であるという点において、まさにコンシューマリズムに呼応した革新的な治療技術であり、それが患者の人気を集めている最大の理由であろう。

　今般、尾島賢治先生から本書の推薦の言葉の依頼を受けたが、実は、私は今のところアライナー矯正の熱心な利用者ではない。しかし、インビザライン治療は患者が望んでいる治療法の一つであることには疑いの余地がない。これまで、私がインビザライン治療にのめり込めなかった理由は、マルチブラケット装置との比較の上で、歯の3次元的移動に関わるメカニクスや適応症の理解が不足していたことに尽きる。術者がメカニクスを十分に理解できていなければ治療ゴールを予知的に達成することができないため、より質の高い治療結果を得ることが難しいからである。尾島先生がDr.Schuppに働きかけて本書を出版することになった動機は、まさにインビザライン治療の治療メカニクスおよび適応症をより詳細に解説することであると理解している。

　インビザライン治療が出始めたころに、Prof.Burstone（コネチカット大学）が「アライナーの作製はハイテクだが、治療技術はローテクだ」とコメントしていたのを記憶している。しかし、本書を読む限り、もはやそのコメントは適切ではないようだ。それほどにインビザライン治療に関わる診断や治療技術が長足の進化を遂げているように思える。そして、本書の著者陣の一人で、インビザライン治療の技術開発にも関わっているMr.John Mortonは、私がコネチカット大学に在籍していた30余年前、Prof. Burstoneのもとで歯の移動バイオメカニクスの研究をしていた技術者であったとは、何とも奇遇である。

　本書はDr.Schuppの講演スライドをもとにしているだけあって、矯正歯科関係の教科書としては実にユニークな構成で、トピックごとに情報整理がなされているのでとても戦略的でわかりやすい。加えて、インビザライン治療での治療例がふんだんに載っていることから、私のようなインビザライン素人にとっても、とても読みやすい内容になっている。インビザライン治療の利用者やこれから始めようと思っている矯正歯科医にとっては格好のガイドブックとして愛読されることになろう。

　最後に、Dr.Schuppはもとより、尾島先生を筆頭に、本書の翻訳や出版に関わったすべての人々の努力に敬意を表したい。

2014年12月

菅原　準二

RECOMMENDATION

In 1993 Toni Morrison received the Nobel Prize for literature. Of what relevance is this fact to this textbook? Well, Mrs. Morrison once said: "If there's a book you really want to read but it hasn't been written yet, then you must write it". This was, in all likelihood, the motive behind Julia Haubrich and Werner Schupp's work on this textbook given that, in my opinion, it is the only one of its kind.

The authors are experienced orthodontists who work in the same private practice and who began using the Invisalign System shortly after its introduction into Europe. Very soon after this, they became devotees of this novel treatment modality, on which they have gained extensive experience since then.

This textbook opens with a chapter on diagnostics. It is for the reader to decide whether to examine patients to the extent and depth that is described here. One should at least be aware of the complex, interrelated physiology of the human being who exists at the end of every tooth, and be prepared to make individualized and appropriate referrals to other disciplines which are specialized in muscle or joint problems.

Guest author John Morton has contributed a short chapter on the biomechanics of aligners. This is followed by a broad presentation of all kind of malocclusions, the accompanying symptoms, the rationale behind the selected treatment approaches, and the various outcomes achieved. Each patient is documented with high quality intra- and extraoral photos and radiographs. Every reader stands to profit from this chapter irrespective of his or her level of experience with the Invisalign System. Impressive as the treatment results are, the authors, in their admirable self-criticism, still point out minor flaws.

The last chapter of the textbook deals with the advantages (and some disadvantages) of the Invisalign System. Its content may help patients and clinicians alike in deciding whether this system is the optimal choice for a particular situation.

This author does not wish to take any more time from the reader who has ahead of him or her a challenging, but worthwhile read. Study the text, read sections of it selectively, or skim through it - but return to it over and over again in the best interest of your patients.

Prof. R.-R. Miethke

推薦のことば

　1993年に、米国の作家 Toni Morrison（トニ・モリソン）は、ノーベル文学賞を受賞しました。この事実は、今回のこの本書「アライナー矯正治療」と何か関連はあるでしょうか？　そう、Mrs. Morrison はかつていいました。「あなたが本当に読みたい本があって、その本がまだ書かれていないのなら、あなたがそれを書くべきだ。」この言葉は、恐らく Julia Haubrich と Werner Schupp が、今回本を書こうとした動機であったことでしょう。私の考えでは、まさに彼らが本を書こうと思った背景は、こういうことだったと思うのです。著者らは同じクリニックで仕事をしていて、ヨーロッパにインビザライン治療が導入された後、すぐに使用を開始した経験豊富な矯正歯科医たちです。すぐに、彼らはこの新しい治療方法の愛用者となり、以来、豊富な経験を蓄積しているのです。本書は、診断の章から始まります。本書の読者は、ここに記載されている数々の治療例や、検査法を用いて、患者に必要な検査を行うかを決定することになります。人（矯正医）は、少なくとも、すべての歯の背景にある、人体の複雑で相互に関連する生理機能に注目し、患者個人ごとに、筋肉や関節の問題に特化した他の専門家に対して適切な治療の依頼が行えるように準備をすべきです。

　ゲストの著者である John Morton 氏は、アライナーの生体力学に関する短い章を書いてくれました。

　ここには、すべての不正咬合、随伴症状、選択的な治療方法に存在する根拠、そして達成されたさまざまな結果が、多岐にわたって記載されています。トピックに出てくるそれぞれの患者情報は、高画質の口腔内、口腔外写真とX線写真で記述されています。すべての読者は、彼や彼女のインビザライン治療の経験のレベルに関係なく、この章から利益を得ることでしょう。治療結果というものは、著者らが、賞賛するほどの自己批判、なおさら軽微な欠点をも指摘するほどに、印象的であります。

　本書の最後の章では、インビザライン治療の利点と欠点について述べられています。その内容は、患者と臨床医が同様に、ある特定の状況に関してインビザライン治療が最適な選択かどうかを決定する助けとなるでしょう。

　本書の著者は、自分たちより先を行く治療を行う読者からこれ以上の時間をとることを望んではいないと思いますが、それでも読む価値があると思います。この本で学びなさい。一部を選んで読んだり、あるいは、流し読んだりして、そしてあなたの患者にとって最も有効になる部分は何度も何度も繰り返して読むべきです。

Prof. R.-R. Miethke
Freie Universität, Berlin, Germany

INTRODUCTION

Every scientific field including medicine, as well as Orthodontics, is in continuous development and therefore subject to change. Some orthodontic inventions, as for an example the Funktionsregler named after Professor Fränkel, become an integral part in the orthodontic practice, others cannot fulfill the expectations or prove to be too complex and slip back into oblivion.

The movement of teeth using aligners was founded in 1926 by Remensnyder; Kesling popularized this method in 1945 and described it as "Tooth positioning appliance". Later, Sheridan invented the "Essix Tooth Moving System". Using the Essix technology is quite similar to the conventional fixed appliances, as the therapy can be constantly modified because of the multiple variables that arise during treatment. With the Essix aligners, mild to moderate crowding can be solved.

Align Technology was founded in 1997, being the first company using the former aligner techniques combining them with CAD/ CAM (Computer –aided design/ Computer –aided manufacture) technology. Advances and innovations in this technology have further improved and enhanced the Invisalign system. The Invisalign system is unique in that the clinician is able to plan the final result and the path of the treatment virtually with the ClinCheck Software, even before the real treatment starts in the patients' mouth. In former days, Invisalign has been described as a successful tool for treating mild to moderate crowding, closing of naturally occurring spaces as well as tipping movements. After years of experience with the system, almost all tooth movements (see chapter 3) can be performed with the Invisalign therapy. The Invisalign system has become established worldwide and counts to one of the most innovative orthodontic techniques.

As every orthodontic appliance, no matter if removable or fixed, the Invisalign system, too, needs a high level of education, training and experience. This book may give to the beginner as well as to the experienced user tips and techniques how to integrate the Invisalign system reasonable and successfully into the orthodontic office.

I would like to say thank you to my friend and colleague Kenji Ojima for giving the idea to write this book.

December, 2014
Werner Schupp

はじめに

　矯正歯科学と同様に、医学を含むすべての科学分野が発展を続け、それにより変化しています。いくつかの矯正学上の発明は、後に Fränkel 教授にちなんで名づけられた Funktionsregler のように、矯正治療において欠かせない一部になっています。また、あるものは期待を果たせなかったり、余りに複雑で遠く忘れ去られてしまったりするようなものもあります。

　アライナーを使用した歯の移動は、1926 年 Remensnyder によって発見されました。そして、Kesling は 1945 年に "Tooth positioning appliance" として記載し普及させました。その後に、Sheridan が "Essix Tooth Moving System" を発明しました。 Essix technology を使用する方法は、治療中に起こる複雑な変化に対して常に修正できるという、従来の固定式装置と非常によく似ているものでした。 Essix aligners は、軽度から中等度の叢生を解決することができます。

　アライン・テクノロジー社は、以前のアライナー技術を CAD/ CAM (Computer –aided design/ Computer –aided manufacture) と結合させた最初の企業として、1997 年に設立されました。この技術の進歩と革新性は、さらにインビザライン治療を改善し、強化しました。インビザライン治療は、臨床家によって患者の口腔内で実際の治療が開始される前から、クリンチェック・ソフトウェアを用いてシミュレーション上の治療経過や最終結果を計画することができるという点で、他に類をみないものです。以前、インビザラインは中等度の叢生や、傾斜移動と同様に、自然に起こっている空隙閉鎖を緩和するためのツールとして記載されていました。数年を経て、ほとんどすべての歯の移動が、インビザライン治療で可能となりました（第 4 章を参照）。今やインビザライン治療は、世界的に定着し、最も革新的な矯正技術の 1 つとして数えられるようになってきています。

　可撤式であれ固定式であれ、すべての矯正装置に共通するように、インビザライン治療もまた、高い教育レベルと訓練、そして経験が必要です。本書は、経験者はもちろん初心者にも、どのようにインビザライン治療を合理的に、そして成功するように矯正クリニックへ取り入れていくかのヒントとテクニックを与えるものとなるでしょう。

　本書を書くきっかけをくれた、友人であり仲間である尾島賢治に感謝したい。

2014 年 12 月
ワーナー・シュープ

INTRODUCTION

APPRECIATION

I would like to pronounce my thankfulness for having the opportunity to publish this book in Japan.

I am sincerely grateful to have met Dr. Schupp because I was able to learn a lot from him. When I started doing aligner orthodontic treatment particularly with the Invisalign system, I encountered a lot of trouble.

The only way to learn Invisalign system was through self-education because there is no text book about aligner orthodontic treatment in Japan yet. This latest orthodontic technique is completely different from the traditional orthodontics philosophy and technique. I struggled to search for the innovative orthodontic technique but I couldn't, however, I was able to find the right path after encountering Dr. Schupp.

Dr. Schupp and I met for the first time at the European Invisalign summit 2011 which was held in Barcelona, Spain.

I remember vividly the Invisalign philosophy, orthodontic treatment planning and the process of orthodontic therapy integrating interdisciplinary treatment leading to successful results. Right after his lecture, I asked Dr. Schupp if I could have a clinical visit at his clinic in Germany as soon as possible. I visited more than 50 times in 2 years his office in Germany for training. During my training, I could observe how he treated difficult Invisalign cases using various techniques. Every time I visited his clinic in Germany, I could learn new techniques that are useful in my clinical practice in Japan. Moreover, I am very delighted to attend his lectures and to assist him during some of his presentations in Germany and around the world. I felt the depth of his treatment and the contents of his lecture each time. I was really inspired to research about Invisalign philosophy and technique (IPT) from diagnosis, treatment, and finishing, until I was able to start practicing this new methodology in my dental clinic in Japan.

In this book we have carefully selected the slides from Dr. Schupp's lecture around the world. We hope that this composition helps to understand in detail the basic contents up to even more advanced techniques in performing the Invisalign system.

The book I wanted to read the most, more than anything else, was finally completed.

I would like to express my deepest gratitude to Dr. Schupp for his approval to publish this book in advance in Japan.

In spite of his hectic schedule conducting international lectures and regular clinical duties, he accepted immediately when I asked him to publish a book in Japan. I would also like to thank Dr. Julia Haubrich and all co-authors, Dr. Wolfgang Boisserée and Mr. John Morton.

In addition, we also included in this book my 4 premolar extraction case of Asia.

I sincerely hope that this book will serve as one of the milestones of aligner treatment of orthodontics in Japan.

December, 2014

Kenji Ojima

はじめに

感謝の辞

この本を日本で出版することに感謝したい。

　今回この本が出版されることを心より嬉しく思っています。

　そして、Dr.Schuppに出会えたこと、学べたことに感謝します。それは私がはじめてアライナー矯正治療のインビザラインを行って以来、毎日が悩みの連続だったからです。

　ワイヤー矯正の概念や歯のコントロールとは全く違った考え方で、治療の組み立て方、また治療の概念や哲学について記載されているテキストが我が国にはないので、独学で学び治療を行う方法しかありませんでした。自己流で悪戦苦闘する中で1つの道が見えたのがDr.Schuppとの出会いだったのです。

　はじめてDr.Schuppと出会い先生の講演を聞いたのは、スペイン・バルセロナで開催された2011年のインビザラインヨーロッパサミットでした。

　彼の講演でインビザライン哲学、矯正治療計画の立て方、補綴医とのインターディシプリナリー治療、そして矯正治療のフィニッシュの仕上がりの美しさに衝撃を覚えたときのことを今でも鮮明に記憶しています。講演後すぐにDr.Schuppにご挨拶に行き、すぐにでもドイツの彼のクリニックで臨床を見学させて欲しいとお願いしました。それから、ドイツに2年間で50回以上、クリニックで研修をさせていただきました。渡独するたびに、先生は、斬新でさまざまなテクニックを駆使して難症例をインビザラインで治療されていました。

　それから先生が講演する学会にはドイツでも、またドイツ以外でもほとんど参加しました。しばらくして、先生の講演に協力する機会も頂きました。毎回新しい内容の講演に先生の治療の奥深さを感じました。いつしか先生のテクニック、考え方、アライナーの哲学を意識しながら、インビザライン治療の診断を行い、治療を進め、自分のクリニックの矯正治療が仕上がってきました。

　この本はDr.Schuppと私が世界で講演する彼のスライドを厳選し、そしてわかりやすくトピックにしました。まるで読者がDr.Schuppの講演に参加して聞いていただくような構成になっています。内容はインビザラインのベーシックな部分から高度な部分まで丁寧に解説しています。

だれより私が最も読みたかった本がついに完成しました。

　この本を日本で世界に先行して出版することに同意していただいて、心から敬意を示すと共に感謝致します。

日々のお忙しい臨床と各国を講演で回る過密なスケジュールの中で、Dr.Schuppは日本で本を出版して欲しいとお願いしたときにすぐに了解してくださいました。共同著者のDr.Wolfgang Boisserée、Dr.Julia Haubrich、そしてMr.John Morton、皆さんにも感謝致します。

　また、今回の本の執筆にあたり小臼歯4本抜歯症例で私の症例も掲載しています。
この本が日本の矯正歯科医師のアライナー矯正治療の1つの道しるべになる事を心から希望しています。

2014年12月

尾島 賢治

CONTENTS

推薦のことば	RECOMMENDATION	柴崎 好伸・菅原 準二・Prof. R.-R.Miethke	II
はじめに	INTRODUCTION	Werner Schupp	VI
感謝の辞	APPRECIATION	尾島 賢治	X

Chapter 1 診断　Diagnostics. 1

  矯正診断シート（パート 1） 2
  矯正診断シート（パート 2） 4

Chapter 2 インビザラインの力学　Mechanics Invisalign ....John Morton (Align Technology)   17

  免責事項　Disclaimer 17
  インビザラインの力学　Mechanics Invisalign 18

Chapter 3 アライナーを使用した治療計画と矯正治療　Planning and Treatment with Aligners 23

  診断　Dignostics 24

Chapter 4 アライナーによるさまざまな不正咬合の治療
     Treatment of Different Malocclusions with Aligners 31

  Topic 1　ブラックトライアングル　＜上顎切歯の傾斜改善＞ 32
    Black Triangle, Deangulation of Upper Incisors

  Topic 2　犬歯の捻転　＜インビザライン治療単独での捻転改善＞ 35
    Rotation of Canines, Derotation with Invisalign Treatment Only

  Topic 3　小臼歯の舌側傾斜、叢生と挺出 37
    ＜アップライト＞＜下顎歯列の配列＞＜圧下＞
    Lingual Tipped Premolar, Crowding and Extrusion, Uprighting, Aligning Lower Arch, Intrusion

  Topic 4　叢生　＜拡大と叢生の改善＞ 40
    Crowding, Expansion and Solving of Crowding

  Topic 5　暗いバッカルコリドー　＜拡大＞ 43
    Buccal Black Corridors, Expansion

  Topic 6　空隙　＜空隙閉鎖、歯体移動＞ 47
    Spacing, Closing of Spaces, Bodily Movement

  Topic 7　空隙、歯周炎、骨吸収 49
    ＜スローステージングによる歯体移動＞＜筋機能療法＞＜矯正前歯周治療＞
    Spacing, Periodontitis, Bone Loss
    Bodily Movement with Slow Staging, Myofunctional Therapy, Periodontal Pretreatment

Topic 8	骨と歯周組織　総論		52
	＜横方向の骨のリモデリング＞＜骨と乳頭のリモデリング＞		
	Bone and Periodontium, General Considerations		
	Transversal bone remodelling, Bone and papilla remodelling		
Topic 9	上顎側切歯の欠損		54
	＜空隙閉鎖＞＜フレンケル装置とインビザライン治療の併用＞		
	Missing Upper Lateral Incisors, Space Closure, Combination of Fraenkel and Invisalign Treatment		
Topic 10	不完全萌出にある #13 のための空隙欠如を伴う叢生		57
	＜#13 のための萌出空隙を開ける＞		
	Crowding with Missing Space for Full Eruption of Retained Tooth 13, Open Space for 13		
Topic 11	上顎側切歯の欠損、#12 部インプラントのための空隙確保		62
	Missing Upper Lateral Incisor, Space Opening for Implant 12		
Topic 12	#42 と #47 の欠損による空隙　＜#42 インプラントのための空隙確保＞		66
	Spaces with Missing Teeth 42, 47, Open Space for Implant 42		
Topic 13	#12, #22, #15, #25, #35, #45 の無形成と上顎犬歯の空隙への移動		
	＜インプラントのための空隙を作る＞		70
	Agenesis of Teeth 12, 22, 15, 25, 35, 45 with Migration of Upper Canines into Spaces		
	Open Space for Implants		
Topic 14	外傷のため喪失した歯の空隙に隣在歯を移動　＜ブリッジのための空隙＞		74
	Spaces after Traumatic Tooth Loss with Migrated Neighbored Teeth		
	Open Space for a Bridge		
Topic 15	ガミースマイル、圧下		78
	Gummy Smile, Intrusion		
Topic 16	Speed up の製作		82
	Build Up a "Speed up"		
Topic 17	前歯部開咬　＜挺出＞		85
	Anterior Open Bite, Extrusion		
Topic 18	歯肉の高さの非対称性、叢生　＜歯肉の高さのレベリング＞		89
	Asymmetry of Gingival Height, Crowding, Leveling of Gingival Height		
Topic 19	スキャニングまたは PVS の前後に行う IPR		93
	IPR Before or After the Scan / PVS Impression		
Topic 20	下顎前歯の抜歯　＜抜歯空隙の閉鎖＞＜歯根の移動と歯間乳頭マネージメント＞		98
	Extraction of a Lower Incisor		
	Closure of Extraction Space, Root Movement and Papilla - Management		
Topic 21	上下顎前突　＜上顎前歯を後退させ overjet を改善するための下顎前歯の抜歯＞		101
	Bialveolar Protrusion, Extraction of a Lower Incisor to Create Overjet for Upper Incisor Retraction		
Topic 22	交叉咬合を伴う下顎の叢生　＜下顎第二小臼歯抜歯＞		104
	Crowding in the Lower Arch with Cross Bite, Extraction of Lower Second Premolars		

CONTENTS

Topic 23	CMD、切歯接触、右側のみ Class II ＜#14 抜歯＞	106
	CMD, Incisor Contact, Cl. II Right Side Only, Extraction 14	
Topic 24	左側 Class II	111
	＜#24 抜歯、部分的固定式装置で始めてインビザライン治療へ移行＞	
	Cl.II Left Side	
	Extraction 24, Start with Sectional Fixed Mechanics Followed by Invisalign Treatment	
Topic 25	上下顎前突 ＜上下小臼歯抜歯＞	113
	Bialveolar Protrusion, Extraction Upper and Lower Premolars	
Topic 26	Class II の治療　総論	116
	Cl.II-Treatment, General Considerations	
Topic 27	Class II、低位犬歯	119
	＜インビザライン治療と Class II エラスティックによる遠心移動＞	
	Cl.II, Highly Erupted Upper Canines, Distalization with the Invisalign System and Cl.II Elastics	
Topic 28	Class II div 2	123
	＜インビザライン治療と Class II エラスティックよる遠心移動＞	
	＜上顎中切歯トルクのためのパワーリッジ＞	
	Cl.II / 2	
	Distalization with the Invisalign System and Cl.II Elastics, Power Ridges on Upper Central Incisors for Torque	
Topic 29	Class II、すべての永久歯が萌出した 10 代	129
	＜Carrière Motion(ODS) 後にインビザライン治療＞	
	Cl.II, Teen with All Permanent Teeth Erupted,	
	Treatment with Carrière Distalizer Followed by the Invisalign System	
Topic 30	Class II	
	＜インビザライン治療に先行して Carrière Motion を使用した成人の治療＞	132
	Cl.II, Adult Treatment with Carrière Distalizer Followed by the Invisalign System	
Topic 31	CMD、交叉咬合、過蓋咬合、Class II	135
	＜遠心移動による Class II インビザライン治療＞＜補綴治療＞	
	CMD, Crossbite, Deep Bite, Cl.II, Cl.II Invisalign Treatment with Distalization, Prosthodontics	
Topic 32	Class II、開咬 ＜遠心移動と前歯の挺出による治療＞	141
	Cl.II, Open Bite, Treatment with Distalization and Anterior Extrusion	
Topic 33	Class III ＜インビザライン治療＞＜非外科的処置＞	145
	Cl.III, Treatment with Invisalign, Non Surgical Procedure	
Topic 34	Class III ＜下顎の遠心移動とインビザライン治療＞＜非外科的処置＞	150
	Cl.III, Treatment with Invisalign and Distalization in the Lower Arch, Non Surgical Procedure	
Topic 35	上顎臼歯の圧下　＜ミニスクリューを併用したインビザライン治療＞	153
	Intrusion of Upper Molars, Invisalign Treatment in Combination with Mini-screws	
Topic 36	上顎大臼歯の圧下　＜インビザライン治療＞	155
	Intrusion of Upper Molar, Invisalign Treatment	
Topic 37	傾斜した大臼歯　＜臼歯のアップライト＞	158
	Tipped Molars, Uprighting of Molars	

Topic 38	小児の治療　＜#55 と #65 の早期喪失＞＜遠心移動と空隙の確保＞	161

Kids Treatment, Early Loss of Teeth 55 and 65, Distalization and Space Opening

Topic 39	10 代の患者の治療　＜#43 萌出空隙の欠如＞＜#43 萌出のための空隙の確保＞	167

Teen Treatment, Loss of Space for the Eruption 43, Space Opening 43

Topic 40	10 代の患者の治療　＜#35, #45 の形成不全と空隙＞	171
	＜#34+, #35 #45 のインプラントのための空隙を作る＞	

Teen Treatment, Spaces and Agenesis of Teeth 35, 45, Space Opening for Implants Teeth 34+, 35, 45

Topic 41	10 代の患者の治療　＜#14, #34, #44, #45 の無形成と #24 埋伏歯＞	177
	＜#34 の後のインプラントのための空隙を保ちながら空隙閉鎖を行う＞	

Teen Treatment, Agenesis of 14, 34, 44, 45 and Impacted 24,
Space Closure with Remaining Space for Later Implant 34

Topic 42	10 代の患者の治療	188
	＜骨格性 Class II＞＜機能的矯正装置に続くインビザライン治療＞	

Teen Treatment, Skeletal Cl. II, Functional Appliance Followed by the Invisalign System

Topic 43	10 代の患者の治療	192
	＜骨格性 Class II＞＜機能的矯正装置と併用するインビザライン治療＞	

Teen Treatment, Skeletal Cl. II, Functional Appliance Combined with the Invisalign System

Topic 44	歯周炎、骨吸収、挺出、空隙	196
	＜歯周病治療とインプラント治療＞＜インビザライン治療＞＜補綴治療＞	

Periodontitis, Bone Loss, Extruded Teeth, Spaces,
Periodontal Treatment and Implantology, Invisalign Treatment, Prosthodontics

Topic 45	CMD、骨吸収、Class II div 2	199
	＜インプラント治療＞＜インビザライン治療＞＜補綴治療＞	

CMD, Bone Loss Cl.II/2, Implantology, Invisalign, Prosthodontics

Topic 46	Class II　＜インビザライン治療と顎矯正手術＞	203

Cl.II, Invisalign Treatment and Orthognathic Surgery

Topic 47	Class III　＜インビザライン治療と顎矯正手術＞	206

Cl.III, Invisalign Treatment and Orthognathic Surgery

Topic 48	Craniomandibular Dysfunction (CMD)　総論	210

Craniomandibular Dysfunction, General Considerations

Topic 49	診断と治療計画　＜最初にブラックボックスを開ける＞	212

Diagnosis and Treatment Planning, Open the "Black Box" First

Topic 50	CMD　＜固定式スプリントを併用したインビザライン・ティーン治療＞	216

CMD, Invisalign Teen Treatment in Combination with Fixed Splints

Topic 51	CMD、痛み　＜固定式スプリントを併用したインビザライン治療＞	223

CMD, Pain, Invisalign Treatment in Combination with Fixed Splints

Topic 52	CMD　＜固定式スプリントを併用したインビザライン治療＞＜補綴治療＞	228

CMD, Invisalign Treatment in Combination with Fixed Splints, Prosthodontics

Topic 53	CMD、頭痛、頸椎症候群 (Cervical Spine Syndrom)	
	＜インビザライン治療＞＜補綴治療＞	233

CMD, Headache, Cervical Spine Syndrom, Invisalign Treatment, Prosthodontics

CONTENTS

Topic 54	CMD、交叉咬合、中心位で #17 と #47 のみ接触		237
	＜フックの接着＞＜クリスクロス・エラスティックを併用したインビザライン治療＞		
	CMD, Crossbite, Centric Contact Only on 17 / 47, Bonding a Hook,		
	Invisalign Treatment with Criss Cross - Elastics		
Topic 55	CMD、中心位で #17 と #47 のみの咬合接触		242
	＜インビザラインの Two Phase Treatment ＞		
	CMD, Centric Contact Only on 17 / 47, Two Phase Treatment with the Invisalign System		
Topic 56	CMD、中心位で #21 と #32 のみ咬合接触		248
	インビザラインの Two Phase Treatment		
	CMD, Centric Contact Only on Teeth 21 to 32, Two Phase Treatment with the Invisalign System		
Topic 57	CMD　＜他院での固定式装置による矯正治療後のインビザライン治療＞		254
	＜中心位で第一小臼歯のみ接触＞＜固定式装置による治療 vs アライナー治療＞		
	CMD, Invisalign Treatment after Orthodontic Therapy with Removable and Fixed Appliance (alio loco),		
	Centric Contact Only on First Premolars, Fixed Orthodontics vs. Aligner Orthodontics		
Topic 58	CMD　＜円板前方転位＞＜インビザライン治療と仕上げの形態修正＞		258
	CMD, Anterior Disk Displacement, Invisalign Treatment and Finishing with Palatinal Tooth Reshaping		
Topic 59	インターディシプリナリー治療　＜インビザライン治療と修復治療＞		262
	＜矯正治療と修復治療におけるデジタルワークフロー＞		
	Interdisciplinary Dentistry, Invisalign Treatment and Restorative Dentistry,		
	The digital Workflow in Orthodontics and Restorative Dentistry		
Topic 60	インビザライン治療終了時の臼歯部開咬		282
	The Posterior Open Bite at the End of the Invisalign Treatment		
Topic 61	選択的歯牙削合		283
	Selective Tooth Grinding		
Topic 62	保定		287
	Retention		
Topic 63	iTero を用いた中心咬合位のスキャニング手順		288
	Scanning Procedure with the iTero Scanner Including Scanning of the Centric Occlusion		

Chapter 5　アライナー矯正治療の利点　　Advantages of Aligner Orthodontics ... 291

著者・監訳者・翻訳者　略歴 ... 297

本書の出版までの経緯 ... 301

索引 ... 303

本書の構成

本書は Dr. Schupp のインビザライン講演内容をもとに、5つの章と 63 のトピックで構成されています。加えて、本文中に出てくる歯科材料・機器や、わかりにくい部分については、訳者らによって脚注にて解説されています。

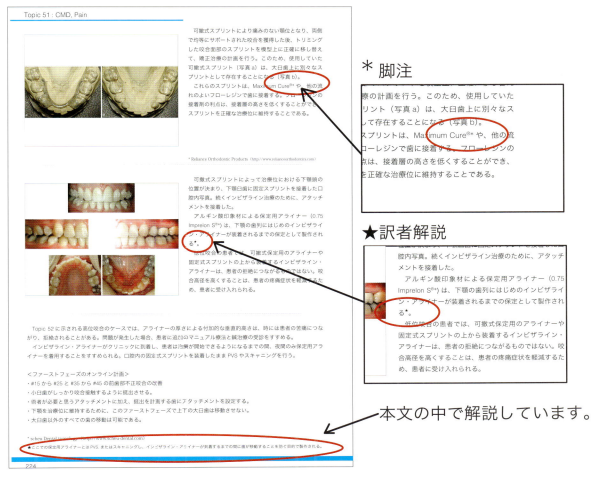

＊ 脚注：材料について。極力、日本の企業を表記しておりますが、日本で取り扱いがない場合、製造会社のアドレスを表記しております。

★ 訳者解説：Dr.Schupp のスライドをさらにわかりやすくするために、解説を加えました。

注意事項

本書を読む際の注意事項　＜インビザライン治療を行う日本の先生へ＞

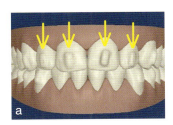
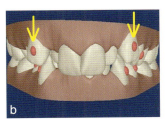

Dr. Schupp のいくつかの症例の中には、治療開始前のクリンチェック画像で、既に歯にアタッチメントが装着されているものがあります。その場合、図 a のように、アタッチメントは白く表示されています。（通常は、開始時のクリンチェック画像では図 b のようにアタッチメントは赤く表示されます。）

インビザライン治療は、治療開始時に歯に何もついていない状態で PVS を行い、アライン・テクノロジー社に送る規定となっています。しかし、Dr. Schupp はアタッチメントを歯につけてから PVS をして、提出する手法を行うことがあります。

本書に掲載されているすべての症例が、クリンチェック・ソフトウェアを用いて計画されるアタッチメントで治療が可能です。G4/G5 アタッチメントまたは、従来のアタッチメントを使用してください。

また、この本の内容は、インビザライン・システム G5 導入前の G4 以前にて行われた治療となっています。同システムは、適宜バージョンアップされていますので、本書の内容が必ずしも現在の治療法と一致しない場合があります。

Chapter 1 : Diagnostics

第1章：診断

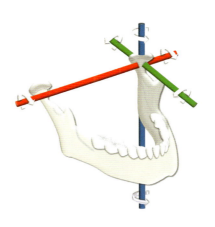

完全な矯正診断には以下のものが含まれる。
・既往歴
・口腔外、口腔内所見
・機能診断
・模型所見
・X線所見

　既往歴の中で、遺伝的可能性のある障害の症状に注意を払うことは重要である。さらなる関心項目として、過去の病歴、現在の服薬、外傷、習癖、呼吸パターンや話し方がある。疼痛を伴う患者において、我々は疼痛の問診表を使用している。

　この章では、矯正的観点から口腔外、口腔内所見について説明する。筋機能診断は、筋機能療法士、特に、しばしば「Padovan」療法★へ紹介するような機能障害の症例に限定して述べる。特に注意すべき点は、頭蓋顎系(Craniomandibular System：CMS)と筋骨格系(Muskuloskeletal System：MSS)に向けられるべきである。それらは、次の模型所見とX線所見の診断のところでさらに詳細を説明する。特殊な矯正模型とX線分析については、我々は多方面の文献を参照している。

★マニュアル療法の一種

Chapter 1: Diagnostics

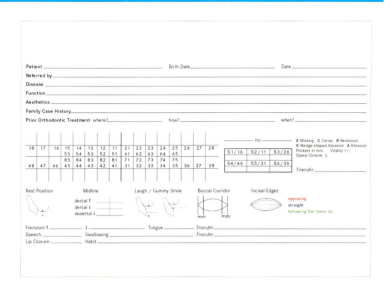

矯正診断シート（パート１）

<目標>
　病歴の記録と、生物学的分析、審美的分析の記述：加えて、パノラマX線写真は既にこの時点で利用可能な状態であること。

<行動>
　全身と、特別な治療歴、続いて生物学的パラメータが記録される。歯の状態、歯周所見、機能、習癖。

<生物学的分析>
歯：欠損歯、交換歯、齲蝕、歯肉退縮、摩耗、保存修復と補綴歯に関するすべての種類だけでなく、必要とする歯内療法処置や未処置の失活歯が原因の慢性炎症についても同様に記録する。

歯周：プラーク、歯石、プロービング深さと、動揺度によるスクリーニングプロセス（ここではPSI指数）によってメンテナンス状態を決定する。

　口唇と頬小帯の位置、骨隆起の特徴を観察する。すべての生物学的な所見は、それぞれの専門科（歯科医師、歯周専門医、歯内療法医、口腔外科医）に紹介する必要がある。これら病理的所見は、矯正治療を開始する前に治療されるべきである。

<筋機能の分析>
筋機能診断：潜在的なスピーチあるいは嚥下についての機能障害であるかを同定するために、筋機能診断が必要である。
　何か有害な習癖はあるか、口唇の閉鎖は可能か？
　患者は口呼吸であるか？
　患者を筋機能療法士に紹介する必要があるか？

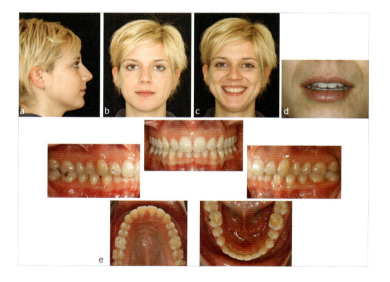

I. 写真の状態

<目標>
　現在の口腔外、口腔内写真記録をとる。口腔外写真は、顔面の特徴の観点から、歯、歯肉、隣接する口腔粘膜の外面を記録するための、審美、機能分析の基本である。また、顔貌の対称性についての評価が可能となる。口腔内写真は、歯の位置や歯列弓の形態だけでなく、隣接する軟組織について記録する。写真は、治療計画のための重要な方向性の指針である。

<行動>
　プロファイル（写真 a）、口唇を閉鎖した正面（写真 b）だけでなく、笑顔（写真 c）を撮影する。
　患者が「Emma」（B. Zachrisson による写真「Emma」）といったときの口唇が少し開いた（写真 d）では、安静時の口唇の位置と軟組織の状態を記録する。口腔内写真では、正面と側面観だけでなく、歯列弓の咬合面観も記録する（写真 e）。

Chapter 1: Diagnostics

Chart		Examination	Photos
A	Rest Position	• Length of maxillary anterior teeth in relation to upper lip in rest position	"Emma" photo
B	Midline dental ↑ dental ↓ skeletal ↓	• Midline determination dental 11/21 ( ), 31/41 ( ) and skeletal = chin ( ) with respect to middle of face (check to middle of upper lip = philtrum)	Laughing photo, "Emma" photo
C	Laugh / Gummy Smile	• Visibility of upper incisors when laughing • Visibility of gums when laughing, gummy smile	Laughing photo
D	Buccal Corridor mm mm	• Buccal Corridor	Laughing photo
E	Incisal Edges opposing straight following the lower lip	• Course of the upper incisal edges with reference to the lower lip ir rest position and when laughing	Laughing photo

審美的分析

＜目標＞

現在の審美的状態を記録する。

患者の検査結果は、口腔内および口腔外写真を考慮しながら、検査用紙に図示される。審美的分析は、審美治療計画の基礎をなすものである。

＜行動＞

検査用紙の図（列1）は、検査パラメーター（列2）と表の中の患者の写真（列3）と比較される。

A：審美的分析は、上唇に対する上顎中切歯の位置を評価することから始まる。これは安静位において理想的には約 2mm 見えるべきである。上唇に対して見える歯の位置は、矯正学的治療によって変えることができる。

B：上顎歯列の正中は、上唇（人中）の正中に関して診査されるべきである。4mm 以上の偏位は、外観上好ましくない。切歯軸の方向もまた、評価されるべきである。

Chart		Examination	Photos
A	Rest Position	• Length of maxillary anterior teeth in relation to upper lip in rest position	"Emma" photo
B	Midline dental ↑ dental ↓ skeletal ↓	• Midline determination dental 11/21 ( ), 31/41 ( ) and skeletal = chin ( ) with respect to middle of face (check to middle of upper lip = philtrum)	Laughing photo, "Emma" photo
C	Laugh / Gummy Smile	• Visibility of upper incisors when laughing • Visibility of gums when laughing, gummy smile	Laughing photo
D	Buccal Corridor mm mm	• Buccal Corridor	Laughing photo
E	Incisal Edges opposing straight following the lower lip	• Course of the upper incisal edges with reference to the lower lip in rest position and when laughing	Laughing photo

審美的分析

＜目標＞

現在の審美的状態を記録する。

患者の検査結果は、口腔内および口腔外写真を考慮しながら、検査用紙に図示される。審美的分析は、審美治療計画の基礎をなすものである。

＜行動＞

C：歯肉縁の評価は、審美的評価の重要な要素である。笑ったときに見える上顎前歯の垂直的な部分、あるいは見える歯肉の部分（ガミースマイル）が評価される。審美的に理想な状態は、笑ったときに 3mm 以上歯肉が見える状態ではない。理想的な歯と口唇の関係は、矯正治療で行う圧下と挺出、歯周外科、または顎矯正治療で日常的に達成できる。下顎前歯（下顎骨）の歯肉縁の評価は、上顎の歯（上顎骨）の計画の後に行う。

D：バッカルコリドーは完全に歯列で満たされるべきである。

E：特に重要なことは、下唇に対する上顎切歯の見え方である。理想的には、上顎の歯の並びは、下唇の彎曲に沿う。直線的、または逆の彎曲は、審美的に好ましくない。

Chapter 1: Diagnostics

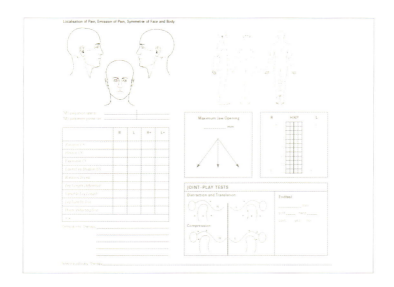

矯正診断シート（パート2）

機能検査は、常に診断の最初に行われる。

〈目標〉

この検査は、頭蓋顎機能障害（Craniomandibular Dysfunction：CMD）の指標や症状につながる咬合障害の識別に関係する。

〈行動〉

次の手順は、機能検査のために推奨される。番号順に表に追記していく。

F. 頭と体のチャートに描写
    a) 顔面の対称性と、安静時の身体に特有な特徴
    b) 病歴から患者が述べる痛み (X) と拡散した痛み
    c) 筋肉の触診による所見

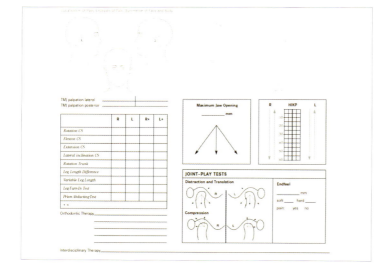

II. CMSの機能検査
  1. 顔面の対称性（写真による検査を含む）
  2. CMSの筋組織の検査（最重要）
      a) 咬筋
      b) 内側翼突筋
      c) 側頭筋の前腹
  3. 顎関節の検査：
      a) 側方、後方の触診
      b) 下顎の可動性と軌跡を測定
      c) Endfeel test（最終閾値試験）
      d) Joint play test（関節包内の運動性をみる検査）

III. 中心咬合位の決定
IV. 器械的機能検査による中心咬合位の分析
V. 補助的に画像診査
VI. 検査の連続性と系統化

Chapter 1: Diagnostics

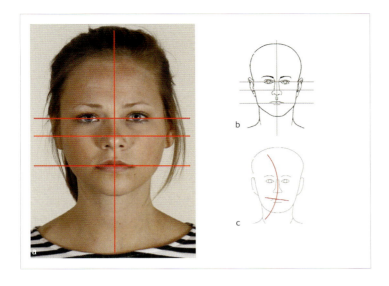

II. CMSの機能検査：顔面の対称性

＜目標＞

顔面の対称性は、咬合によって引き起こされうる下顎の位置の潜在的な偏位を決定するために評価される。垂直的高さの減少した症例では、それがわずかでも深刻な影響を有している。下顎は、高さの損失している側へ偏位を示し、それは臼歯支持の減少している側の顎関節の圧迫を誘発している。このような咬合の機能不全は、咬合療法で改善しなければならない。

＜行動＞

検査者は、患者の前に対称的に立ち、冷静な目で検査をする。

＜注意事項＞

写真a, b：頭の形と顔では、目の高さ、耳道の高さ、口唇を閉鎖した状態のラインと咬合の平行性に注意を払う。下顎は顔の中心に位置すべきである。顎と上顎前歯の正中は、鼻の先端とはしばしば非対称であることから、それではなく、常に人中と関連させて評価されるべきである。

写真c：顔面の側彎形態は、所見に基づき検査用紙に描写されるべきである。検査用紙の表記は、右側の顔面が短く咬合平面が傾き、左突出型であることを示している。下顎は右側に偏位している。原因は、潜在的な右側顎関節の圧迫による右側の垂直的高さの欠除または喪失といえる。

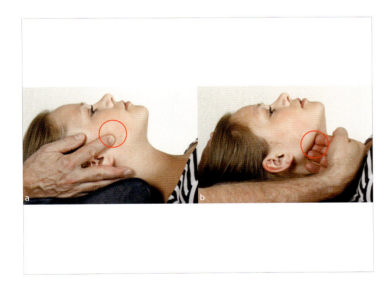

II. CMSの機能検査：CMSの筋組織の検査

＜目標＞

筋の触診は、筋肉の機能亢進についての情報を提供する。これは、咬合不正に基づくもので、慢性の補償的な筋活動につながる。典型的な筋症状は、緊張、痛み、肥大、トリガーポイントである。筋触診は、筋肉の機能亢進の指標が存在するかどうかの情報を提供する。

＜行動＞

触診の前に、患者は検査について説明され、個々に触診する領域での痛みの強さについて情報を提供するよう求められる。触診は、筋繊維の方向に対し横方向に行われる。個々の筋は、両側において連続して対称的に位置づけられ、一定の時間を置いて触診される。触診は、連続的に圧を増やしながら行う必要がある。痛みは、約5秒間一定に維持されるように、小さな痛みから最大の痛みまで強くなっていく。

写真a：咬筋の触診
写真b：内側翼突筋の触診

Chapter 1: Diagnostics

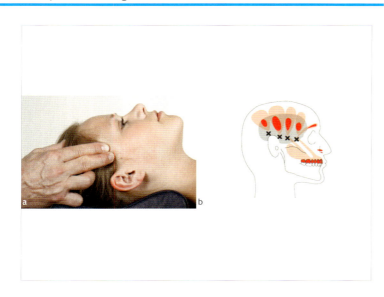

II. CMSの機能診査：CMSの筋組織の診査

<評価>

　筋肉の大きさ／肥大、触診の痛み、トリガーポイント

　筋肉の大きさは反対側と比較することで評価される。これらは活動の指標となる。

　X= 不快感、軽い痛み

　XX= かなりの痛み

　XXX= 強い痛み

　放散痛を伴う可能性も放散痛の領域も同様に記載される。トリガーポイント（写真a）とそれらの放散痛領域は検出され、患者の不安愁訴と関連している。

写真b：トリガーポイントは、筋肉組織の退化と長年の活動過多による、小さく非常に痛いかたまりである。それらは、筋膜痛を引き起こす。指先での触診で、それらは、強い痛みを放散して限定された領域として、圧縮され、肥大した筋肉部位に検出することができる。この例は、側頭筋のトリガーポイント(X)を示す。

　赤：一定の痛みを伴う放散の部位

　オレンジ：痛みが強くない放散の部位

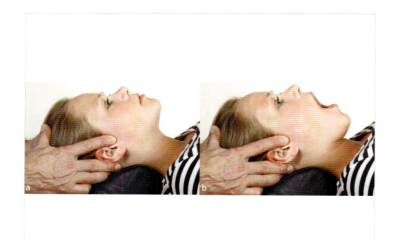

II. CMSの機能検査：顎関節の検査ー触診

<目標>

　顎関節触診は顎関節の機能を評価し、顎関節病変の大部分を検出するための根拠となるものを提供する。側方の触診は（写真a, b）に関する以下の情報を提供する。

・特に関節包の痛みと痛みの局在
・関節雑音（クリック、捻髪音）
・顆頭の移動（左右の関節が同時に移動開始するか、遅れての移動か、片側性または両側性の制限）

<行動>

　側方の顎関節触診（写真a, b）を示す。

　両側について、下顎頭の外側極は、耳珠のわずかに前方で人差し指にて位置づけられる（写真a）。患者は、中心咬合位（centric-occlusion：CO）から連続的に次の運動を行う（写真b）。

・顎の開閉
・前後の移動
・左右への側方運動

Chapter 1: Diagnostics

II. CMSの機能検査：顎関節の検査

a）側方、後方の触診

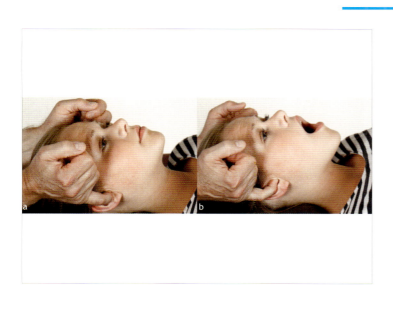

＜目標＞

　顎関節触診は顎関節の機能を評価し、顎関節病変の大部分を検出するための根拠となるものを提供する。耳介内触診は（写真 a, b）に関する情報を提供する。
・特にバイラミナゾーンの痛みと痛みの局在
・炎症
・関節雑音（クリック、捻髪音）
・顆頭の移動（左右側が同時に移動開始か、あるいは遅れての移動開始か、片側性または両側性の制限か）
・咬頭嵌合位（CO）での習慣的な顆頭の前方/後方位置

＜行動＞

　耳介内顎関節触診（写真 a, b）を行う。触診は、小指の先で外耳孔において、左右両側に行われる。小指は、頭蓋側で、下顎頭後方極の方向に差し込まれている。患者は、事前に説明された動きを実行する。触診は、局所的にわずかな圧力を加えながら行われる。痛み、移動制限、クリック、捻髪音、関節シフトが記録される。

b）下顎の可動性と軌道の測定

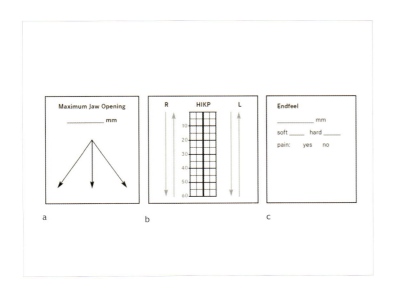

＜目標＞

　顎関節の触診の後、下顎の可動性の診査を行う。これは顎関節や筋肉の機能についての追加的な情報を提供する。動きの範囲は、顎関節雑音の存在と同時に、動きの軌跡を診査する。

　Endfeel test は、検査者によって、他動的に最大開口を持続する試験である。健全な顎関節では、受動的な endfeel は、約 2mm、靭帯が痛くない程度である。この検査は、痛みの起源と関節の動きの制限に関する補足的な情報を提供する。もし、その起源が１つ以上の筋肉の問題であれば、endfeel は痛みがあって、柔らかく 4mm 以上である。もし、原因が多くの筋阻害であれば、endfeel は硬くブロックされて 1mm 以下である。

＜行動＞

　はじめに、患者の自主的最大開口量を記録する。少なくとも患者の 3 横指幅が必要である。前方運動と同様に、左右への側方運動軌跡を描く。開閉における運動曲線のシフトは、クリッキングや摩擦音も同様にそれらの発生場所を描画することができる。Endfeel test の結果を記録する。

Chapter 1: Diagnostics

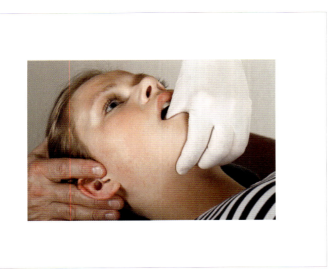

II. CMSの機能検査：顎関節の遊びの診査

＜目標＞

　関節の遊びの検査は、既存の顎関節疾患における補助的な試験である。「関節の遊び」とは、任意の運動行動と無関係で、それによって誘発されることもない滑膜関節の動きと関連している。それらは、痛みのない、関節の自由運動の基礎となる。これらの動きは関節面の形状によって決定される。関節の遊びの喪失は、関節機能障害と同一視することができる。正常な任意の動きは制限され、しばしば痛みと関連する。関節の遊びの制限の原因は、顎関節内における顆頭の継続的なシフトの結果として、関節面への負担過重となる。

　写真は、顎関節の関節の遊びの検査を示す。

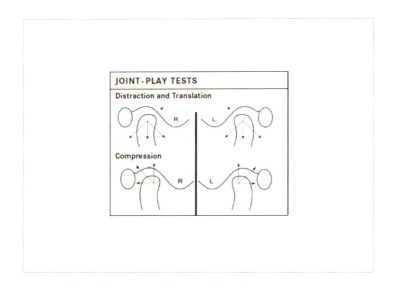

＜行動＞

　検査者は、患者の横方向、わずかに後方に座り、同側の人差し指で顆頭外側極の位置を確認しながら、反対側の手で下顎を包み込む。以下の検査が実施される。

関節の遊びの抵抗の診査

　牽引すると、関節は滑走移動する。滑走移動の質は、移動の量よりも重要である。感覚が滑らかで弾力性があり、阻害するものがない必要がある。牽引と移動により、運動障害を同時に治療することができる。これは、圧迫された関節包をその靭帯と同様に関節面を緩めるだけでなく、可動性が減少した関節の屈筋支帯の縮んだ部分を伸縮することにもつながる。牽引治療の開始点は、生理的なニュートラルポジションではなく、むしろ関節の可動域のエンドポイントである。

　次のステップは、下顎頭の過大負荷の原因となる痛みのある部位を局所化するために、圧迫による関節の遊びの試験が含まれている。痛みのある部位は、顆頭シフトの原因である咬合障害についてのヒントを提供する。これは、なぜ顆頭が前方／後方／横方向／内側の動きのすべての方向において圧迫された状態になっているのかという、理由である。

これらの所見は、検査シートに記載される。

Chapter 1: Diagnostics

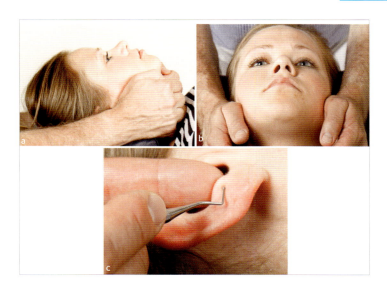

III. 中心位（centric relation : CR）決定のための準備

<目標>
　正確な顎関係を決定するには、最も生理的な位置を獲得するために、頭蓋、下顎および筋骨格系からできるだけ多くの固有感覚の障害を除去する必要がある。

<行動>
顎関節の牽引（写真 a, b）：顎関節牽引は、顆頭を生理的な位置に移動させる整骨的な手法である。
www.youtube.com/user/PraxisDrSchupp を参照。

Gumbiller 教授による耳鍼治療（写真 c）＊：CMD の症例では、中心咬合位の決定を行う前に、合計 10 日間、この特定の部位に鍼治療を適用することが有用である。写真 c は、Gumbiller 教授の方法に従って耳鍼治療における「顎関節」のポイントの位置を示す。

＊http://www.prienamed.de/prien/aerzte-der-praxisgemeinschaft/prof.-prof.-h.c.-shanghai-dr.-med.-harald-gumbiller-/prof.-prof.-h.c.-shanghai-dr.-med.-harald-gumbiller.html

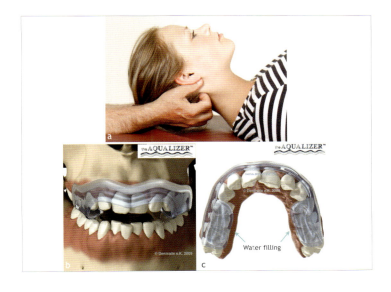

頭蓋基底の開放（写真 a）：第一頸椎の圧迫を取るためのこの整骨的方法は、頸椎機能の正常化に有効な方法で、顎関節牽引のために優れた補助的方法となる。

Aqualizer®＊（写真 b, c）：Aqualizer は、既存の不正咬合パターンで咬頭嵌合をさせないようにする水パッドである。患者は中心位咬合が決定される前に、数時間 Aqualizer を装着する。中心位咬合を決定する直前に、患者は Aqualizer を取り出し、咬合しないよう指示される。もし患者が歯科治療に先立って、マニュアル治療していた場合、この前治療の後、我々が中心位を決定するまでの間、咬合接触を避けるために患者に Aqualizer を着用させておく必要がある。

＊東京歯材社（http://www.shizaisha.co.jp）

Chapter 1: Diagnostics

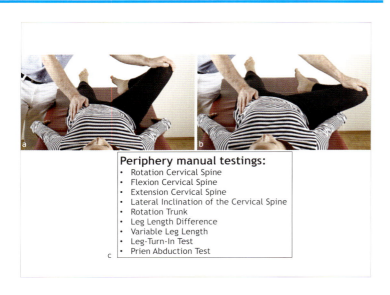

III. 咬合に関連する筋骨格システム (MSS) の診査

　頭蓋顎系（Craniomandibular System：CMS）は、筋骨格系（Musculoskeletal System：MSS）とつながっている。頭蓋顎系の不具合が、筋骨格系全体に影響し、原発病変に応じて現れる。この連鎖は、その逆もまた同様に、全体の筋骨格系において障害をたどっていくと咬合の影響に帰着する。

<目標>

　マニュアル診査と顎関節における固有感覚の変化を利用して、人は咬合が筋骨格系の代償反応を誘発するかどうか、公正で確実に検出することができる。

<行動>

　写真 a, b は、G. マルクスによって 2000 年に導入された「Prien abduction tests」の実際の様子を示す。検査者は、上前腸骨棘を押しながら片手で患者の骨盤を固定し、股関節で 90°に反対側の膝を曲げ、外転した位置に受動的に沈みこませる。外転の量と同様に検査者による他動的な運動の間における関節の遊びの診査の質についても、常に左右の比較において評価される。患者における最大咬合で固定された endfeel 試験（写真 a）と、咬合に問題のある患者にスプリントを用いた状態での生理的な endfeel（写真 b）を示す。

　図 c は、頭蓋顎系と筋骨格系との関連性を示すための最も重要なマニュアル診断テストの概要について示している。

周辺部マニュアル診断：頸椎の捻転、頸椎の屈曲、頸椎の伸展、頸椎の側方の傾き、胴体の捻転、脚の長さの差、脚の長さの変異、レッグ・ターン・インテスト、プリーンアブダクションテスト

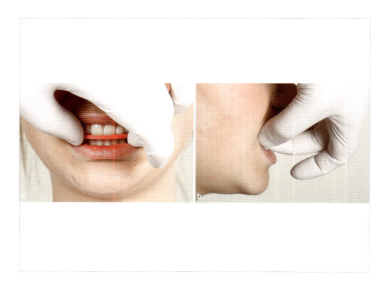

III. 生理的中心位（CR）の顎位の決定

<目標>　中心位（CR）の採得

<行動>

　中心位（CR）の記録はリラックスして患者を座らせ（写真 a）、術者による下顎の誘導はしないで行う（写真 b）。頭位は直立し、決して牽引しない。先述した準備的方法の後、患者自身の神経や筋によって導かれた中心位を決定する。

<咬合採得の手順の詳細>

　厚さ 3mm のピンクワックス板を 52℃ の恒温槽で軟化し、台形に切り出して上顎の歯に適合させる。そして、まだ柔らかいワックス板は、歯の圧痕まで丸くカットされる。その後、術者は上顎の歯に軟化したワックス板を置き、患者に、下顎切歯がワックス板を穿孔するまで咬んでもらうように指示する（写真 a, b）。

　咬合採得の後、氷水で冷却する。その後、下顎の歯のすべての圧痕は、鋭利なナイフ（例えば、X-ACTO 5 号、22 ブレード）で、圧痕の跡のみが認識可能となるまで削合される。

Chapter 1: Diagnostics

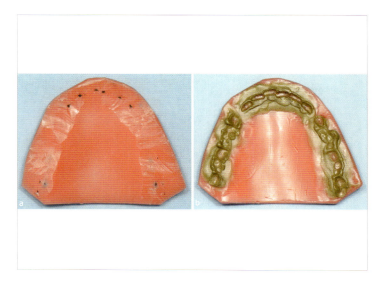

III. 生理的中心位（CR）における顎位の決定

<目標>　中心位（CR）の採得

<採得の手順>

　前方部をトリミングすると、ワックス板は、下顎切歯が前方、後方、右または左に偏位することなく直角に接触するようになる。冷却したワックス板を再挿入し、患者にそれを咬むよう指示する。

　写真では、接触点はワックス板の下側で黒い咬合紙によって示されている。これは、さらに #33 から #43 部で単一の接触となるまで削合する（写真 a）。

　最終的に、下顎の歯の圧痕はアルミニウムワックスで示される。ガスの炎で温められたアルミニウムワックスは、この目的には最適である。温められ軟化したアルミニウムワックスを前方部に薄く塗布した後、患者の口腔内に挿入し、再度咬むように指示する。臼歯部にアルミニウムワックスを塗布した後、患者は下顎の歯のすべての圧痕をつけるために再び咬合する（写真 b）。

　患者はこの全過程において、背筋を伸ばし自然頭位でまっすぐに座わり、圧痕をつけている間は、決して自分自身の歯で咬合してはいけない。これを避けるために、コットンロールまたは Aqualizer を使用する。

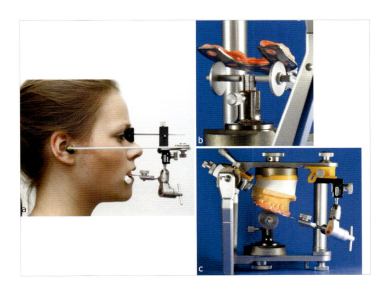

IV. 模型診断：任意のフェイスボウトランスファー

<目標>

　上顎模型は、顎関節に関連した平均値に応じて正確に、フェイスボウトランスファーによって咬合器（SAM® 咬合器システム）にマウントされている。マウントされた模型は、咬合器上で静的および動的咬合をシミュレーションするための基準である。

<行動>

　咬合器システムは、トランスファーシステムに調和しなければならない。フェイスボウは解剖学的に対称でなければならない。耳杆は耳道の両側に同様に固定する必要がある（写真 a）。上顎模型の位置決めのために、フェイスボウ・フォーク AX® はトランスファーフォークの支持棒で咬合器に支持されていなければならず、これによって、模型は正しい位置に石膏で固定されることになる（写真 b）。模型の重量でフォークが下方に曲がることなくトランスファーを確実にすることが重要である（写真 c）。

Chapter 1: Diagnostics

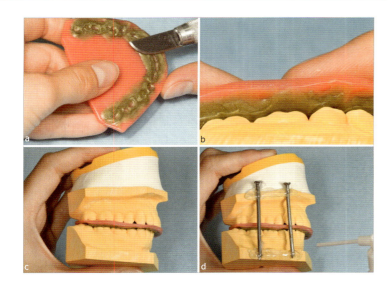

IV. 模型診断：中心位のバイトを用いた模型の取り付け

<目標>

咬合器の模型診断の有意性は、咬合器上に模型を中心位のバイトで正確に固定できるかどうかにかかっている。それゆえ、石膏模型は中心位のバイトで咬合器に固定することが必要である。

<行動>

下顎のアルミニウムワックス圧痕は、材料が過剰となるのを避けるためにわずかに削っている（写真a）。中心位の咬合採得を石膏模型上でずれがないか確認する（写真b）。その後、中心位バイトを介して確実に模型を向かい合わせ（写真c）、両側に2つのワイヤーピンで所定の位置に固定する。グルーガンは固定するのに適している。コールドスプレーは冷却を加速することができる（写真d）。中心位での模型の固定は、咬合器に模型を配置する際のエラーを防ぐことができる。

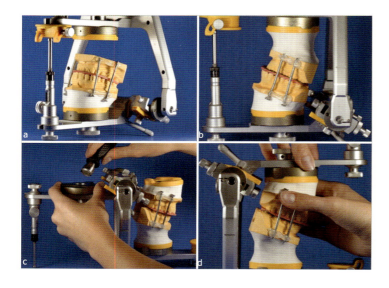

IV. 模型診断：下顎模型の付着

<目標>

正確な咬合器付着は、模型分析の前提条件である。特に補綴治療では、下顎模型付着は、詳細なスプリットキャスト検査によって正確なものとしなければならない。

<行動>

マウントされた模型は、咬合器の上部に設置され、上下の一体化した模型は石膏を用いて固定される（写真a, b）。スプリットキャスト検査のために、金属板（写真c）から磁石を除去し、スプリットキャストが正確に密着しているかどうかを確認する（写真d）。スプリットキャストが完全かつ正確に密着していない場合は、それが正しくなるまで、再び模型の位置を調整する。★

★　SAMの咬合器ではマウントする方式が2つある。
1）石膏で咬合器をマウントする方式
2）スプリットキャストによりマウントする方式（さらに正確に再現できる。マグネット入りのオレンジ色のプレートと、その上のマグネット入りの灰色の接続部分が接合する。）

Chapter 1: Diagnostics

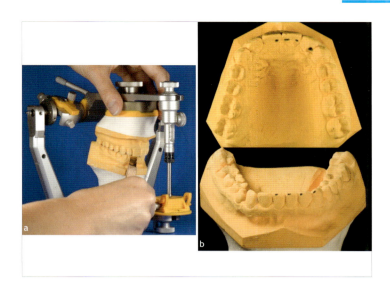

IV. 模型診断：機能的な咬合分析①

＜目標＞
静的および動的咬合障害の分析
1. 中心位における静的咬合の検査（写真a）
最初の接触 (centric pre-contacts) の位置は、CR からその習慣的中心咬合（CO）への下顎シフトの方向と量を示している。
例（写真b）：中心位の接触は前方部にあり、そのことは最大咬合時に下顎が後方および頭蓋方向へとシフトし、さらに、これが関節窩において顆頭が後方位をとるためバイラミナゾーンの圧縮につながることを示している。

＜行動＞
1. インサイザルピンを緩めて、最初の接触まで咬合器の上顎を下げる。中心位の接触が Shimstock foil によって確認され、記録のためにマークされる。
2. 動的な咬合検査では、咬合誘導の種類を見分けるために前方誘導と側方誘導時をチェックする。
3. 中心位の模型付着が、同時に治療スプリントの製作の開始位置となる。

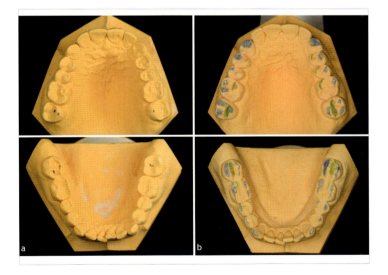

IV. 模型診断：機能的な咬合分析②

＜目標＞
静的および動的咬合障害の分析

＜行動＞
　CMD の患者の例を示す。中心位の模型による静的咬合の分析（写真a）では、生理的咬合からの偏位、すべての臼歯には均一で同時の接触がない。中心位における最初の接触では、最後方臼歯（黒のマーキング）のみ接触している。動的な咬合における咬合分析（写真b）では、模型上の誘導において、生理的な犬歯あるいは側方誘導とは異なっている。

　青いマーキングは、両側性のバランスドオクルージョンを示している。これらの静的および動的咬合の所見から、歯ぎしりのトリガーになることがわかる。これは、石膏モデル上で、この例に示す第二大臼歯の顕著な摩耗の理由であったかもしれない。

Chapter 1: Diagnostics

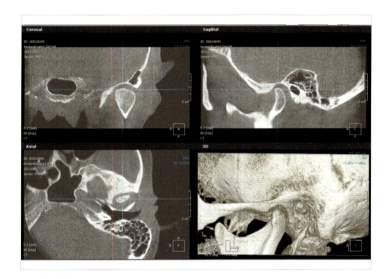

V. 画像処理：コーンビームコンピュータ断層撮影（CBCT）

<目標>

マニュアルや器械による所見に加えて、Come - Beam Computed Tomography（CBCT）は骨構造を表示するための重要な診断補助とすることができる。

<行動>

CBCTは次のような表示に適用できる。
- 0.15mm以下の誤差ですべての次元における顆頭の位置の決定
- 顆頭形状の変化
- 関節炎、関節症
- エロージョン（骨の侵食）
- 嚢胞
- 外傷
- 腫瘍（まれ）

写真は、すべての次元において通常の位置にある顆頭のCBCTを示している。関節窩の皮質骨層は、いかなる不連続もない。顆頭は非生理的な形状を示していない。

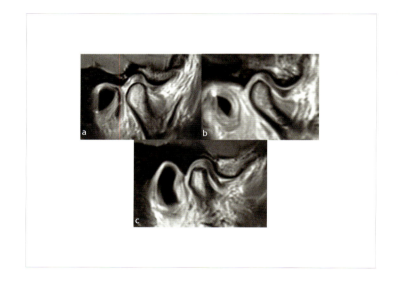

V. 画像処理：磁気共鳴断層撮影（MRI）

<目標>

磁気共鳴断層撮影（Magnetic Resonance Imaging：MRI）は、軟組織の画像化のためのゴールドスタンダードである。

<行動>

顎関節のMRIの適応には以下の所見の表示が含まれる。
- 顆頭と円板の位置と形態
- バイラミナゾーン
- 炎症
- 関節炎
- 嚢胞
- 外傷
- 腫瘍（まれ）

写真aは、習慣性咬合における生理的な関節を示している。顆頭は、頭蓋方向または後部にシフトせず、中心の位置にある。関節円板は、顎関節の位置内にあり、顕著な2つの凹形状の構造を持つ生理的な形を示している。顆頭は、少しの病理学的変化も示していない。

写真bは、部分的に前方にシフトした関節円板を示している。後方部は既に平坦化され、写真aと比較して明確に薄くなっている。それはもはや、2つの凹形状の構造を有していない。顆頭は、明らかに内側/頭蓋側が平坦になっている。

写真cは、後方および頭蓋にシフトしてCOでの顆頭の位置を示している。関節円板が前方にシフトしている。円板の薄くなった後方部は、かろうじて前関節空隙にある。円板の2つの凹形状の構造が失われている。顆頭は頭蓋側に平坦化されている。関節円板が前方にシフトされている。ディスクの間引いPARS後部はかろうじて前方関節の空間にある。円盤の両凹形状の構造が失われている。顆頭の頭側が平坦化している。患者を筋機能療法士に紹介する必要があるかを検討する。

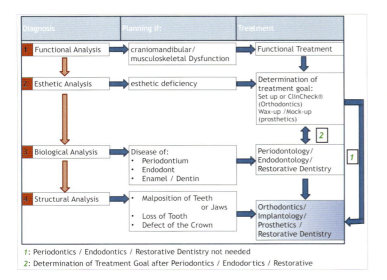

VI. 検査の連続性と組織化

　我々のオフィスでは、機能的分析で始まり、続いて審美性の分析、生物学的分析、そして構造分析を行う。もし、我々が治療を必要とするCMDを診断した場合、我々は間違いなくCMDの機能的な治療を開始する。審美性の計画は、治療の最終状態から逆算した治療計画（backward-planning）である。補綴分野ではモックアップに続いてワックスアップは、今後ますますデジタルワークフローにシフトしていくだろう。

　インビザライン矯正治療では、我々は複雑な症例において歯科医や歯科技工士と一緒にクリンチェック・ソフトウエア®*による最終結果を分析する。歯科矯正治療を開始する前（さらに修復治療が必要な場合）に、我々は歯の構造と同様に歯周や歯内の状態を確認する必要がある。最終的な分析では、顎矯正／歯科矯正、インプラント、および、または補綴と修復歯科治療を計画するために、構造分析を行う。

* Align Technology, Inc.（http://www.aligntechinstitute.com/GETHELP/Pages/ReviewingClinCheck.aspx）

Chapter 2: Mechanics Invisalign

John Morton

第 2 章：インビザラインの力学

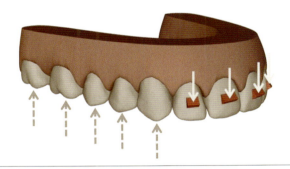

Disclaimer: The content of this chapter is approved by Align Technology and is provided independent of the content of all other chapters. The content of other chapters of this book has not been endorsed by Align Technology.

免責事項：この章の内容は、アライン・テクノロジー社によって承認を受けています。すべての他の章の内容とは無関係に提供されているものです。本書の他の章の内容は、アライン・テクノロジー社によって承認されているものではありません。

Mechanics Invisalign：インビザラインの力学

歯科矯正は芸術であり、同時に科学でもある。

外観の美しさとバランスの探求は芸術であり、完璧な治療結果を実現するため、来院のたびに、プライヤーでワイヤーを曲げていくことは、カンバスに絵筆を走らせ、絵に命を吹き込んでいくのと同じ作業なのである。2つの創作活動のいずれも、専門的な知識とビジョンに支えられている。歯科矯正の科学は、歯牙の移動に関する生物学の基礎と歯科矯正装置自体の機能を理解することであり、最適な装置設計の根幹を成すのは、数学、コンピュータ技術、物質科学、および生物力学である。

近年におけるインビザライン・アライナーの改良は、これらの科学領域それぞれの原理に基づいている。歯科矯正装置の機能を向上させるためには、まずその仕組みを理解しなければならない。インビザライン・アライナーはどのように歯牙移動をコントロールするのだろうか？　この質問には2つの全く異なる視点から答えられる。アライナーについて思い浮かぶのは次のいずれかだと思われる。つまりそれは、①位置移動のシステム、または、②フォースを利用するシステム、というものである。位置移動のシステムにおいては、1つのアライナーは、治療計画によって移動された次のステージにおける歯冠の位置の形状によって成形されるのである。歯が動いて、最終的にはアライナーの形状通りに並ぶはずだという考え方である（歯は、アライナーの成型されたところまで動いていくと信じている）。歯冠の次の位置に従ってアライナーを成形するというこの位置移動のコンセプトは、歯を傾斜させる必要がある場合には効果的であるが、歯根移動のコントロールにはあまり効果がない。

一方、フォースを利用するシステムにおいては、アライナーは歯冠に特定の力が加わるよう意図された形状に成形され、その結果、歯が望んだように移動するというものである。

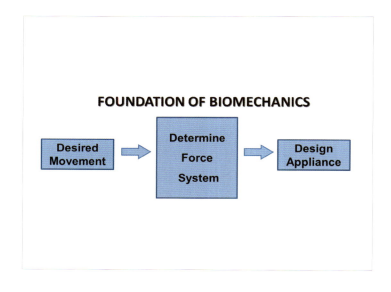

こうしたフォースを生み出すことを可能にするアライナーの形状は、歯の形状と一致するとは限らない。歯牙移動に必要な力系およびアライナーの形状は、生物力学の原理によって決定される。歯冠と歯根を含めた歯牙全体移動のコントロールを高めるためにインビザライン治療に用いられているのは、力系の生物力学的原理なのである。

力系においては、歯科矯正における生物力学の基本的概念が用いられている。その概念とは「歯を移動したい場合、まずその歯に加える力系を決定すべきであり、装置を設計するのはその後である」というものである。歯科矯正の世界では周知の事実であるが、ある装置が生み出す力系が歯の動きに対して正しければ、その移動を実現できる可能性は増す。

歯のさまざまな移動に必要とされる力系は50年以上にわたり検討され、世界中の大学で今なお研究課題となっている。歯科矯正の文献には、異なるタイプの歯牙移動を実現するのに必要な力系を提示する論文があふれている。

例えば、歯に傾斜が必要であれば、単一のフォースを歯冠に加えることによってその動きが実現できる。治療で歯の傾斜、歯体移動、または歯根移動が求められる場合、アライナー装置は歯牙に正しいフォースとモーメントを与えなければならない。モーメントとは、フォースの特性によって歯に生じる回転運動のことで、ここでいう回転には、アンギュレーションとインクリネーションが含まれる。フォースに対するモーメントの比率はM/F比と呼ばれており、この比率は歯牙移動のタイプを表し、異なるタイプの歯牙移動を実現するためのこの数値は、歯科矯正に関する文献に掲載されている。

Chapter 2 : Mechanics Invisalign

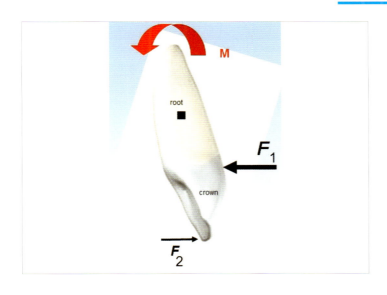

インビザライン・アライナーによる治療にフォース利用のコンセプトが導入されたことで、M/F 比のコントロールが向上し、その結果、歯冠に関わる歯根移動のコントロールが向上した。

治療の開始から完了まで、歯牙1本1本の動きがクリンチェック・ソフトウェアにより決定される。このソフトウェアは次に、歯牙の動きと、治療中の歯に施行される移動のタイプを決める。その移動を生み出すための力系が計算され、アライナーの形状が決定することになる。基本は、移動、力系、そして装置設計である。

圧下または傾斜を実現するためのフォースは、アライナーによって簡単に歯牙の表面に加えることが可能である。リンガル・ルート・トルクやアンギュレーションなどの移動には、歯に複雑な力系（一組のフォースとモーメント）を与える必要があるため、困難が伴う。このような移動に適した力系を生み出すため、アライナーの形状は歯の形と同じではない。形状を変化させる必要がある。こうしたアライナーの形状変化が、パワーリッジ機能とプレッシャー・ポイント機能である。

パワーリッジ機能は、アライナーの形状に特殊な変化を加えたもので、対象歯冠に関わる歯根の舌側の移動をコントロールするのに必要なフォースシステムを生み出すように設計されている。歯牙の形態が異なるため、上顎中切歯、上顎側切歯、および下顎前歯には個別のデザインがある。パワーリッジ機能は、歯牙に舌側からのフォースを加えて、歯根移動のコントロールに要するモーメントを生み出す舌側切端付近におけるアライナーの変形をコントロールするよう設計されている。

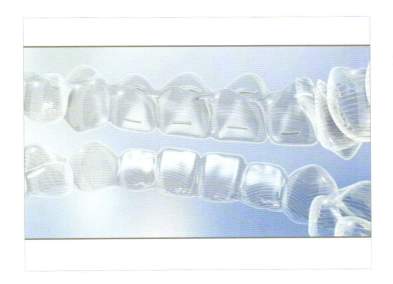

リンガル・ルート・トルクを必要とするリトラクションによる治療では、歯根コントロールのために舌側切端の接触を除去することになる。こうした治療において、この接触を回復するために設計されたのが、舌側パワー・リッジである。この図は、上顎切歯に設置された頬舌側パワーリッジのペアを示している。

Chapter 2 : Mechanics Invisalign

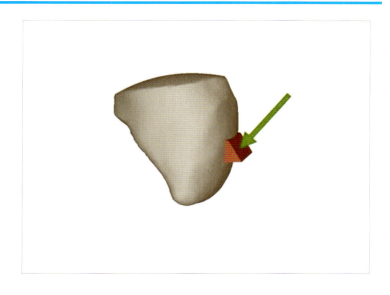

挺出移動は、アライナーが挺出フォースを加えられる面が歯牙にない移動の一例である。そのため、挺出の方向にアライナーのフォースが加わるよう、歯の表面に人工物を設置しなければならない。この歯の表面の人工物をアタッチメントと呼ぶ。最近のアタッチメントのデザインはすべて「アクティブサーフェス」という平らな面になっていて、そこにアライナーのフォースが働く（図参照）。アタッチメントのアクティブサーフェスは1つしかない重要な平面である。なぜなら、アライナーはこの平面と咬み合うからである。アタッチメントの残りの部分は、アクティブサーフェスを定位置に固定するためだけに存在している。

一方、アライナーは、アタッチメントの他の面との接触が緩和されるよう設計される。そうすることで、歯牙の特定の場所に、特定方向のフォースを加えることができる。フォースの方向と強さのコントロールは、正確な力系を生み出し、歯牙移動をコントロールする上で極めて重要なものである。

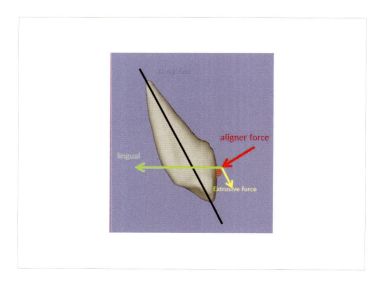

スマートフォース・最適アタッチメント

インビザラインの「スマートフォース・最適アタッチメント」製品ラインは、2009年に発売された。これらのアタッチメントは、求められる移動に適したフォースシステムを生み出すよう設計されていて、アライン・テクノロジーで行った研究では、アタッチメント形状を決定する際には歯牙の形状を考慮すべきと報告している。コンピュータ技術のおかげで、必要に応じて、患者の治療計画に沿ったそれぞれ特有の歯牙移動にカスタマイズされたアタッチメントが提供できるようになってきた。これを利用する歯科矯正医は何もする必要がなく、ソフトウェアが移動のために決定されたアタッチメントを自動的に配置してくれる。このスマートフォース・アタッチメントの種類は、挺出用最適アタッチメント、前歯部マルチトゥース挺出用アタッチメント、回転用最適アタッチメント、マルチプレーン・アタッチメント、およびルートコントロール用アタッチメントから構成されている。

挺出を実現するには、非常に低い強度のフォースが求められる。一方、アライナーはその材質組成と形状ゆえに、垂直に歪められると非常に高いレベルのフォースを生み出す。この図は挺出用最適アタッチメントである。挺出の実現に適したフォースが適切に伝達されるよう設計されている。

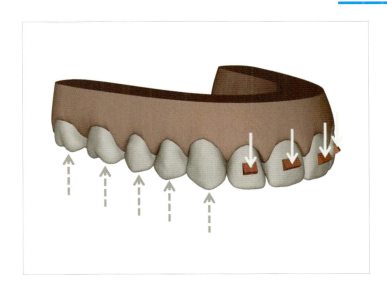

　4本の前歯すべてを挺出する場合、それぞれの歯にほぼ等しいフォースが確実に加わるよう、アタッチメントのデザインは変更される（マルチトゥース挺出）。このフォースシステムは、1ユニットとして前歯4本すべての挺出を行う場合にその成功率を高めると考えられており、開咬の治療において効果的に用いられている。

　これを利用する歯科矯正医は、これらの革新的アタッチメントの開発によって、インビザライン・アライナーを使用した歯牙挺出が以前にも増して予測実現可能になったと述べている。

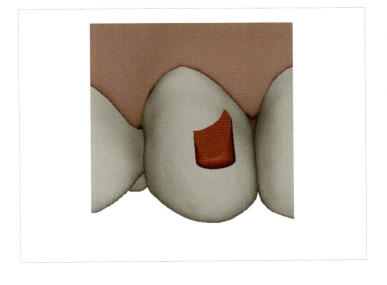

　断面が丸い歯牙の回転をアライナーで実現することは困難だと長い間考えられていたが、基本的な生物力学を利用することで改善されてきた。

　この図が示すように、犬歯および小臼歯の回転も、回転用最適アタッチメントを用いて、現在ではより高い予測性をもって実現されている。ソフトウェアが、頬側面上の歯牙長軸から最も遠い位置に回転用最適アタッチメントのアクティブ・サーフェスを自動的に設置し、この平面にフォースが働くようアライナーを設計する。その結果、フォースが大きなモーメントを生み出し、歯牙を望む方向に回転させる。歯牙の捻転を改善する期間、干渉が発生する位置にボタンを接着してしまうことはない。

　なぜなら、ソフトウェアはこの決定プロセスを再現するよう設定されているため、治療中に干渉を起こさない箇所にアタッチメントを設置することが可能なのである。

Chapter 2 : Mechanics Invisalign

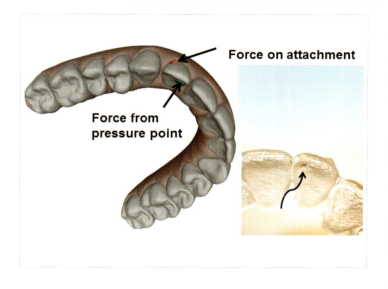

ソフトウェアによって決定された治療期間中の歯牙移動が、常に歯牙長軸に沿った挺出のような、単純な移動であるとは限らない。例えば、治療中の上顎側切歯の移動は、一部が挺出、一部が唇舌側傾斜で回転と組み合わせ、ということもある。アライナー治療における大きな進歩は、多くの移動から成るこうした複合的なパスに沿って歯牙を移動するのに最適な力系が決定され、次にその移動に必要な力系を生み出すのに要する機能の組み合わせが決められる、ということである。

ソフトウェアが決定した通りに最適アタッチメントが歯牙唇側面の1ヶ所に設置され（左図）、アライナーの舌側面に第二のフォースを生み出すため、アライナーにプレッシャーポイントが加工される（右図）。2つの機能が組み合わさり、複雑な3次元移動に適したフォースシステムが生み出される。ソフトウェアで可能となったこの最適アタッチメントは、上顎側切歯の3次元移動を目的としており、マルチプレーン挺出用アタッチメントと呼ばれている。

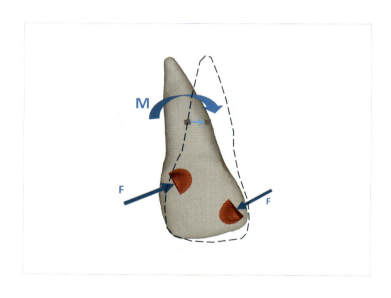

素晴らしい治療結果を得るには、歯根のアンギュレーションと配列の卓越したコントロールが必要でる。アンギュレーションを変えるには、近心的または遠心的フォースと、2次モーメントから成るフォースシステムが必要となる。ルートコントロール用最適アタッチメントを用いて、このフォースシステムを歯牙に適用することが可能である。アライナーは、歯肉側アタッチメントへのフォースを歯根移動の方向に生み出すよう設計されている。歯根移動のコントロールに必要な逆モーメントを与えるため、咬合面側に設置された第二のアタッチメントに加わるフォースを、アライナーが生み出す。歯牙が小さすぎて2つのアタッチメントを接着できない場合は、アタッチメント1つとプレッシャーポイント1つを設置して、このフォースシステムを生み出す。プレッシャーポイントとは、アライナーの形状を変化させたもので、歯牙のある特定の位置にフォースを集中させることができる。利用者である矯正歯科医が承認したクリンチェックの設定により決定された歯牙移動をソフトウェアが決定し、その移動に適したフォースシステムを生み出すよう、意図された機能をすべて設定する。そのため矯正歯科医は何も行う必要がない。ソフトウェアが設置したものとは別の機能を使用したい場合は、ソフトウェアが持つインターフェースにより、そのアタッチメントを除去して他のものを設置することができる。利用者たる矯正歯科医は治療に使用する装置の設計を、全面的に終始コントロール可能である。基礎的な生物力学の科学的原理とコンピュータ技術を駆使することで、スマートフォース、最適アタッチメント、パワーリッジ、プレッシャーポイントなどの機能が生み出された。これにより、インビザライン治療による歯牙移動のコントロールを高めることができ、かつ治療結果も向上したのである。

患者に最良の歯科矯正治療を提供するため、ビジョンと専門的知識を結びつけた科学が生かされているのである。

(John Morton)

Chapter 3:
Planning and Treatment with Aligners

第3章：
アライナーを使用した治療計画と矯正治療

　顎矯正や歯科矯正治療では、病歴、患者記録の要約と、診断から始まる。
　インビザライン®を用いた治療計画や治療方法は、固定式装置のような他の治療法とは異なる。ほとんどすべての症例が、インビザライン単独か、インビザラインと他の装置を組み合わせることにより治療可能である。
　インビザライン治療の戦略的計画は治療を成功させるために不可欠であり、非常に重要なことである。この章では、インビザラインを用いた矯正治療の戦略的計画の考え方について症例ごとに説明する。

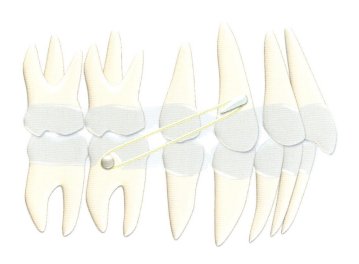

Chapter 3 : Planning and Treatment with Aligners

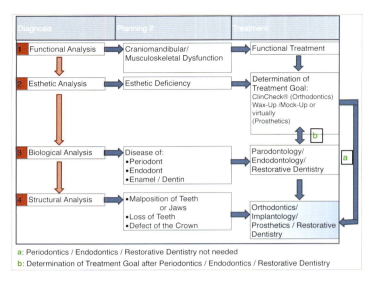

a: Periodontics / Endodontics / Restorative Dentistry not needed
b: Determination of Treatment Goal after Periodontics / Endodontics / Restorative Dentistry

Diagnostics：診断

どのようなどのような矯正治療においても、機能、審美、生物学的、構造についての診断は必要であるが、どの順序で考えていくべきであろうか？

我々は長い間、生物学的および構造的な分析から診断を開始していたが、Kokich は審美的分析から始めるという異なった診断法を紹介した。

今日、我々は、①機能分析、②審美分析、③生物学的分析、④構造分析（左図チャート参照）の順に診断を行っている。もし筋骨格系や頭蓋顎機能障害 (CMD) の治療が必要と診断されたならば、我々は例外なく頭蓋顎系 (CMS) の機能的な治療から始める。

審美性を考えるのは後回しとする。過去の補綴分野で使用されてきた Wax-Up や Mock-Up は、将来はますますデジタル化されていくだろう。我々がこのインビザライン治療を行うとき、複雑なケースでは連携する歯科医や歯科技工士（図 a）と一緒にクリンチェック上の最終ゴールを分析する。矯正治療を開始する前に修復治療が必要な場合は、歯周、歯内、歯の構造についてチェックする必要があり、これらの歯周、歯内、修復治療（図 b）を行った後に再度、治療ゴールを決定する。

最後に、顎矯正や歯科矯正、インプラント、補綴、修復治療についての計画を立てるために構造分析が必要である。

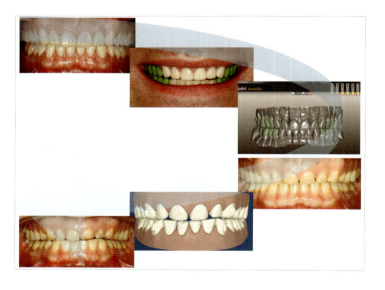

矯正治療を開始するときにはいつでも、その結果を念頭に置いておく必要がある。補綴が必要な複雑な治療の際も同じである。

以前、固定式装置で治療していたとき、仕上がりの状態を考えていくのは治療の最後の数ヶ月であった。今日、我々はクリンチェックを使用して治療開始時から最終結果を計画した上でインビザライン治療を行っている。

あなたが矯正治療を開始するときはいつでも、最終ゴールを念頭に置いて開始するとよい。あなたが補綴を含むような複雑な治療を開始するときでも、同じである。

今日の歯科治療、あるいは、バーチャル・シミュレーション（コンピュータによる高度なシミュレーションの時代）においては、最終結果より導き出した後ろ向きの治療計画 (backward planning) がゴールドスタンダードである。治療開始初期から、終了時の高いクオリティー（仕上げの精度）が必要とされる。

クリンチェックの 最終時のチェック項目は3つの部分に分けられる。すなわち、咬合／骨と歯周組織／審美性 である。

Chapter 3 : Planning and Treatment with Aligners

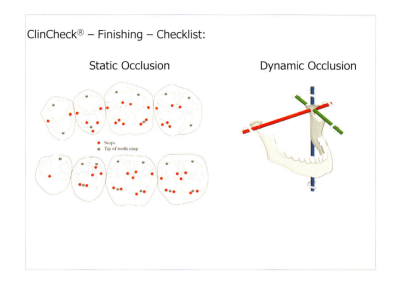

クリンチェック-仕上げ-チェックリスト

咬合については、過去に多くの研究者によって述べられている。歯の解剖学や歯の咬合については Heinz and Michael Polz に準じて説明する。左図は、正常な歯の解剖学的形態で、Class I で見られるような理想的咬合状態における、静的咬合の接触ポイントを示す（咬合部：赤、咬頭の先端：黒）。この接触関係では、咀嚼力は反対方向へ誘導する。

接触関係が理想的でない場合は、咀嚼力は歯への負荷を伴う早期接触を誘発し、そのまま歯の動揺と移動につながる。たとえ、咀嚼と嚥下の間、それほど明らかではない場合でも、パラファンクションは全体の CMS の障害につながる可能性がある。我々矯正医は歯の解剖学的形態を変えることはできない。

そのため、完璧な咬合パターンを歯列矯正だけで得ることは不可能である。しかし、デジタルスキャニングのような新しい技術とその応用によって、我々はこの目標の達成により近づくことができる。矯正治療は、以下の状態で終了する必要がある。

・小臼歯と大臼歯の十分なコンタクト
・偏心運動における overbite（前方ガイダンス）
・切歯は接触せず、犬歯が最小の接触
・Shimstock®* の空隙（咬頭嵌合位で切歯が接触せず Shimstock が引き抜ける）
　静的咬合から 3 次元の動的咬合へ発展：横断面 / 垂直面 / 矢状面

* Bausch（http://bausch.fm）

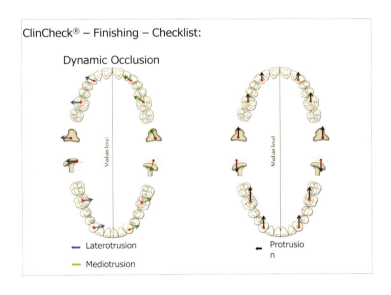

クリンチェック-仕上げ-チェックリスト

動的咬合時、下顎は、3 つのすべての軸の周囲を移動している。矯正治療において特に重要なことは、外側運動 (laterotrusion)、内側運動 (mediotrusion) と前方移動である。もし早期接触またはハイパーバランスコンタクトが障害につながるならば、顆頭の生理的な動きも阻害され、顎関節の構造変化を伴った CMD に発展することがある。

切歯は触覚であり、ゆえに下顎運動の誘導を管理する機能を有している。犬歯も下顎の動きに寄与し後方歯に負荷をかけないようにしている。このことは、顎の側方運動時に臼歯の接触を避け、顎関節の解放につながる。小臼歯も、特に第一小臼歯は、下顎運動の誘導に関与している。前頭面における小臼歯と大臼歯は、大臼歯の咬合力をとらえ、食物の咀嚼に関与している。

矯正治療の終了時には、以下の状態で治療を終了すべきである。
・犬歯のガイダンス、できれば犬歯と小臼歯ガイダンス
・偏心運動時の平衡側では接触がない、もしくはハイパーバランスコンタクトもない。
・前方運動時の切歯誘導

Chapter 3 : Planning and Treatment with Aligners

ClinCheck® – Finishing – Checklist:

2.   Bone and Periodontium

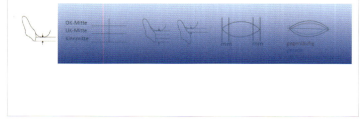

クリンチェック-仕上げ-チェックリスト

　　間欠的な弱い力（<0.3N）は、持続的な力より細胞への損傷がより少なくなるので、効果的にPDL（歯根膜）でRANKLの産生を開始することができる。もし骨欠損が存在するならば、「ステージング」を遅く★する。

　　隣接面の骨量が多いと、歯周部の骨欠損に対する大きな抵抗となる。X線画像を意識しながらクリンチェックで適切なアタッチメントの選択をすることが、歯根の角度調整の計画に役立つであろう。もともと、歯周病や歯槽骨の欠損のある成人患者では、どのような症例でも切歯の切縁が歯の垂直的位置を決定するとは限らない。時には、骨のレベルを揃える必要がある。これらの仕上げの決定は、極めて治療の初期でなされるべきである。

★インビザライン・アライナーは、通常1枚で歯の移動量が0.25mmであるが、枚数を増やし移動距離を小さく設定することで歯への矯正力を減少する。

ClinCheck® – Finishing – Checklist:

- Esthetics

- Visible upper incisors in rest position of upper lip

✓ 2 – 3 mm visible upper incisors while speaking is perfect
✓ Be careful to avoid too much intrusion and therefore unesthetic results with need for extrusion in the refinement
✓ If you start with more than 3 mm visible incisors and gummy smile, plan overcorrection for the intrusion

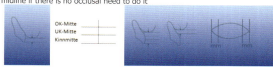

クリンチェック - 仕上げ - チェックリスト

＜審美性＞

上唇の安静位において、上顎切歯が見える。

・会話時に上顎切歯が確実に2～3mm見える。
・過度の圧下は、審美性を欠く結果になり、挺出のリファインメント★が必要になるので、注意する。
・3mm以上切歯が見える、もしくはガミースマイルの場合は圧下のオーバーコレクション（Over Correction：OC）を計画する。

★インビザライン治療による歯の移動計画において、"最終仕上げの"治療を意味する。歯の移動が不完全な部分の改善や、細かい歯の移動などを行う。

ClinCheck® – Finishing – Checklist:

- Esthetics

- Midline to face / upper lip

✓ Check upper dental midline in relation to the center of the upper lip
✓ Correct deviated upper dental midline if it is more than 3 mm
✓ There is no need to correct the lower dental midline for esthetic reasons, do not correct lower midline if there is no occlusal need to do it

クリンチェック - 仕上げ - チェックリスト

＜審美性＞

顔と上唇の正中線

・上顎歯列の正中線が上唇の中心にあるかチェックする。
・3mm以上のずれがある場合、上顎歯列の正中を修正する。
・審美的理由で、下顎の正中線を修正する必要はない。咬合を修正する必要がない場合は、下顎の正中線は修正しない。

ClinCheck® – Finishing – Checklist:

•Esthetics

•Visible teeth / gingiva during smile

✓To correct a gummy smile without orthognathic surgery, plan overcorrection for intrusion according the amount of desired intrusion
✓If periodontal surgery is planned after the Invisalign treatment, plan and discuss the ClinCheck together with the periodontist before accepting it

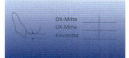 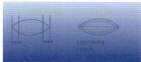

クリンチェック - 仕上げ - チェックリスト
＜審美性＞
スマイル時の歯と歯肉の見え方

・顎矯正手術をしないでガミースマイルを改善するためには、目的の圧下量に応じた圧下のオーバーコレクションを計画する。
・インビザライン治療後の歯周外科手術を計画する場合、そのクリンチェック計画を承認する前に、歯周専門医と一緒にクリンチェックの計画を議論する。

ClinCheck® – Finishing – Checklist:

•Esthetics

•Buccal corridor

✓The size of the buccal corridor depends on the width of the smile and the width of the dental arches.
✓We can change the archform, not the smile width.
✓Plan overcorrection for expansion in the first online treatment plan.

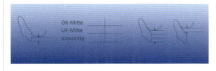

クリンチェック - 仕上げ - チェックリスト
＜審美性＞
バッカルコリドー

・バッカルコリドーの大きさは笑顔の幅と歯列の幅に関係する。
・我々は歯列弓形態を変えることはできるが、笑顔の口唇幅は変えられない。
・最初のクリンチェック治療計画において、拡大のオーバーコレクションを計画する。

ClinCheck® – Finishing – Checklist:

•Esthetics

•Curve of upper teeth to curve of lower lip
✓The curve of the upper dentition should follow the curve of the lower lip in the vertical dimension.
✓Exam the patient and the extraoral pictures to describe the movement which is needed in the vertical to harmonize the curve of the upper dentition.
✓If interdisciplinary dentistry is required, discuss the ClinCheck with the dentist and the lab – technician to optimize the situation for later restoratives and an esthetic result.

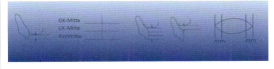

クリンチェック - 仕上げ - チェックリスト
＜審美性＞
下唇の曲線に対する上顎歯列の曲線

・上顎歯列の曲線は、垂直的に下顎の曲線と調和すべきである。
・上顎歯列の曲線に調和した垂直方向の移動量について患者と口腔外写真で診査する。
・後の修復物と審美的な結果を高めるためにインターディシプリナリー歯科治療が必要な場合は、歯科医師と歯科技工士とともにクリンチェックを議論する。

Chapter 3 : Planning and Treatment with Aligners

ClinCheck® – Finishing – Checklist:

•Esthetics

•Gingival levels

✓Relationship of the gingival margins of upper incisors and canines is important for dentofacial esthetics.
✓Gingival margins of the central incisors should be exactly on the same level and positioned more apically than the laterals but at the same level as the canines.
✓End with gingival margins on the correct level, not aligned incisal edges. If a crown is shorter after orthodontic alignment, the dentist can build it up with composite or veneers. BUT: Discuss this with the patient and dentist using the ClinCheck software before you accept it, keeping in mind also overcorrection!

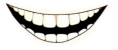

クリンチェック - 仕上げ - チェックリスト
＜審美性＞
歯肉レベル

・上顎切歯と犬歯の歯肉マージンの関係は、顎顔面の審美性に重要である。
・左右中切歯の歯肉マージンは正確に同じ高さにすべきで、側切歯よりは根尖側、犬歯とは同じ高さの位置とする。適切な歯肉レベルの高さを揃えるべきで、切縁を配することではない。
・矯正治療終了後に、歯冠長が短い場合、歯科医はコンポジットかベニアで修復することができる。しかし、クリンチェックを承認する前に、オーバーコレクションを念頭に置いて、患者と歯科医と一緒にクリンチェックの検討をすべきである。

ClinCheck® – Finishing – Checklist:

•Esthetics

•Papilla form

•Visible black triangles reduce estehtics dramatically.
•If you have to treat crowding of incisors and canines, don´t end with black triangles: consider finishing and keep roots together from the beginning on, don´t forget IPR if needed.
•Close existing black triangles as much as possible if restorative dentistry especially on these teeth will not be needed. Keep roots together – optimized attachments will help you to finish in an optimal condition.

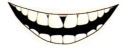

クリンチェック - 仕上げ - チェックリスト
＜審美性＞
歯間乳頭形態

・ブラックトライアングルがあると、審美性は著しく低下する。
・切歯と犬歯の叢生を治療しなければならないとき、ブラックトライアングルがある状態で終了してはいけない。治療開始時から仕上がりと、歯根を近づけることを考慮し、必要なら Interproximal Enamel Reduction(IPR) を行う。
・もし左図に示すような歯の場合で特別な修復治療を必要としなければ、既存のブラックトライアングルを可能な限り閉じる。歯根を近づけるには、最適アタッチメント (optimized attachment) が有効である。

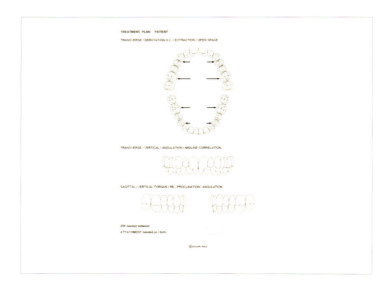

　開始時に仕上げの状態を念頭に置いて治療計画を立てることを推奨する。
　我々は、全体の矯正治療を計画するときに、計画された歯の移動をメモするようにしている。計画された移動は、個々の歯の移動に必要なオーバーコレクションを含め、あらゆる方向から詳細にスケッチされる。それに応じて我々は IPR と、事前にアタッチメントの種類を指定したい症例では、それを記述する（左図）。

Chapter 3 : Planning and Treatment with Aligners

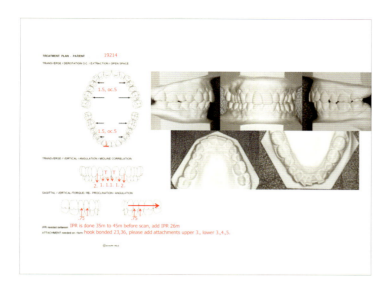

ここで例を示す。スピー彎曲をレベリングするためにさまざまな方法がある。

1. 切歯の圧下
2. 切歯と犬歯の圧下
3. 小臼歯の挺出
4. 大臼歯の挺出
5. 1.～4. の組み合わせ

多くの方法があるので、我々は歯科矯正医として患者にとってどれが最適かを決定する必要がある。クリンチェックの指示に、「スピー彎曲のレベリングをお願いします」と記述するだけでは、解決策とはならない。

この患者ではスピー彎曲のレベリングとして以下の治療計画を立てた（左図）：①最初に下顎の切歯の圧下、②続いて犬歯の圧下、そして③小臼歯 0.75mm の挺出。

#11 および #21 はトルクコントロールが必要である。上下歯列は、0.5mm のオーバーコレクションを含め 1.5mm の歯列拡大と上顎左側の遠心移動を行う。#42 は突出していて、歯肉退縮を避けるために、さらに唇側に移動することはできない。

治療計画を立てる上で最初に行うことは、「治療計画」のすべてを記述し、それをインビザラインのオンライン治療計画に反映することである。

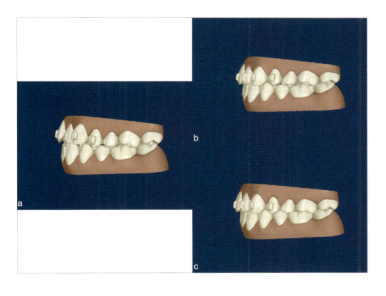

次のように慎重にクリンチェックを確認することがとても重要である。

＜クリンチェックの確認＞
・上顎の下顎へのマウント位置は適切であるか？
・終了時の咬合は細部まで適切であるか？
・大臼歯、小臼歯のコンタクトは十分であるか？
・歯の移動終了時や移動中にブラックトライアングルが存在しているか？
・十分な overjet はあるか？
・十分な前方の空隙はあるか？
・あなたはクリンチェックで指示された移動でよいか、もしくは移動を段階的に分けて行いたいか？（例えば：最初にアップライトし、次にローテーションの改善をするなどの移動順序）

・ステージングは、適正であるか、速すぎないか？　計画された動きの一部が速すぎないか？
・あなたは必要とされる量の IPR を実行したいか？　または、他の隣接面の接触点にも IPR を実行したいか？
・アタッチメントは移動に対し適切であるか、また、アタッチメントをしっかり把持するようにアタッチメントはアライナーのマージンから少なくとも 2mm 離れているか？
　例として、上の画像に示す。

図 a：両顎の叢生と歯列弓幅径の狭窄を示す治療開始時のクリンチェック。
図 b：最初に作られたクリンチェックでは、歯列は排列されているが、左側の臼歯部で小臼歯と大臼歯の咬合接触が不十分である。
図 c：次のクリンチェックでは、左側臼歯の咬合が改善され、すべて小臼歯と大臼歯がしっかりと咬合している。

Chapter 3 : Planning and Treatment with Aligners

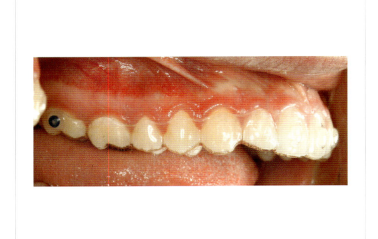

＜治療の経過中の確認＞
・アライナーを1日22時間装着することは、患者にとって快適か？
・アライナーの適合はよいか？
・アライナーは、アタッチメントに適合しているか？
・クリンチェックに計画されたものと同じように正確に口腔内で咬合しているか？
・口腔衛生は満足のいく状態であるか？
・歯肉退縮の増悪が見られるか？
・CMDの兆候、筋肉痛やトリガーポイントはあるか？

　まずクリンチェックの次のステップを見る。その後、計画された移動を実行するための十分な空隙があるかどうか、口腔内を確認する。
・空隙は十分か？
・IPRチャートを見て、IPRはさらに必要か？
・アタッチメントの追加は、治療の過程で必要か？
・いつ患者を再診するのか？

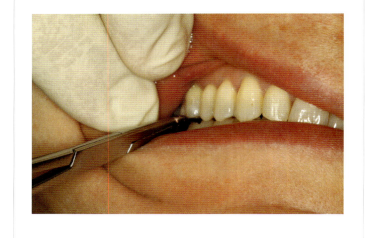

＜ファーストフェーズ★の終わりに＞
・仕上げのためのリファインメントは必要であるか？
・オーバーコレクションはまだ必要であるか？
・改善する必要のある空隙やブラックトライアングルはあるか？
・歯肉のレベルは適切であるか、許容できない垂直的高さの違いはあるか？
・習慣性咬頭咬合位ですべて臼歯がしかっりと咬合接触し、小臼歯と大臼歯でShimstockを保持することができるか？
・習慣性咬頭咬合位で前歯はShimstockがわずかに接触しないで引き抜くことはできるか？
・静的および動的な咬合をチェックするために必要なマウントはしているか？
・修復治療が予定されている場合、我々がインビザラインを終える前に、患者は一般歯科(GP)へ受診させるべきではないか？
・リファインメントが必要ない場合は、どの保定が好ましいか？

★第1回目のクリンチェック・シミュレーションに基づき、実際の歯の移動が終了するまでの治療期間のこと。

Chapter 4 : Treatment of Different Malocclusions with Aligners

第 4 章：
アライナーによるさまざまな不正咬合の治療

　この章では、さまざまな不正咬合の概要とインビザライン・システムによるそれらの治療について症例ごとに説明する。

Topic 1 : Black Triangle

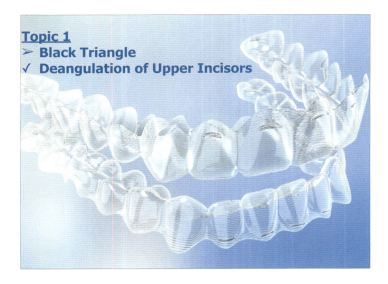

Topic 1：ブラックトライアングル ＜上顎切歯の傾斜改善＞

　このトピックでは、さまざまな不正咬合を示すが、今後、我々は、これらの治療を確実に行うために、この不正咬合の主要な面にフォーカスを当てようと思う。それ以外の不正咬合の治療についてはここでは記述しない。

　最初に挙げる問題の1つは、傾斜の治療である。この患者は、我々のオフィスを訪れる前に、他院にて固定式装置で治療されている。患者は上顎舌側に固定式装置を装着されて、#11、#21の近心のブラックトライアングルに非常な不満を持っていた。

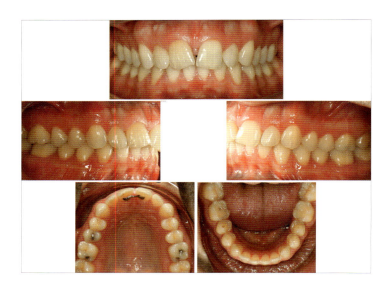

＜診断＞
患者は、他院で固定式装置の歯科矯正治療を受けていた。
・Class I
・上顎に正中離開
・下顎歯列にわずかな叢生
・過蓋咬合

＜矯正治療＞
・上下歯列の配列
・正中離開の閉鎖のために#11、#21の傾斜を改善
主な所見：#11、#21の歯根が極端に遠心傾斜をし、重度のブラックトライアングルを示す。その状態で舌側からリテーナーで固定されていた。

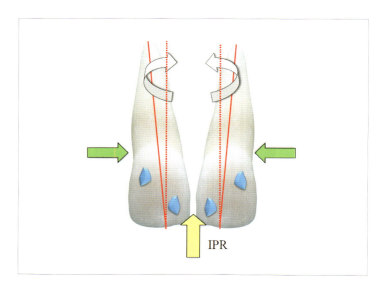

　中切歯の傾斜の改善のために正確に両方の歯にアタッチメントをつけ、コンタクトをさらに歯肉寄りに移動するために、近心にIPRが必要である。

　もし両方の切歯が叢生でその改善をしたいなら、オンライン治療計画において切歯の歯冠の移動の開始時に、切歯の歯根の傾斜を改善する旨を示す。歯根の傾斜を改善することで、ブラックトライアングルが大きくなることはない。さらに、コンタクトをもっと根尖寄りに移動する両切歯の近心のIPRは、ブラックトライアングルの悪化を予防することに役立つだろう。

Topic 1 : Black Triangle

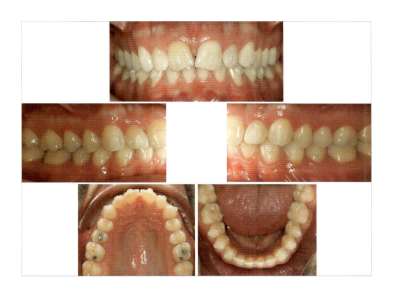

舌側リテーナーを除去し、インビザライン治療を開始した。この治療は、G4* 導入以前の、長方形アタッチメントである。

ブラックトライアングルを改善するために、治療期間中は歯根を近づけるように指示した。必要に応じて IPR を追加する。

歯根の傾斜は簡単な移動ではないので、ステージングを速く計画しすぎないことと、そのために力が弱くなるということに注意する。

＊クリンチェック・ソフトウェアのバージョン
Align Technology, Inc.（http://www.invisalign.co.jp/g4/）

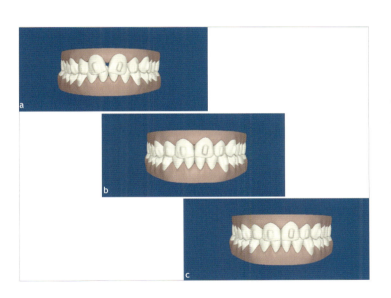

左図は、クリンチェックで計画された治療を示す★。
図a：クリンチェックにおける最初の正面の画像
図b：ファーストフェーズのクリンチェックで計画された最終的な仕上がりでは、#11、#21の傾斜の改善が不十分で、#11、#21の近心にブラックトライアングルが残存している。アライナーは25枚となった。
図c： #11、#21の近心に0.2mmのIPRを行い、リファインメントとして6枚のアライナーを追加して歯根の傾斜を改善した最終結果である。

★Dr.Schuppは予めアタッチメントを接着してからPVSまたはスキャニングを行うため、クリンチェックではアタッチメントが白く表示されています。この方法は、Dr.Schuppのみアラインより許可されている方法であり、本来はリジェクトされます。

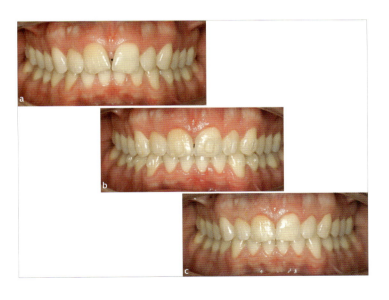

図a：治療開始時
図b：ファーストフェーズ終了時
図c：治療終了時

写真からわかるように歯冠傾斜の治療は、インビザライン治療では予測実現性が高いことがわかる。

Topic 1 : Black Triangle

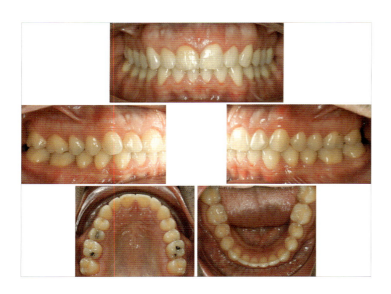

治療終了時。ブラックトライアングルと正中離開が閉鎖されており、#11、#21の歯根傾斜は改善された。他のすべての修正点は完全に達成されている。

Topic 2 : Rotation of Canines

Topic 2：犬歯の捻転
＜インビザライン治療単独での捻転改善＞

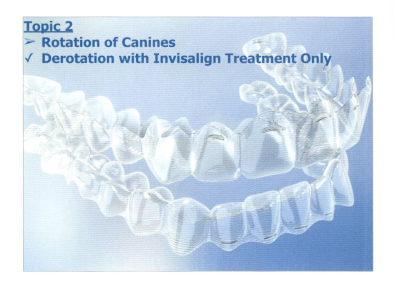

Topic 2
➤ Rotation of Canines
✓ Derotation with Invisalign Treatment Only

この患者の例では、1人の患者がかかえるいくつかの問題を示す。ここでは、重度に捻転した下顎犬歯にフォーカスを当てようと思う。

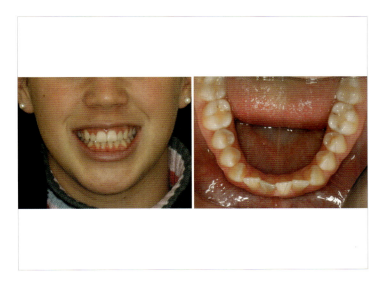

＜診断＞
・機能的矯正治療後のClass I
・下顎における叢生と捻転、特に#33、#43

＜矯正治療＞
・上顎および下顎の配列
・下顎犬歯の回転

患者8歳時にクワドヘリックスで交叉咬合を改善し、その後Class IIを治療するためにフレンケル装置を用いて機能的矯正を行った。
フレンケル装置による治療後、完全なClass Iが得られたので、13歳のときにインビザライン治療を開始した。

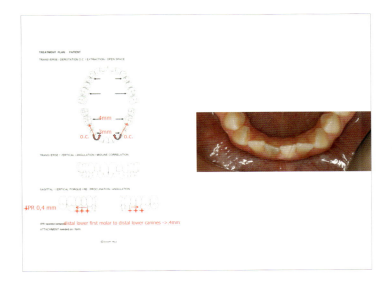

＜治療計画＞
　最初に、下顎犬歯の捻転を改善する空隙を確保するために、臼歯間で4mm、犬歯間で3mmの側方拡大を行った。拡大は、歯根の移動を伴う歯体移動というよりは、歯冠を唇側に傾斜するアップライトである。IPRの量は、犬歯から大臼歯までそれぞれ0.4mmとし、その後に小臼歯の遠心移動を行った。両下顎犬歯の近心面を0.35mm舌側に入れるオーバーコレクションをクリンチェックで指示した。

Topic 2 : Rotation of Canines

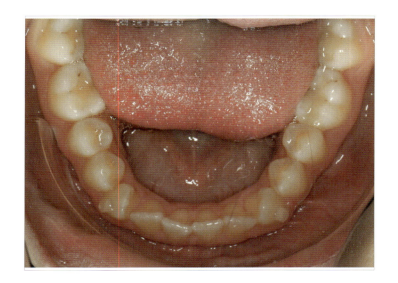

#33、#43 の捻転改善のため、長方形アタッチメント（G4 導入前のため）を設置した。

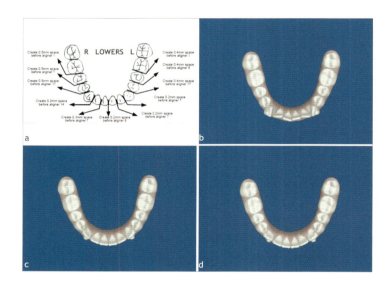

図 a：犬歯の排列空隙を作るため、下顎切歯、犬歯、小臼歯に 0.2 〜 0.5mm の IPR チェックリスト
図 b：捻転した下顎犬歯と下顎前歯の叢生を伴う、クリンチェックの最初の状態
図 c：23 枚のアライナーで、拡大と IPR により排列された下顎歯列と、捻転の改善を示した最終のクリンチェック画像
図 d：オーバーコレクションとしてアライナー 3 枚を追加し、下顎犬歯の近心面をさらに 0.5mm 舌側に捻転させたクリンチェック画像

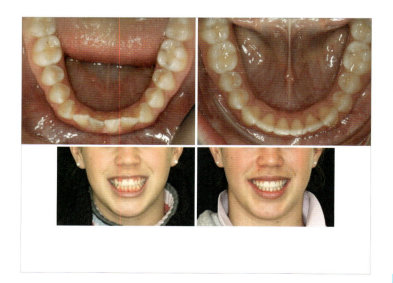

口腔内写真は、治療開始時と、#33、#43 の捻転が完全に改善された治療終了時の状態を示す。

犬歯のための空隙を確保するために、犬歯、小臼歯と大臼歯に IPR と拡大によるアップライトを行った。捻転の改善のために、犬歯の近心面を舌側に入れるオーバーコレクションを計画した。下顎犬歯の捻転改善とアップライトを伴う拡大は、歯、および顔面の審美性にプラスの効果をもたらしている。

Topic 3 : Lingual Tipped Premolar, Cowding and Extrusion

Topic 3
➢ **Lingual Tipped Premolar, Crowding and Extrusion**
✓ **Uprighting**
✓ **Aligning Lower Arch**
✓ **Intrusion**

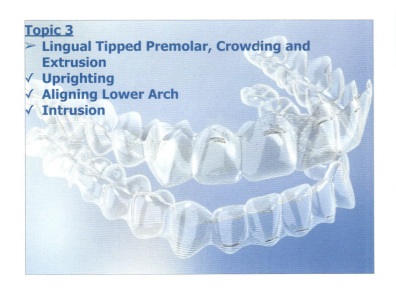

Topic 3：小臼歯の舌側傾斜、叢生と挺出
＜アップライト＞＜下顎歯列の配列＞＜圧下＞

　このトピックでは、舌側傾斜した小臼歯のアップライト、下顎犬歯と切歯の圧下と回転について示す。
・空隙の量は十分か？
・Interproximal Enamel Reduction（IPR）チャートを見て、IPR はさらに必要か？
・アタッチメントの追加は、治療の過程で必要か？
・次の再診はいつか？

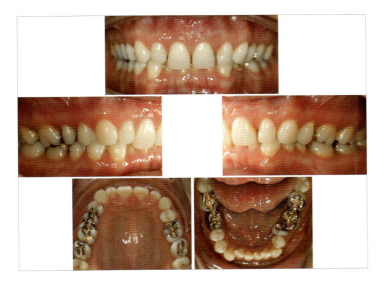

＜診断＞
・Class I
・上顎歯列に空隙
・下顎歯列に#35の舌側傾斜を伴う叢生および捻転
・過蓋咬合

＜矯正治療＞
・#12、#22の近遠心の空隙を維持し、後の修復治（ベニア）のために、歯肉の高さを最適な位置へ揃えて上下歯列を配列する。
・#35のアップライト
・過蓋咬合の改善

　#35は極度に舌側傾斜していたので、アライナーが#35をしっかりと保持することができるか、あるいはアライナーの挿入方向によって装着が不可能とならないかを確認した。さらに、下顎前歯は、重度の捻転を示している。
　患者は挺出した#11、#21のために過蓋咬合となっていた。
　歯科医からの要望は、上顎切歯の配列と後にベニアで小さな側切歯を修復するために、#12、#22の近遠心に空隙を維持することであった。
　患者はいかなる CMD も示していなかった。

Topic 3 : Lingual Tipped Premolar, Cowding and Extrusion

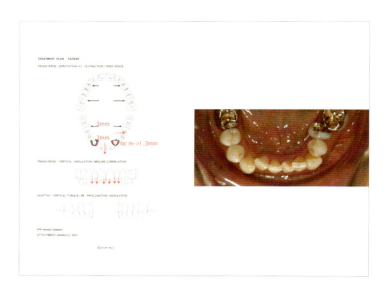

この例では、下顎歯列にフォーカスを当てる。

我々は、クリンチェックの全治療時間にわたって #35 のアップライトを指示した。下顎歯列は 3mm 拡大し、下顎切歯を唇側傾斜させた。#33、#43 近心面を 0.25mm 舌側に回転させたオーバーコレクションを行った。下顎犬歯の近心部分を側切歯の遠心より、さらに舌側に位置させる仕上がりにするとよりよい保定結果につながる。治療終了状態を念頭に置いてインビザライン治療を開始し、オーバーコレクションを含めた フィニッシングフェーズ（finishing phase）★を計画する。

叢生を改善するために、最初に切歯と犬歯が突出しないように注意し、その後、切歯と犬歯を後退させる。この初期の前方移動後の後退の移動は、特に骨が少なく歯肉退縮のある患者では避けなければならない。

★治療の最終的段階で、クリンチェック・シミュレーションを作製し、実際の歯の移動を行って治療が終了するまでの期間。

図a：下顎左側臼歯部の排列と、アップライトのための空隙確保として #34、#35、#36 の近心に 0.4mm を指示する IPR チャートである。ファーストフェーズでは下顎は 35 枚のアライナー、上顎は 23 枚のアライナーとなった。

図b：後の修復治療に最適な歯肉の高さを得るために上顎中切歯を圧下させている、正面観のクリンチェックの重ね合わせ（青：治療開始時、白：計画された最終的な歯の位置）である。

図c：#34 と #35 のアップライトと下顎前歯の唇側傾斜と排列、ならびに下顎第一および第二大臼歯の側方拡大を示すクリンチェックの重ね合わせである。

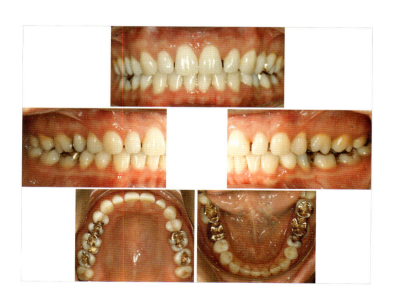

#35 のアップライトが達成され、美しく配列された歯列の最終結果。拡大と IPR によって歯列を配列し、治療中に少しの歯肉退縮も見られなかった。叢生改善の際、IPR を容易にするために、クリンチェックでは下顎前歯を一度唇側傾斜させ IPR を行った後、後退させる移動方法をとることがあるが、この症例ではそれを避け、注意深く前歯の配列を行った。

Topic 3 : Lingual Tipped Premolar, Cowding and Extrusion

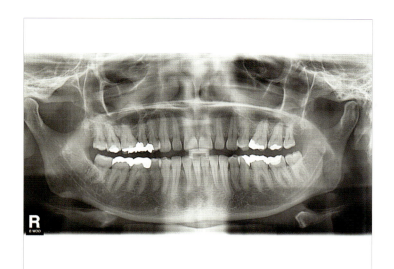

歯根吸収がなく生理的な歯槽骨の最終のX線写真を示す。

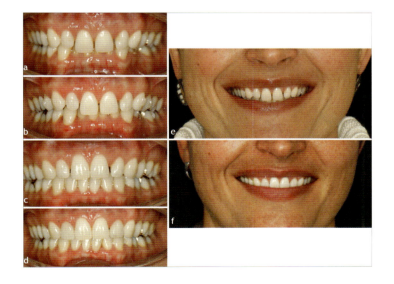

初診時（写真a）、アタッチメントを設置したインビザライン治療の開始時（写真b）、リファインメントの開始時（写真c）、#12、#22をベニアで修復した最終結果（写真d）を示す。写真eは初診時の口腔外写真、写真fは治療終了時の口腔外写真である。インビザライン治療単独で治療を完了した。

- #35のアップライト
- 切歯の捻転改善と、犬歯と小臼歯の軽度のオーバーコレクション
- 下顎左側小臼歯のIPRと同様に#33遠心から#43遠心まで各隣接面のIPR
- 下顎前歯と同様に#11、#21の圧下による過蓋咬合の改善（はじめに切歯の圧下、その後犬歯を圧下）
- 上顎前歯部における歯肉の高さのレベリングは、正面観の調和のとれた歯肉を基準に、#11、#21を#13、#23の歯肉の高さと同一にし、#12、#22の歯肉の高さを1.5mm切縁寄りに設定した。

後の修復（#12、#22にベニア）のため、#12、#22は最適な位置に配列された。そして、これらは治療の最初からクリンチェックを使用して、歯科医師と歯科技工士の連携した協力関係により計画された。

Topic 4 : Crowding

Topic 4
- Crowding
- ✓ Expansion and Solving of Crowding

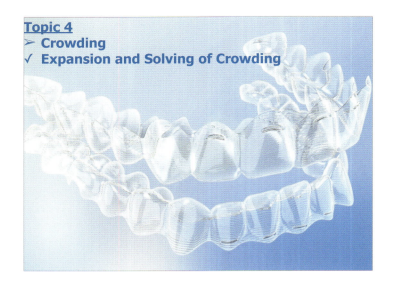

Topic 4：叢生
＜拡大と叢生の改善＞

狭窄歯列の患者では、叢生改善のための空隙を拡大によって作ることが可能であり、審美的でないバッカルコリドーを減少させることができる。保定が終生必要であると理解してもらうがことが重要である。臼歯部の拡大は安定しているのに対し、下顎犬歯の移動は保定なしでは不安定である。Dr.Björn Zachchrisson のように我々は下顎の 3–3 を multi-strand wire* で固定した保定を好む。時に 4–4 のこともある。

拡大は、歯肉退縮や頬側に骨吸収のない歯周組織の健全な患者で可能である。骨を評価するために、我々はCBCT を撮影する。

IPR が限界量まで行われ、抜歯も不可能（以前に小臼歯が抜歯された症例）で、叢生の改善のために拡大が必要な場合は、我々は矯正治療の前あるいは後で歯肉の移植が必要かどうかを歯周病専門医と検討する。矯正力を最小限にするために、アライナーのステージングは遅くするべきである。忘れないで欲しい、最適な矯正力とは、0.3 N 以下の間歇的な力である。最近（2013 年）導入された新しい Smart Track®** の素材は、最適な矯正力を発揮する。

* AMERICAN ORTHODONTICS（http://www.americanortho.com/wire-stainless-steel.html）
** Align Technology, Inc.（http://www.invisalign.co.jp/if_movie01.html）

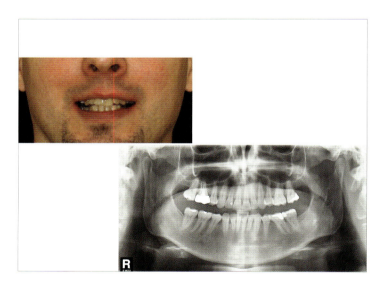

＜診断＞
・Class II
・上顎と下顎歯列に叢生と捻転
・過蓋咬合

＜矯正治療＞
・インビザライン治療
　（10 代のときに第一小臼歯の抜歯による矯正治療済）
・叢生解消と歯列の配列治療
・拡大

患者は、少しも CMD の兆候を示していなかった。主な治療目標は、拡大と叢生の改善であった。患者は子供の頃、第一小臼歯を抜歯する矯正治療を受けた。根管充填された #16 の歯根は破折しやすい状態だったので、我々は上顎歯列を遠心移動しないことに決めた。それゆえ、Class II のままとした。

Topic 4: Crowding

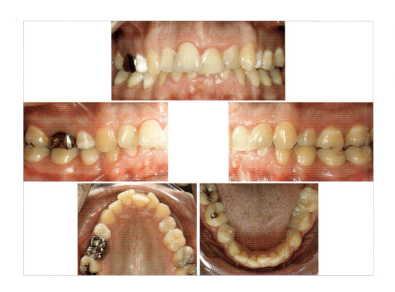

矯正治療の開始時、患者は歯肉退縮のない健全な歯肉であった。これは、上下歯列拡大のための前提条件である。歯肉の高さは、#11、#21で異なるレベルを示し、上顎前歯の配列により修正するように計画された。

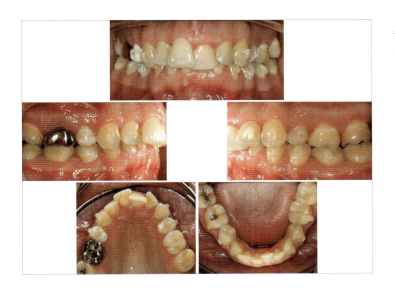

#13、#15、#23、#25、#33、#35、#36、#43、#45、#46に長方形アタッチメントが設置された口腔内写真である。

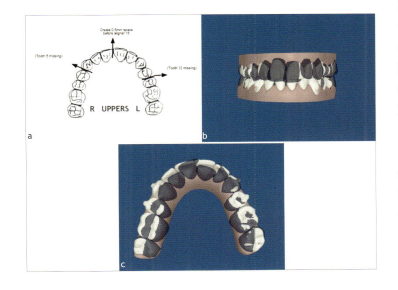

図a：IPRチャートは、上顎前歯部の排列後のブラックトライアングルを避けるため、#11、#21間に0.5mmのIPRが必要なことを示す。

図b：治療開始時と治療終了時の重ね合わせ。#11、#21の近心にブラックトライアングルができることを避ける目的で、IPRを伴う傾斜改善のため3枚の追加アライナーを使用するオーバーコレクションが推奨される。治療計画では、上顎28枚のアライナー、下顎20枚のアライナーとなった。

図c：上顎の重ね合わせは、計画された側方拡大と唇側傾斜の量を示す（青：治療開始時、白：計画された歯の位置）。

Topic 4 : Crowding

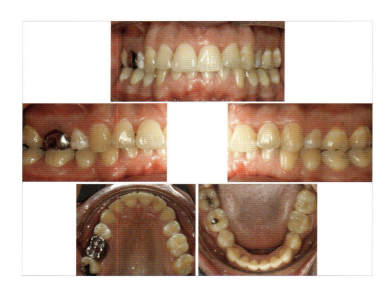

　ファーストフェーズ終了後、リファインメントで 10 枚のアライナーを追加した最終結果。拡大により、最小限の IPR で叢生を改善することが可能であった。上顎歯列の拡大により、以前の狭窄した上顎歯列はより審美性が向上した。

　矯正治療終了後、患者は歯肉退縮することなく、健全な歯肉の状態を示した。#11、#21 の歯肉が同じ高さであることは、歯および顔面の審美性において重要である。

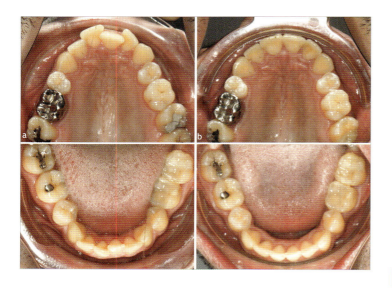

　軽度の拡大と少量の IPR で、下顎犬歯がオーバーコレクションされた完璧な歯列になって終了している。下顎切歯に、治療前から存在する咬耗が見られる。小臼歯と大臼歯部の咬合を安定させるために、小臼歯の捻転は完全には改善されていない。

Topic 5 : Buccal Black Corridors

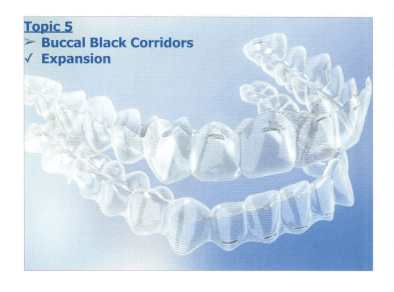

Topic 5
- Buccal Black Corridors
- ✓ Expansion

Topic 5：暗いバッカルコリドー　＜拡大＞

バッカルコリドーとは、スマイル時の臼歯部と口角の間の空隙のことである。第一大臼歯を見せることは、最も審美的に優れるとされている (Roy Sabri : The eight components of a balanced smile., JCO, 2005)。

Hideki Ioi らの研究により、日本人と韓国人の歯科学生に関する平均的な審美性のスコアに有意差があることが示された。日本人と韓国人は、中程度または横に小さな笑顔よりも広い笑顔を好む傾向にあった (Ioi H, Nakata S, Counts AL. : Comparison of the influences of buccal corridors on smile esthetics between Koreans and Japanese., Orthodontic Waves 68: 166-170, 2009.)。

笑顔時のバッカルコリドーが暗く見える場合は、歯科的な審美性の妨げとなる。我々の治療ゴールは、十分な笑顔を獲得することであり、それゆえ #16 から #26 の歯面を完全に見せることである。

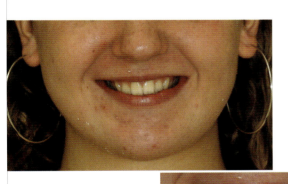
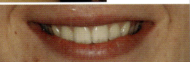

＜診断＞
・Class I
・上下歯列に叢生と捻転
・暗いバッカルコリドー
・上顎の犬歯間の歯は見えているが、小臼歯と第一大臼歯はほとんど見えていない。

＜矯正治療＞
・上下歯列の拡大とバッカルコリドーの改善
・上下歯列の捻転と叢生の改善

Topic 5 : Buccal Black Corridors

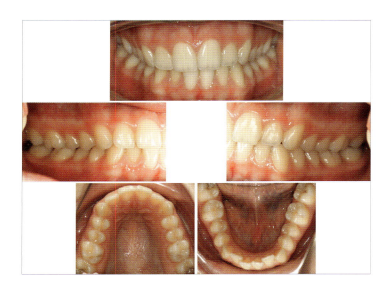

治療開始時の狭窄した上下歯列と下顎前歯部の叢生。下顎犬歯、小臼歯と第一大臼歯の歯冠は、安定した歯列形態を獲得するために、歯根部を拡大せずにアップライトする計画を立てた。上顎の拡大は、下顎の拡大量に関連し計画する。治療の開始時から拡大のオーバーコレクションを計画したほうが有利である。

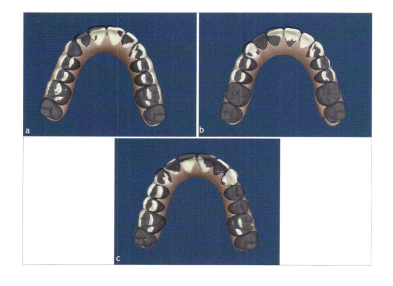

図aは、治療開始時の上顎のクリンチェックの重ね合わせを示す。治療のゴールは、よりよい審美性と暗いバッカルコリドーの軽減のため、すべての小臼歯と大臼歯を拡大することにした。

図bは、治療のファーストフェーズ（上顎で11枚のアライナー）の終了後と、最初のリファインメントのクリンチェックの重ね合わせである。拡大は十分ではなかったので、リファインメントの期間は、10枚のアライナーで追加の小臼歯部拡大を行う必要があった。

図cは、リファインメント後のクリンチェックの重ね合わせを示す。最初のリファインメント後にも、側方拡大は十分ではなかった。そこで、満足する結果で終わるためにさらなるリファインメントが必要であった。

この患者において、さらなるリファインメントの必要があったことは、治療の開始時からいかに十分な拡大をすることが重要であるかを示している。今日、そしてさらなる症例経験から、我々は、ファーストフェーズの治療開始から拡大量を多めにする計画を立てている。

Topic 5 : Buccal Black Corridors

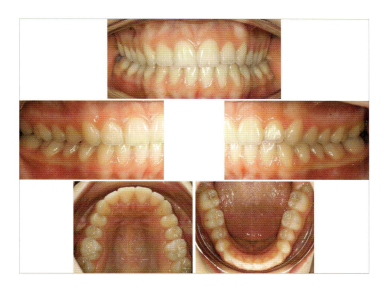

＜ファーストフェーズの終了時＞
　上顎の小臼歯は、まだ拡大可能なのは明らかだが、オーバーコレクションは十分ではなかった。
　今日、拡大に関して、通常、クリンチェックで計画した拡大量では、臨床的に不十分になることがあるという我々の経験から、最初から必要より多めの側方拡大を計画している。

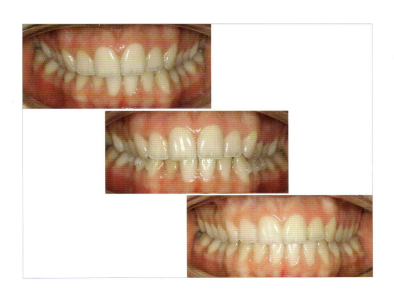

　写真は、初診時、アタッチメントを設置した治療開始時、治療終了時を示す。治療開始時と終了時との間に著しい審美性の改善が見られる。

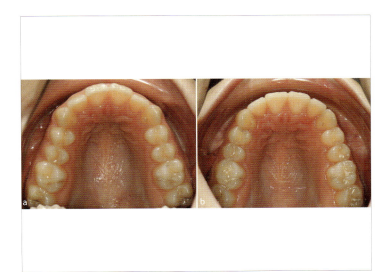

　治療開始時と、上顎小臼歯、大臼歯部が十分に拡大された終了時。
　上顎切歯が完全に配列されて、側切歯の捻転改善と中切歯の傾斜改善についてオーバーコレクションが計画された。

Topic 5 : Buccal Black Corridors

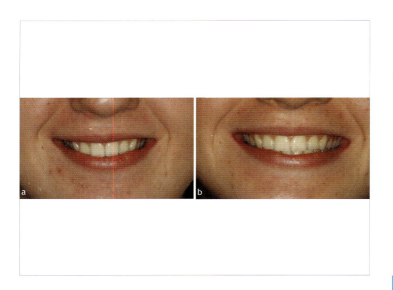

インビザライン治療開始時と終了時の口腔外写真。
治療終了時のスマイル時には、明らかにバッカルコリドーが減少し、我々がより審美的と考えている上顎小臼歯、大臼歯の頬側面を確認することができる。

Topid 5 : Bone Black Corridors

Topic 6: Spacing

Topic 6
- Spacing
- Closing of Spaces, Bodily Movement

Topic 6：空隙
＜空隙閉鎖、歯体移動＞

　空隙の閉鎖はインビザライン治療で容易に治療できる。なぜなら、歯間に隙間が存在するため、アライナーが歯冠を完全に覆うことができるからである。

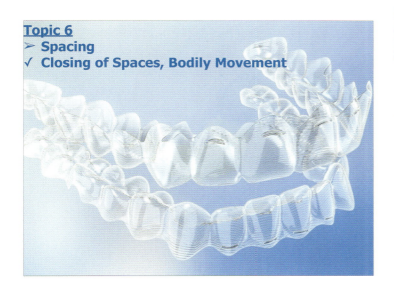

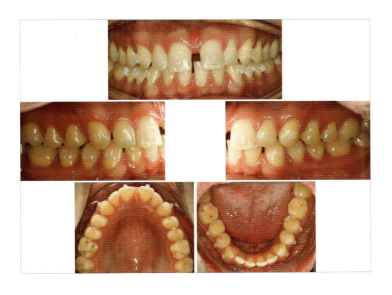

＜診断＞
・Class I
・上顎と下顎の歯列に空隙
・過蓋咬合

＜治療＞
・上顎および下顎歯列の配列
・空隙の閉鎖

　長方形アタッチメントを用いたインビザライン治療の開始。空隙の閉鎖は、アライナーが歯を完全に覆うことができるため、我々がインビザライン・テクニックで最も容易に行える症例の1つである。最適化されたG4のアタッチメントは、歯体移動に効果的である。G4の機能を使用することで、多くの移動がより予測可能で、かつ迅速となっている（2014年1月以前）。

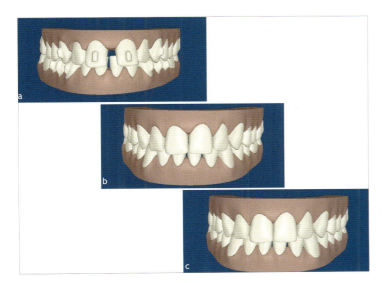

　図aは、#11、#21の近心に正中離開を伴う治療開始時である。上顎と下顎は15枚のアライナーで治療を行った。

　図bは、#11、#21の近心に正中離開が残っているファーストフェーズの終了時を示す。上顎と下顎の正中離開を完全に閉鎖するために、リファインメントで4枚の追加アライナーを使用した。

　図cは、#11、#21の正中離開が完全に閉鎖した終了時である。

　治療後に空隙が残るのを避けるため、治療開始時から空隙閉鎖のオーバーコレクションの指示を推奨する。

47

Topic 6 : Spacing

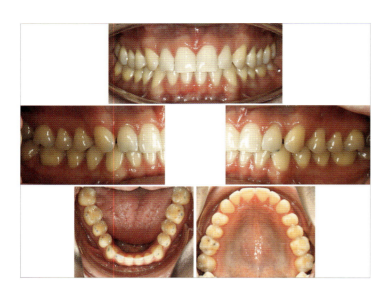

＜最終結果＞
　#11、#21の正中離開が完全に閉鎖している治療終了時。リファインメント時に空隙閉鎖の治療計画として「パワーチェーン効果」を用いた。これは、前歯の近心移動のオーバーコレクションのことである。クリンチェック上で前歯の隣接面が重なるようにオーバーコレクションを設定した。
　静的咬合の接触点を青で示す。すべての犬歯、小臼歯と大臼歯は十分に接触している。

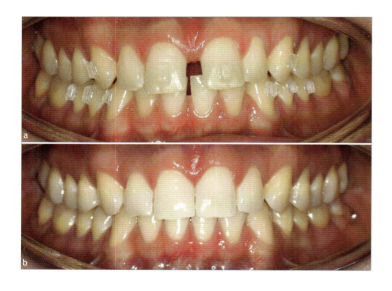

インビザライン治療開始時（写真a）と、歯体移動で空隙閉鎖した治療終了時（写真b）。

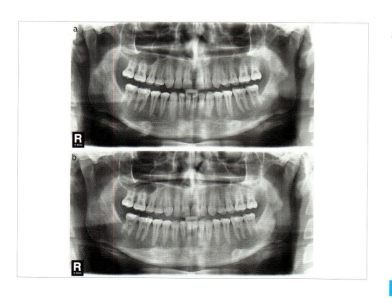

インビザライン治療開始時（上写真）と、歯体移動が行われた終了時のX線写真（下写真）である。

Topic 7 : Spacing, Periodontitis, Bone Loss

Topic 7
- **Spacing, Periodontitis, Bone Loss**
- ✓ Bodily Movement with Slow Staging
- ✓ Myofunctional Therapy
- ✓ Periodontal Pretreatment

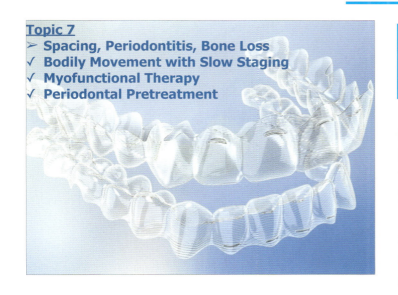

Topic 7：空隙、歯周炎、骨吸収
＜スローステージングによる歯体移動＞
＜筋機能療法＞＜矯正前歯周治療＞

　最適な矯正力は0.2Nと0.3Nの間である。特に歯周病で骨が吸収している患者では、矯正力は弱くし、十分に制御されるべきである。インビザライン治療は、すべての歯の移動、特に骨吸収の進んだ単独歯に対しても矯正力を小さくできる可能性を有している。

　矯正力はアライナーの枚数を増やすことと、ステージングを遅らせることで小さくできる。すべての症例において、矯正治療の開始前に、歯周治療は終了している必要がある。

　矯正治療中、患者は歯周治療の定期検診を受けるべきである。次の例で、重度に骨が減少した歯周病患者の空隙閉鎖の治療を示す。

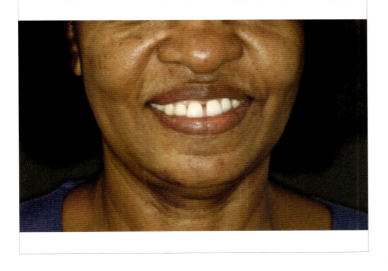

　特に骨の喪失した患者では、インビザライン治療によって最小の矯正力で治療ができる。もしステージングを遅らせ多くのアライナーを使用すれば、1つのアライナーから次のアライナーにかかる力を減らすことができるからである。

　この患者では、通常必要とされるステージングの2倍の30枚のアライナーをクリンチェックで指示した。我々はこれを「ステージング×2」と呼ぶ。

　インビザライン治療中、患者は食事とブラッシング時にアライナーを外さなければならない。そのためアライナーの力は中断されるので、インビザラインは間歇的な力系といえる。

次に患者の治療例を示す。
＜診断＞
・上下歯列に重度の骨の喪失
・上下歯列に空隙
・開咬
＜インターディシプリナリー歯科治療＞
1. 歯周治療と筋機能療法
2. 歯周治療の定期検診と連携したインビザライン治療

Topic 7 : Spacing, Periodontitis, Bone Loss

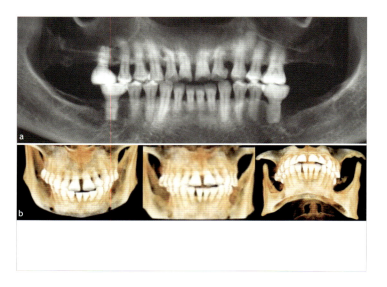

X線画像（Picasso®*）は、重度の骨吸収を示している。患者は矯正治療前に歯周治療専門の医院で治療された。炎症のない状態で矯正治療を開始した。

Anatomage CBCT画像（Picasso）では、より詳細な骨吸収を示している。

* Vatech America （http://www.vatechamerica.com）

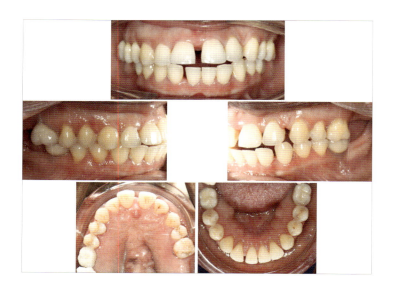

インビザライン治療は健全な歯周状態で開始された。患者は舌の機能障害があるため、筋機能療法を受けるように指示された。

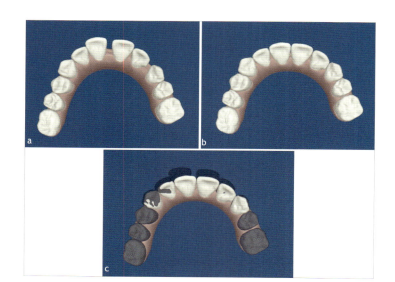

図a：治療開始時の上顎クリンチェック画像である。歯周状態を考慮し、ステージングを遅らせて通常より多い30枚のアライナーを使用した。
図b：上顎前歯の後退とすべての空隙を閉鎖した治療終了時のクリンチェック画像である。
図c：計画された後退と空隙閉鎖の量を示すクリンチェックの重ね合わせを示す（青：治療開始時、白：計画された最終的な歯の位置）。

Topic 7 : Spacing, Periodontitis, Bone Loss

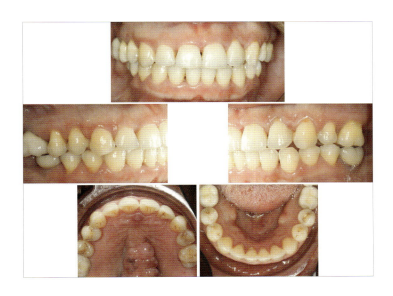

治療終了時の写真から、空隙閉鎖と安定した健康的な歯周状態が確認できる。インビザライン治療中に、歯周治療の定期検診を行うことは容易であった。

それは、通常、我々が固定式装置で治療する場合のように、矯正の予約後、専門的な口腔衛生処置を行う際に、歯列ワイヤーを外し、再びワイヤーを結紮する必要がないからである。

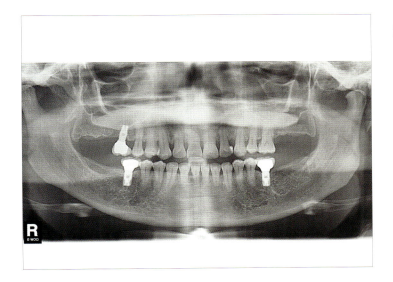

治療終了時のパノラマＸ線写真（Picasso Trio®）は安定した骨の状態を示している。

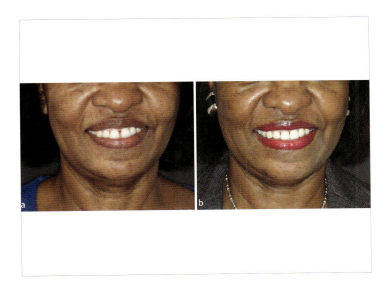

＜治療開始時と終了時の口腔状態の比較＞

上顎歯列の彎曲は、ぴったりと下唇に沿い、ガミースマイルは軽減され、上顎切歯が平行で審美的な上顎歯列弓が達成された。

Topic 8 : Bone and Periodontium

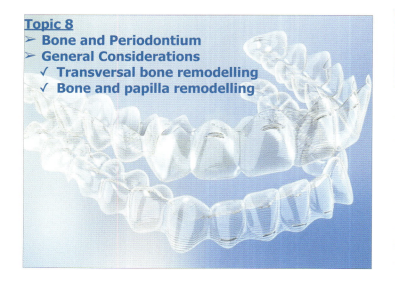

Topic 8
- **Bone and Periodontium**
- **General Considerations**
  - ✓ Transversal bone remodelling
  - ✓ Bone and papilla remodelling

Topic 8：骨と歯周組織　総論
＜横方向の骨のリモデリング＞
＜骨と乳頭のリモデリング＞

　矯正力に対する生化学的反応は非常に複雑で、まだ大部分は未解明の段階である。シャーピー繊維と歯槽骨の細胞から成る歯根膜（PDL）は、機械的な力を分子活性に変換し、それが矯正的な歯の移動に変換される(Masella, R.S., Meister, M.)。仮に18日以上の長期間にわたって0.15〜0.2 N/cm² の矯正力が適用された場合、炎症のプロセスは、骨の吸収プロセスを介して、歯の移動を導く歯根膜で開始される。したがって、無菌性炎症がすべての歯科矯正における歯の移動の基礎を形成する。最適な矯正力は歯根表面に対して 0.2〜0.3 N/cm²

である。矯正力は常に毛細血管の血圧以下とし、それらは0.2〜0.26 N/cm² の大きさである。これ以下の圧力が維持されると、血管は開いたままであり、細胞へ十分に血液が供給され続ける。骨のモデリングが可能となる。もし矯正力が大きくなりすぎたならば、生理的な吸収が行われないので、歯の移動が停止する。この場合、硝子様変性だけが発生する。硝子様変性は、結合組織細胞および破骨細胞を消失させて、このことが重度の歯の動揺および歯根吸収へと導く。固定式装置から生じる持続的な力は、可撤式装置で生じる間歇的な力より多くの副作用がある（Knak, S）。Nakaoらは持続的な力と間歇的な力を付与した後のヒトPDLにおける分子を調査した。間歇的な力は、持続的な矯正力より歯根膜における細胞破壊が少なかった。細胞破壊を判断するために、乳酸脱水素酵素（LDH）の活性が測定された。間歇的な力は持続的な力よりも細胞の損傷を軽減するのと同時に、より効果的に歯根膜にRANKLの産生を開始することができる。

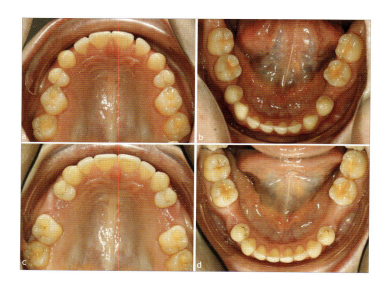

　歯の移動に伴って、新しい骨が作られる。
　Zachrissonは過去に、歯槽骨を介して歯の近心移動や遠心移動が、新しい骨を作ることを明らかにした。
　ここに示す例は、#15、#25、#35、#45のインプラントのために空隙が開けられた。

Topic 8 : Bone and Periodontium

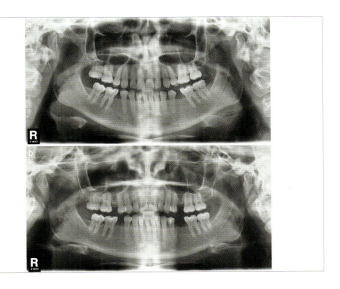

写真 a：治療開始時のパノラマ X 線写真である。喪失した第二小臼歯の空隙に向かって小臼歯と大臼歯が傾斜している。

写真 b：治療終了時の写真である。隣在歯のアップライトならびに近心移動後、インプラントのための十分な歯槽骨がある状態を示している。

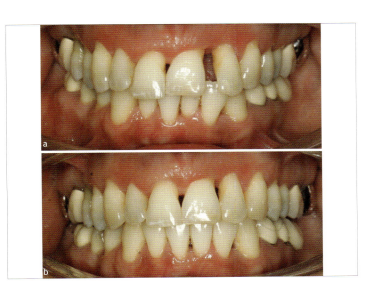

　この症例は、歯周組織の支持が減少した患者に対するインターディシプリナリー歯科治療例を示す。

　患者は、#21、#22 の空隙閉鎖のために歯周病専門医から紹介されて来院した（写真 a）。我々は、歯肉と骨のより十分な支持を獲得するために、#21、#22 の圧下と後退を行った。

　治療終了時では、#21、#22 の増加した骨の支持と歯間乳頭の審美性の改善が見られたことを示している（写真 b）。

Topic 8 : Bone and Periodontium

Topic 9 : Missing Upper Lateral Incisors

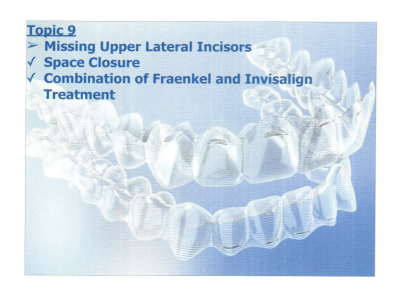

Topic 9：上顎側切歯の欠損　＜空隙閉鎖＞　＜フレンケル装置と　インビザライン治療の併用＞

骨格性 Class II の成長期の患者では、我々は通常、機能的装置を使用するが、そのほとんどがフレンケル装置である。しかし、過去においては、90％以上が固定式装置による仕上げを必要とした。問題は、思春期にある 10 代の患者が、固定式装置を好まず、固定式装置の使用時に口腔衛生状態が悪化し、治療終了時にはエナメル質の白濁と脱灰が見られることが多いことである。

インビザライン治療は、最適な口腔衛生状態で 最小限の侵襲にて矯正治療を終了することができる。今日、我々がこれらの患者を "Invisalign Teen" で治療する理由である。

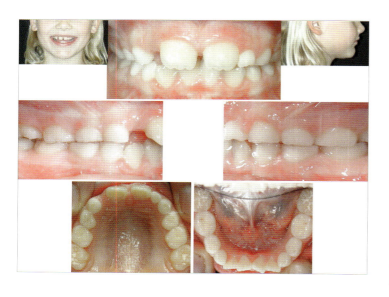

＜診断＞
・Class II
・過蓋咬合
・#12、#22 の欠損

＜矯正治療＞
1. フレンケル装置
2. インビザライン治療
3. 形態修正 #13、#23（Dr. W. Boisserée, Köln）

　フレンケル装置による治療開始前の口腔内写真である。Class II と、下顎切歯が上顎の口蓋歯肉に咬みこんだ過蓋咬合を示す。側貌顔面写真からは、オトガイ筋の緊張がわかる。

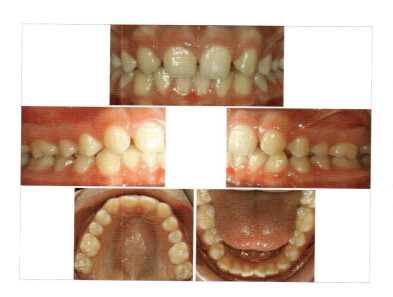

　機能的矯正治療終了時に過蓋咬合は改善され、完璧ではないが上顎の犬歯の位置もよい。上顎の側切歯が喪失している部位に犬歯を近心移動させ、矯正治療後に審美性向上を目的として形態修正することを歯科医とともに決定した。

　下顎に軽度の叢生が存在する。治療計画では、近心移動が必要な上顎のすべての歯に対し、長方形アタッチメントを設置した。下顎では、捻転改善のため #33、#34、#43 および #44 に長方形アタッチメントを設置し治療を開始した。

Topic 9 : Missing Upper Lateral Incisors

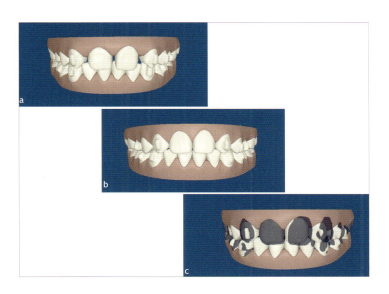

図a：欠損している上顎側切歯、正中離開と上顎前歯部に空隙を伴う、治療開始時のクリンチェック画像である。

図b：空隙閉鎖と、#13、#23の最適な位置を示す治療終了時の画像である。上顎21枚、下顎は12枚のアライナーを使用した。

図c：上顎前歯部の後退と、近心移動の量的変化を示すクリンチェックの重ね合わせを示す。

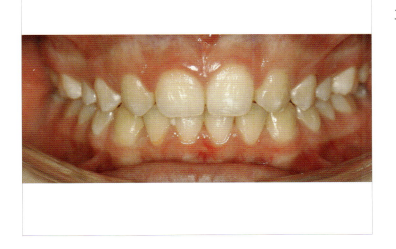

両顎歯列の配列と上顎の空隙閉鎖後の口腔内写真である。犬歯は欠損歯#12と#22の代用として、形態修正と修復処置をするために最適な位置にある。

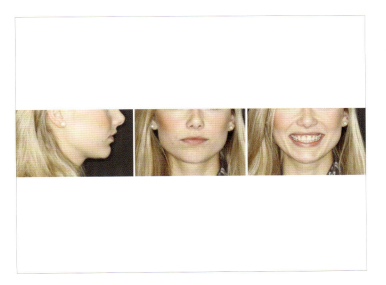

形態修正により審美的に改善された#13、#23の治療終了時。形態修正は、Dr. Boisserée により#14、#13、#11、#21、#23、#24について Enamel plus HFO (Vanini)*で行われた。

歯は下唇の彎曲に沿って、機能的で審美的形態を考慮して形態修正された。側切歯の大きさは、分割比に従って中切歯を基準に決定した。

* Loser&CO（http://www.loser.de）

Topic 9 : Missing Upper Lateral Incisors

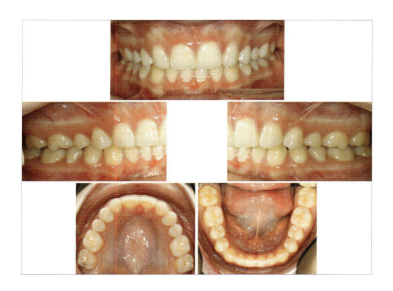

#13、#23 の形態修正を行った治療終了時の口腔内写真を示す。

すべての空隙は閉鎖され、下顎は完全に調和している。Class II は維持され、安定した 1 歯対 2 歯の咬合を示している。#13、#23 の形態修正は Enamel Plus HFO によって行った。

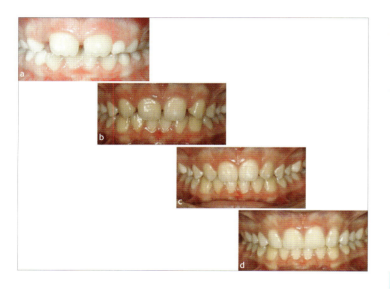

＜治療の経過＞
写真 a：治療開始前
写真 b：フレンケル装置治療後
写真 c：インビザライン治療後
写真 d：#13、#23 の形態修正後

Topic 9 : Missing Upper Lateral Incisors

Topic 10 : Crowding with Missing Space For Full Eruption of Retained Tooth 13

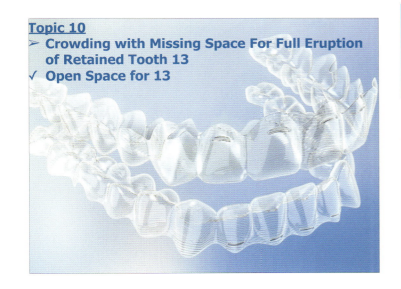

Topic 10：
不完全萌出にある#13のための
空隙欠如を伴う叢生
＜#13のための萌出空隙を開ける＞

次に、萌出空隙が不十分のため、萌出が抑えられ不完全萌出にある#13の患者の例を示す。

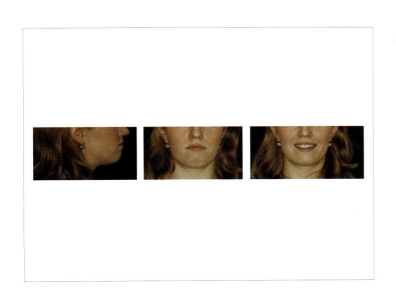

治療開始時の口腔外写真である。患者が笑顔のときには、上顎右側犬歯が見えない。

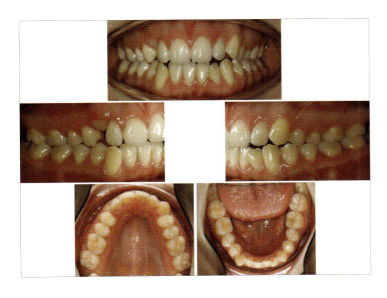

不完全萌出の#13の萌出空隙が不十分で、上下歯列の叢生、臼歯Class Iで前歯部開咬が見られる初診時の口腔内を示す。

Topic 10 : Crowding with Missing Space For Full Eruption of Retained Tooth 13

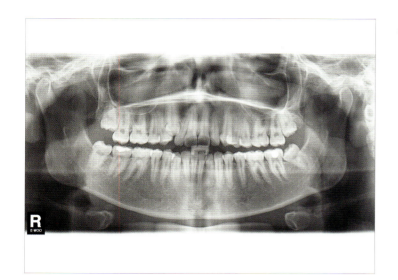

パノラマX線写真は#13の不完全萌出を示す。#18、#28、#38、#48は抜歯を指示した。

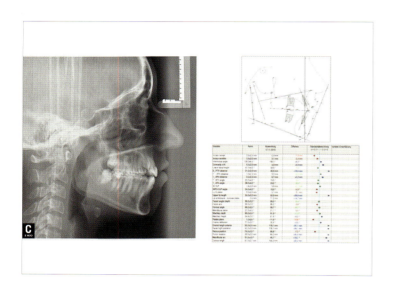

リケッツ分析の初診時の側方セファロの値を示す。

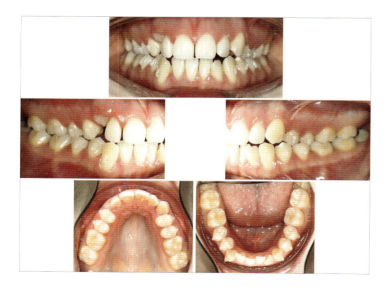

インビザライン治療開始時の口腔内写真を示す。

PVSもしくはスキャニングの前にIPRを行ったので、上顎中切歯間に空隙がある。PVSの前にIPRを行った場合、その空隙を維持するためにインビザライン治療の最初のアライナーが入るまでの間、患者は保定用のアライナーを装着する必要がある。#14、#15、#24、#25、#33、#34、#35、#43、#44、#45にアタッチメントを設置した。

治療のファーストフェーズでは、上顎切歯は#13を挺出するのに十分な空隙を確保するため、上顎右側小臼歯を遠心移動し、上顎切歯は唇側傾斜させた。

ファーストフェーズでは、#13はアライナーで覆わずポンティックで置き換えた。

Topic 10 : Crowding with Missing Space For Full Eruption of Retained Tooth 13

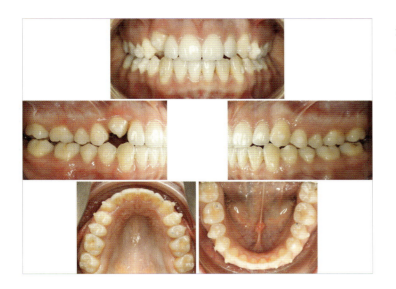

アライナー治療を開始して15ヶ月後の口腔内写真を示す。上顎右側の遠心移動によって、#13の挺出と捻転を改善するのに十分な空隙のあるClass Iが見られる。

リファインメントを開始するため、新たにスキャニングを行った。

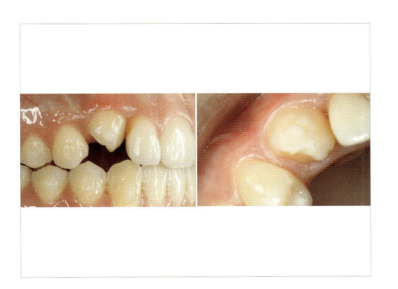

#13にアタッチメントを設置した口腔内写真を示す。

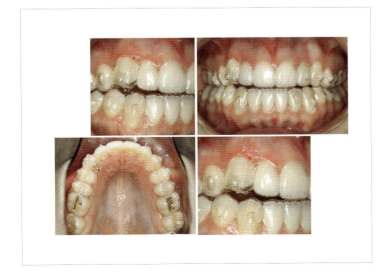

リファインメント、19枚目のアライナーを装着した口腔内写真を示す。#13はクリンチェックで予測された挺出移動が行われていない。#13に追加的な挺出力を得るため、#13の唇側と口蓋側にフックを設置し、患者にはアライナーの上からエラスティックを唇側から口蓋側へかけるよう指示した。

Topic 10 : Crowding with Missing Space For Full Eruption of Retained Tooth 13

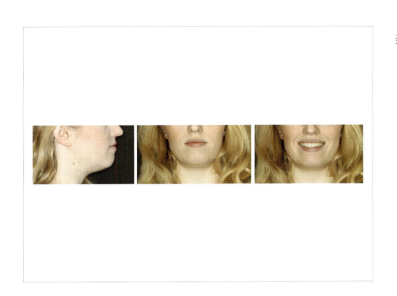

治療終了時の口腔外写真では、調和のとれた横顔と審美的な笑顔が見られる。

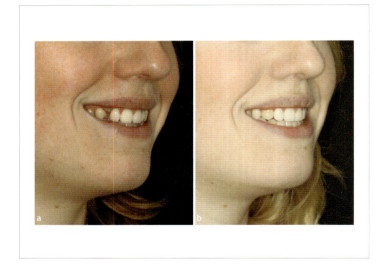

治療前（写真 a）と治療後（写真 b）の口腔外写真の比較を示す。

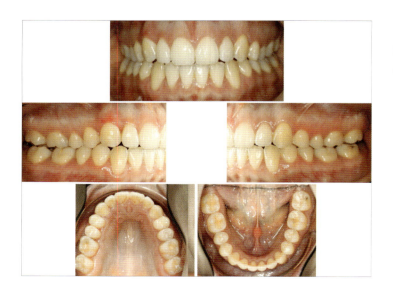

治療終了時の口腔内写真を示す。

治療は、ファーストフェーズで 30 枚のアライナー、続くセカンドフェーズでは上顎 33 枚のアライナー、下顎 15 枚のアライナーとなった。

Topic 10 : Crowding with Missing Space For Full Eruption of Retained Tooth 13

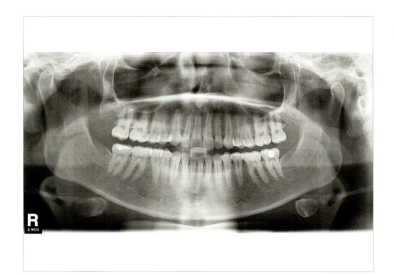

治療終了時のパノラマX線写真は #13 が正しい位置にあり、すべての智歯が抜歯されていることを示す。

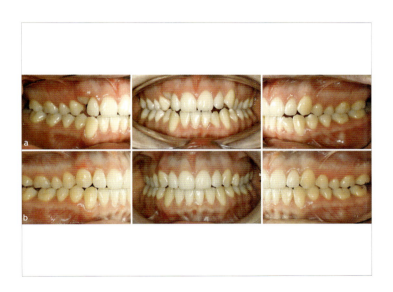

治療前（写真 a）と治療後（写真 b）の比較を示す。

Topic 11 : Missing Upper Lateral Incisor

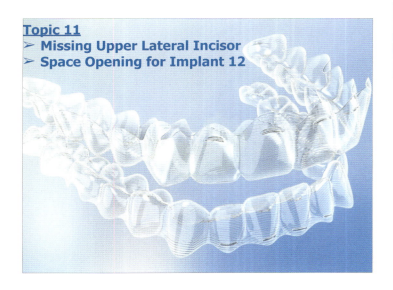

Topic 11 :
上顎側切歯の欠如
#12 部インプラントのための空隙確保

　このトピックでは、#12 の無形成による欠如と、#11 と #13 に接着性ブリッジを有する 32 歳の患者のインターディシプリナリー治療の一例を示す。
　このインターディシプリナリー治療では、#12 部インプラント埋入に必要かつ十分な空隙を作るためのインビザライン治療と、それに続く審美的な改善結果を得るための新しい修復治療を示す。

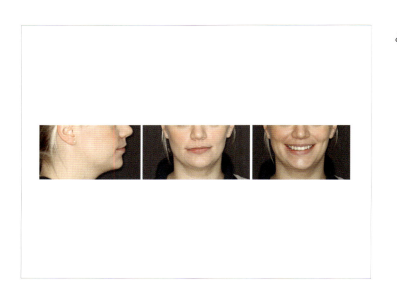

　インビザライン治療開始時の口腔外写真では、調和のとれたプロファイルとスマイルラインを示している。

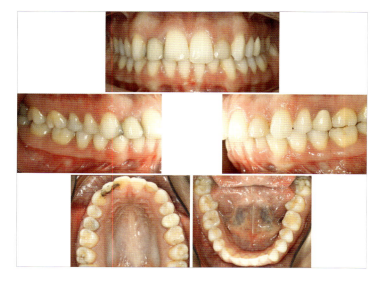

　小児時に #12 の無形成として他院で固定式矯正治療を受けた後、#11 と #13 の接着性ブリッジが装着されている口腔内写真。
＜診断＞
・右側 Class I、左側 Class II
・軽度の前歯部叢生
・欠損部 #12 のために #11, #13 に十分でない接着性ブリッジによる補綴治療
＜治療＞
・#12 部にインプラントのための空隙確保
・上下配列
　矯正治療はインプラントの埋入と補綴のために計画された。

Topic 11 : Missing Upper Lateral Incisor

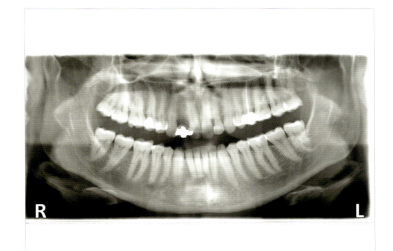

初診時のパノラマX線写真は、#11 と #13 の歯根傾斜によって #12 部のインプラントのための空隙が不十分であることを示している。

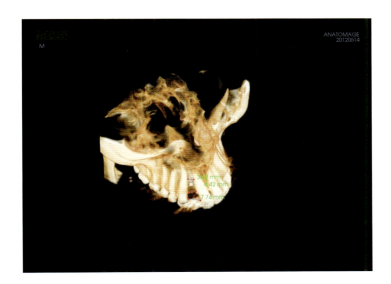

DCT®(Anatomage) は、#12 部のインプラント埋入のための空隙が不十分であることを示している。空隙の詳細は根尖部 3.62mm, 近心 4.42mm, 歯肉付近 7.74mm であった。

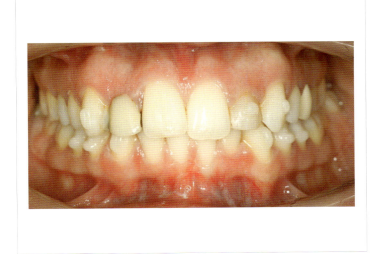

下顎犬歯と小臼歯と同様に、上顎犬歯と #22 にアタッチメントを装着したインビザライン治療開始時の口腔内写真を示す。

接着性ブリッジは #12 の近心で分割され、審美的な理由から #13 にのみ固定したままとした。#13 は #12 のポンティックと同時に移動させた。

Topic 11 : Missing Upper Lateral Incisor

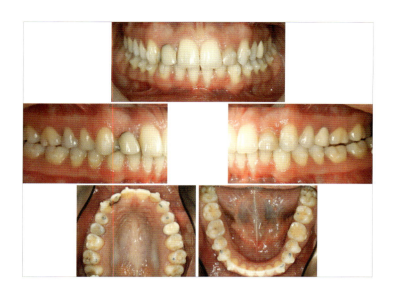

23枚のアライナーを使用したファーストフェーズ終了時の口腔内写真を示す。

側方拡大によって、左側臼歯に軽度の開咬が起こった。リファインメントで臼歯を挺出させて咬合を閉じるよう計画された。

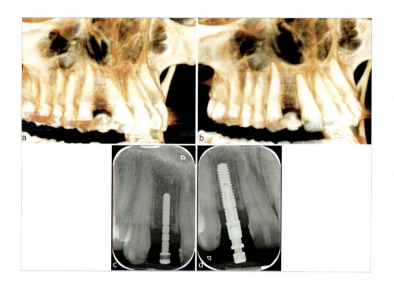

治療開始時（写真a）と、23枚のアライナーで終了したリファインメント前のCBCT（写真b）を示す。インプラントを計画している#12部に十分な骨と空隙がある。リファインメントでは、追加的に歯根の傾斜改善が計画された。

リファインメント後、最後のインプラント埋入のために十分な空隙があり、インプラントの埋入方向指示器が挿入されている（写真c）。実際にインプラントが埋入された状態（写真d）。（インプラント手術はDr. M. Bäumer, Cologneによって行われた。）

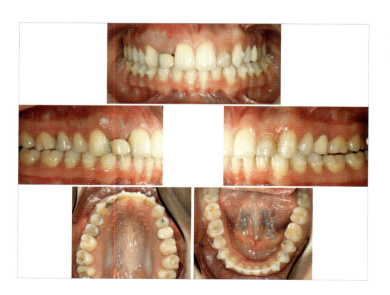

#12部の骨造成とインプラント埋入をした後の口腔内写真を示す。#12のポンティックは、造成した骨との干渉を避けるために歯頸部を削合した。

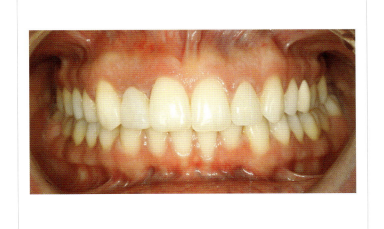

#12 にインプラント補綴がプロビジョナルレストレーションが装着された口腔内写真を示す。

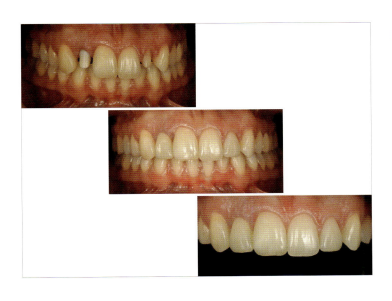

最終的な口腔内写真である。矯正治療後、Dr. W. Boisserée と 歯科技工士 M. Läkamp による補綴処置を行った。

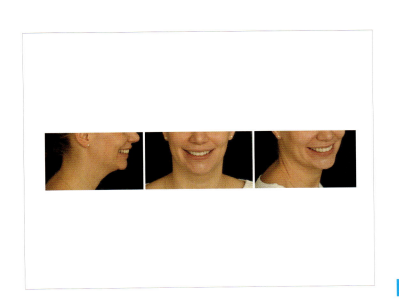

審美的に良好な笑顔の写真を示す。

Topic 12 : Space with Missing Teeth 42, 47

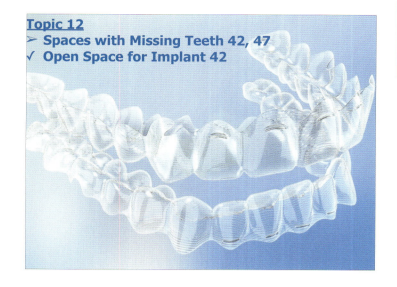

Topic 12：
#42 と #47 の欠損による空隙
＜ #42 インプラントのための空隙確保＞

　このトピックでは、口腔外科医と歯科医とのインターディシプリナリー治療の例を示す。患者は、インプラント埋入部分の空隙の確保と新しい骨形成の治療が行われた。

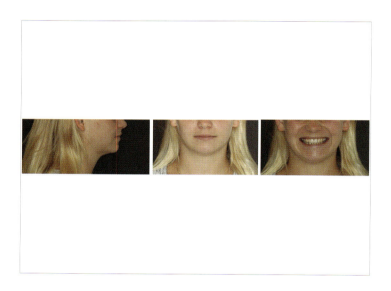

治療開始時の口腔外写真を示す。

＜診断＞
・#42 の欠損
・インプラント部の砂時計型にくびれた歯槽骨欠損
・#25 と #35 が頬側で咬合接触していない。
＜治療＞
・#43 の遠心移動と骨の再造成により #42 にインプラントの空隙を作る。
・#25 と #35 の咬合接触を改善
・インプラントと補綴 (Dr. P. Marquardt, Köln)

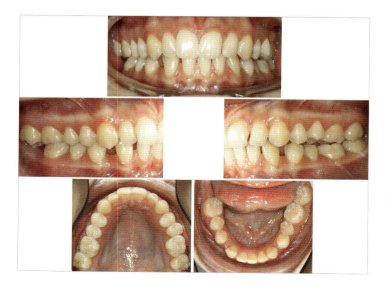

　下顎において、#42 と #47 の欠損と移動した #43 による空隙が見られる口腔内写真を示す。
　#25 の歯冠は頬側に傾斜し、#35 の歯冠は舌側に傾斜して咬合していない。#43 と #44 との間の歯槽骨幅は狭く、いわゆる「砂時計型骨欠損」の状態である。この骨は水平方向と矢状方向の幅がともにとても狭く、インプラントを埋入するには十分でない。#43 と #44 との間の空隙確保では、インプラントのための十分な骨を得ることはできないだろう。砂時計型骨欠損部への歯の移動を行えば、骨の再造成が開始され、水平方向に十分な骨が作られるだろう。

Topic 12 : Space with Missing Teeth 42, 47

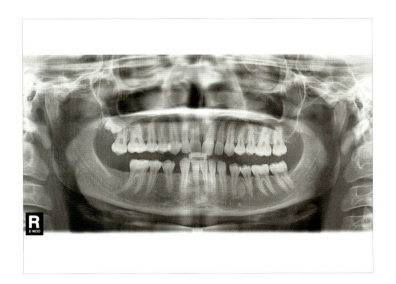

パノラマX線写真は下顎の空隙を示している。
智歯#18を認め、#34と#35間に骨硬化症が見られる。

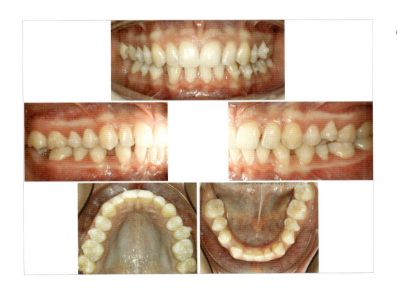

アタッチメントを設置したインビザライン治療開始時の口腔内写真を示す。

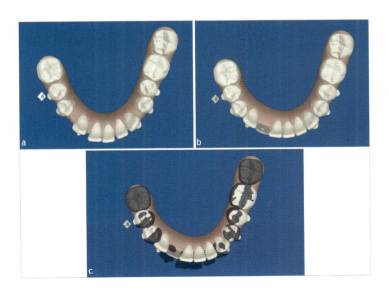

図a：インビザライン治療開始時の下顎のクリンチェック画像。#46の近心に0.6mmのIPRが計画された。
図b：#42にインプラントの空隙を作るためのインビザライン治療計画の最終結果。#41と#43との間には審美性確保のためポンティックを設定した。
図c：下顎右側臼歯部の遠心移動と#46近心のIPRを行い、#43、#44、#45の遠心移動によって完全に空隙閉鎖された。#42にインプラントの空隙確保のため#41の近心移動と、#31、#32、#33の遠心移動を計画したクリンチェックの重ね合わせ（青：治療開始時、白：計画された位置）を示す。#37と#46は固定源の強化のため、これらの位置を維持した。

Topic 12 : Space with Missing Teeth 42, 47

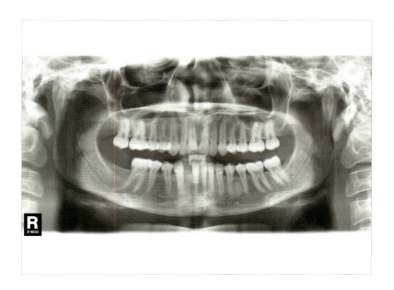

矯正治療終了後のパノラマX線写真は #42 にインプラントの空隙が作られたことを示す。

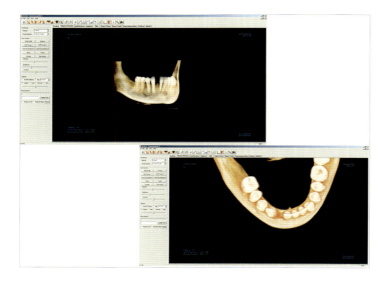

矯正治療後の #42 部分の骨状態を Invivo Software® (Anatomage*) で示す。

* Anatomage (http://dental.anatomage.com)

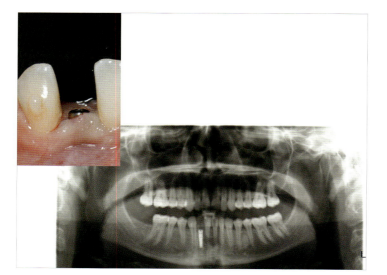

#42 にインプラントが埋入された後の口腔内写真とパノラマX線写真 (Dr. P. Marquardt, Köln) である。

Topic 12 : Space with Missing Teeth 42, 47

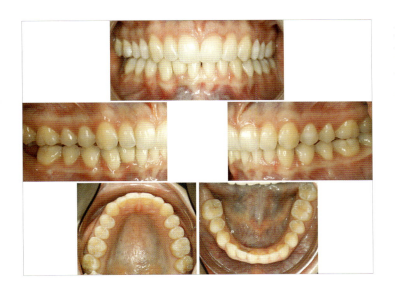

#42 のインプラントに補綴処置された最終の口腔内写真を示す。咬合の安定のため、#47 にインプラントを計画することをすすめた。#17 の挺出を避け、矯正治療の結果を維持するため、上下顎に可撤式リテーナーを夜間装着するよう指示した。Class I にするための遠心移動は、上顎切歯の横に空隙が生じることを前提としていたため、患者により拒否された。

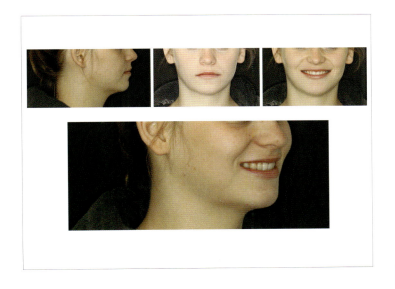

治療終了時の調和のとれた口唇と横顔の写真を示す。

Topic 13 : Agenesis of Teeth 12, 22, 15, 25, 35, 45 with Migration of Upper Canines into Spaces

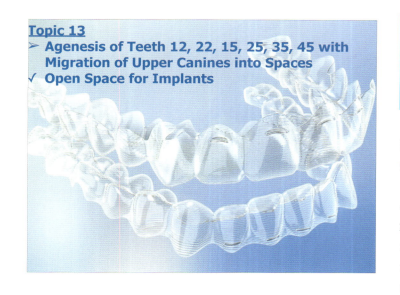

Topic 13:
#12, #22, #15, #25, #35, #45 の無形成と
上顎犬歯の空隙への移動
＜インプラントのための空隙を作る＞

　成人患者では、インターディシプリナリー歯科治療は、重要な治療法の1つである。逆計画法（Backward-Planning）はクリンチェックで容易に行うことができる。

　インプラント治療や一般歯科治療など、特定の患者のインターディシプリナリー歯科治療に関与するすべての専門家と一緒に治療について議論することが重要である。最近では、デスクトップ共有ソフトウェアを使用すると、同じ場所にいなくても、専門家のグループ内でクリンチェックの結果を議論することが容易である。

　次の症例で、口腔外科医と一般歯科医とのインターディシプリナリー歯科治療の例を示す。

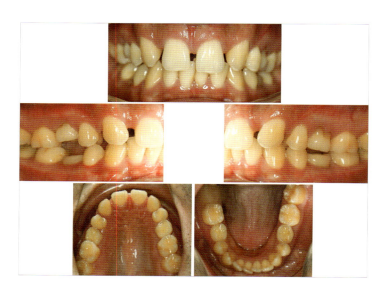

＜診断＞
・欠損歯 #12、#15、#22、#25、#35、#45
・晩期残存乳歯 #55、#65、#75、#85

＜治療＞
・上顎および下顎歯列の配列
・#12、#22 にインプラントのための空隙を作る。
・インプラントおよび修復治療
　　（Dr. Krings-Vogeler, Köln）

　初診時は、上顎の両犬歯が Class II である。空隙が上顎犬歯と第一小臼歯との間と、中切歯と犬歯との間に存在し、#11、#21 は正中離開を示す。このような状況では、犬歯と中切歯の空隙閉鎖を行うには空隙が大きすぎる。我々は、最善の解決策であるインプラントの位置について口腔外科医と話し合った。欠損歯の側切歯の位置にインプラントを埋入するべきか、または犬歯の近心移動を行い犬歯部にインプラントのための空隙を開けるべきか。後者の場合では、犬歯を側切歯の形態にするベニア修復の必要がある。

　我々は #12、#22 部にインプラントの空隙を作るため、乳歯 #55、#65 の歯冠サイズを小さくし、最初に #14、#24 を、その後 #13、#23 の順に遠心移動を行うことにした。下顎の叢生は IPR にて改善することにした。

Topic 13 : Agenesis of Teeth 12, 22, 15, 25, 35, 45 with Migration of Upper Canines into Spaces

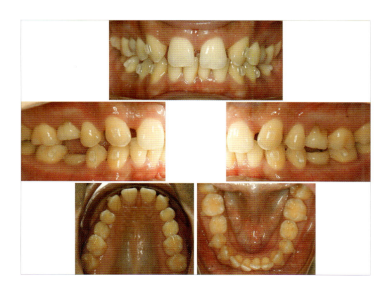

中切歯の近心と遠心の空隙は、アライナーが歯冠を保持するのに最適なため、#11、#21にアタッチメントの指示はしなかった。犬歯の歯根の遠心移動と傾斜を目的として、#13、#23に長方形アタッチメントを指示した。

下顎では、スピー彎曲の予測可能なレベリングとして、はじめに切歯の圧下、次に犬歯の圧下を行った。圧下のための最大の固定源を得ることを目的として、下顎犬歯、第一小臼歯、第一大臼歯に長方形アタッチメントを接着した。切歯部の圧下の間、同時に第一小臼歯と大臼歯の0.4mmの挺出が行われた。

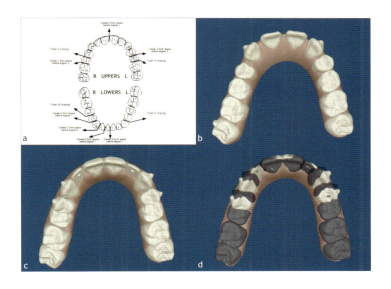

図a：#12、#22部に後のインプラントの空隙を得るために、上顎乳歯#55、#65の近心に2.0mmのIPRと、これと同様のIPRを#11、#21の近心にも設定したIPRチャートを示す。

図b：インプラントの埋入に不十分な空隙と、#11、#21の近心に正中離開のある治療開始時を示す。

図c：25枚のアライナーにて、正中離開を閉鎖し、#12、#22にインプラントのための空隙を作るように計画したファーストフェーズのクリンチェックを示す。#14、#55、#24、#65は、過剰なIPR（2.0mm）により重なって見える。#12、#21の空隙は、仮想ポンティックで閉鎖されている。

図d：上顎歯列に計画された歯の移動のクリンチェックの重ね合わせ（青：治療開始時、白：治療終了時）である。

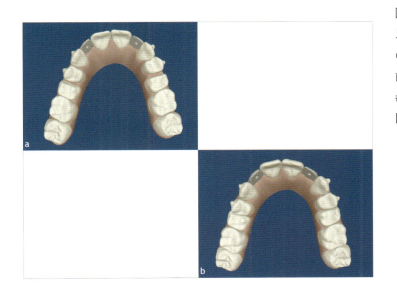

図a：#12、#22の仮想ポンティックを用いたファーストフェーズのクリンチェックを示す。インプラントの空隙を確保することを目的とした、犬歯と第一小臼歯の遠心移動にさらなる空隙を得るため、乳歯の#55、#65の近心面スライスを歯科医に依頼した。

図b：上顎に18枚のアライナーが追加された、セカンドフェーズのクリンチェックを示す。

Topic 13 : Agenesis of Teeth 12, 22, 15, 25, 35, 45 with Migration of Upper Canines into Spaces

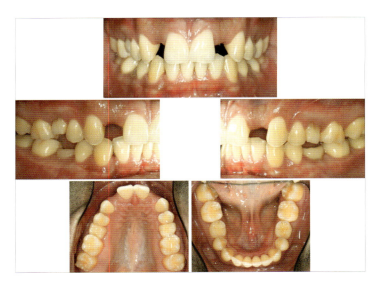

治療終了時の口腔内写真では、IPR および上顎犬歯と第一小臼歯の遠心移動によって作られた #12、#22 にインプラントのための空隙が確認できる。患者は生理的な overbite と overjet を示している。

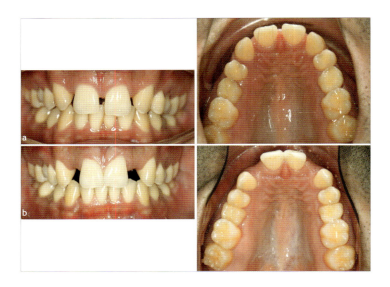

治療終了時、上顎犬歯は動的咬合に関して生理的な位置にある。
#11、#21 は、軽度の歯肉退縮を示した。

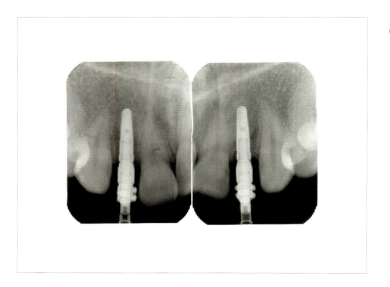

X 線写真は、#12、#22 に埋入されたインプラント (Dr. Krings-Vogeler, Köln) を示す。

Topic 13 : Agenesis of Teeth 12, 22, 15, 25, 35, 45 with Migration of Upper Canines into Spaces

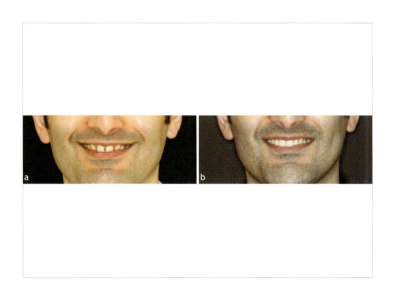

治療開始前の（写真a）は、中切歯の近心と遠心の空隙を示す。

写真bは、インビザライン治療に続いてインプラントと補綴治療を行った後の写真である。空隙がなくなり、歯列が配列されて審美的に笑顔はかなり改善されている。

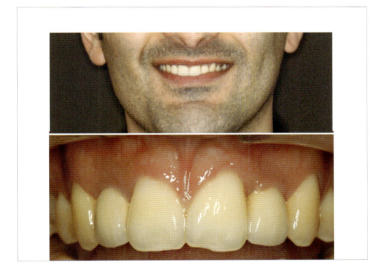

上顎犬歯と切歯の歯肉は健全で生理的な形状である。インプラント部位 #22 の歯肉はまだ治癒過程中で、リモデリング状態にある。#21 のエナメル質の欠損は修復治療がされなかった (Implants and Prosthodontics: Dr. Krings-Vogeler, Köln)。

Topic 13 : Tipped Molars

Topic 14 : Space after Traumatic Tooth Loss with Migrated Neighbored Teeth

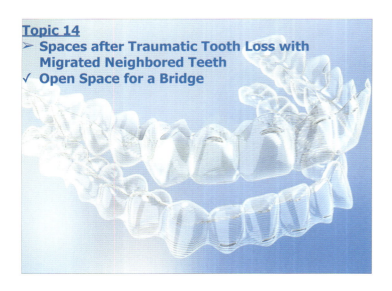

Topic 14:
外傷のため喪失した歯の空隙に隣在歯を移動
＜ブリッジのための空隙＞

　治療計画で空隙を閉じるか開ける必要があるか、開ける場合はその空隙はどう修復するかを、患者と一緒に決定すべきである。ブリッジまたはインプラントで修復するか？

　このトピックは、外傷による前歯の喪失と摩耗、後の修復処置のために空隙を開けた症例である。

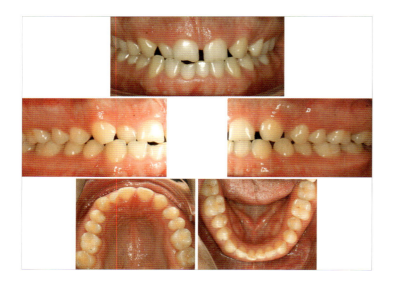

＜診断＞
・外傷による #22 喪失に伴い #23 が近心に移動
・歯の外傷による摩耗
・事故後の上唇の傷による重度の瘢痕性収縮
＜治療＞
・後の修復治療のため #22 の空隙を開ける。
・overjet の改善
・クラウン、ブリッジと審美歯科用ベニア
　（Dr.W.Boisserée）

　事故により、患者は上下の切歯エナメル質の一部と #22 を失い、上唇と左目の下に傷害を受けた。エナメル質の破折と、上顎犬歯と切歯の歯冠が短いことから、#21 から #23 にはブリッジのために空隙を開け、#11、#12、#13 と下顎切歯をベニア修復することに決定した。

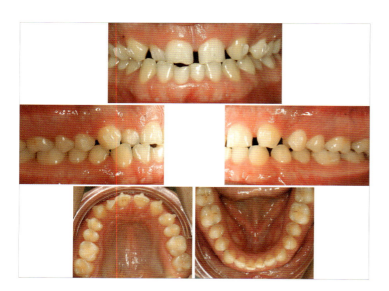

　G4 のアタッチメントが導入される前のため、従来の長方形アタッチメントでインビザライン治療を開始している。

　患者は、治療中から保定中にかけて修復物が入るまでの間、アライナーにポンティックを入れていた。

Topic 14 : Space after Traumatic Tooth Loss with Migrated Neighbored Teeth

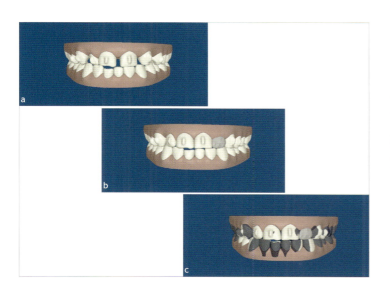

図a：上顎に空隙のある治療開始時のクリンチェック。
図b：#22インプラント埋入のために空隙を作り仮想ポンティックを設定し、上下顎前歯部の排列と、修復のためのoverjetを増加させて終了したクリンチェック（上顎20枚、下顎15枚のアライナー）。
図c：計画された歯の移動後のクリンチェックにおける重ね合わせ（青：治療開始時、白：計画された最終的な歯の位置）。

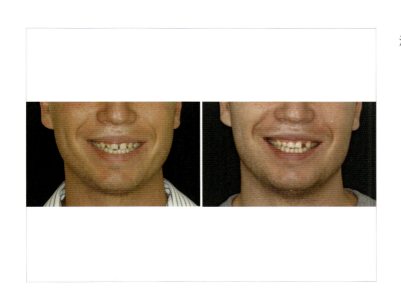

修復処置のため#22に空隙を作ったインビザライン治療前後の写真。

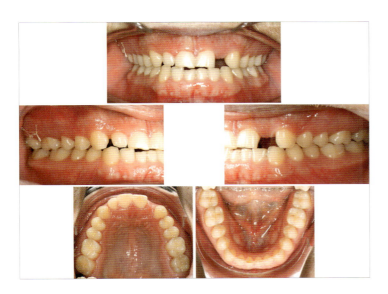

　我々は、インターディシプリナリー歯科治療における矯正治療を開始する前に、審美歯科とともに治療計画を立てている。これはDr. Wolfgang Boisseréeの症例である。

　我々は、#22に空隙を開け、#12の反対咬合を改善し、overjetの量を増加させた。その後、計画されたブリッジとベニア修復のために垂直方向の空隙を増加させて、わずかに前歯部に隙間を作ることとした。

Topic 14 : Space after Traumatic Tooth Loss with Migrated Neighbored Teeth

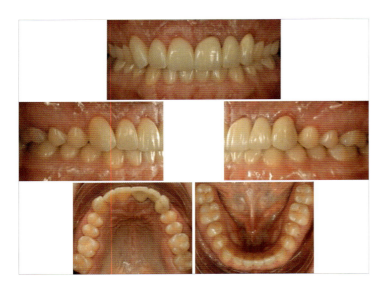

矯正治療後、Dr. W. Bosserée は M. Läkamp 歯科技工所 (Ostbevern) で作られたベニアと、#21 から #23 にブリッジを装着し治療を終了した。好ましくないガミースマイルを軽減するために、Dr. Boisserée は臨床的歯冠長を長くする目的で骨形成を伴う歯周外科治療（歯肉弁根尖側移動術）を行った。

ベニアは #11 から #13 に、ジルコニアフレームのセラミックブリッジ (Prettauer) が #21 から #23 に、そして Non Prep veneers（歯を削らずに接着するベニア）が #31 から #42 に、それぞれ装着された。

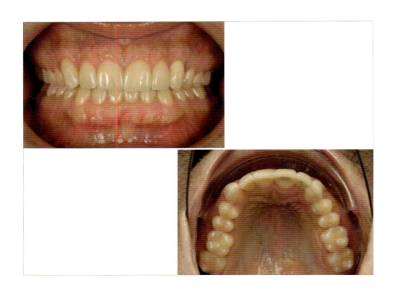

歯肉が治癒した数ヶ月後の口腔内を示す。

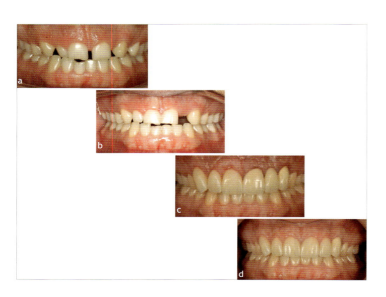

インビザライン治療開始時（写真 a）、終了時（写真 b）と、審美治療と補綴治療後の結果（写真 c）を示す。

写真 c は、ブリッジとベニアを防湿下で接着した直後に撮影されたものなので、まだ歯肉の炎症が見られる。写真 d は、さらに 2 ヶ月経過後、歯肉が治癒した最終結果を示す。

Topic 14 : Space after Traumatic Tooth Loss with Migrated Neighbored Teeth

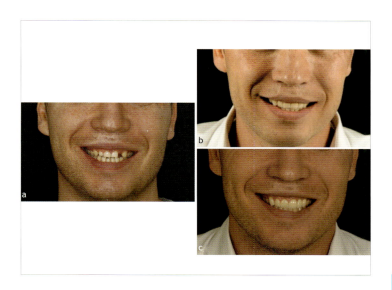

写真 a は、ガミースマイルと摩耗と咬耗によるとても短い臨床的歯冠で、#22 が欠損している矯正治療終了後の口腔外写真である。最終結果（写真 b, c）は、歯周および審美修復歯科治療後の笑顔を示す。

臨床的歯冠の長さと形態は矯正治療では変更できない。このような患者のすべてにインターディシプリナリー治療がすすめられ、矯正治療を開始する前にインターディシプリナリーの治療計画を立てるべきである。これはインビザライン治療における大きな利点の1つである。歯科医師や技工士とともにクリンチェック・ソフトウェアを用いて、矯正治療の最終結果を視覚化し議論することが可能である。

Topic 14 Space after Traumatic Tooth Loss with Migrated Neghbored Teeth

Topic 15 : ガミースマイル、圧下

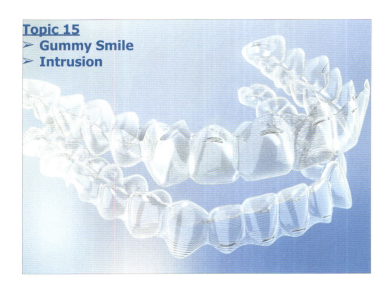

前歯部過蓋咬合の症例に対し、咬合を挙上するいくつかの選択肢がある。
1. 上顎切歯の圧下（時に犬歯を含む）
2. 下顎前歯の圧下（時に犬歯を含む）
3. 下顎臼歯の挺出
4. これら 1, 2, 3 のコンビネーション

スピー彎曲の平坦化のために我々ができることを以下に示す。
1. 下顎切歯と、多くの場合、犬歯も圧下
2. 下顎小臼歯と大臼歯の挺出
3. 圧下と挺出のコンビネーション

インビザライン治療において、圧下は予測実現性の高い移動である。過蓋咬合もしくは過剰なスピー彎曲の平坦化の症例では、どの移動のコンビネーションが必要かを決定し、それをオンラインの治療計画に正確に記載する必要がある。

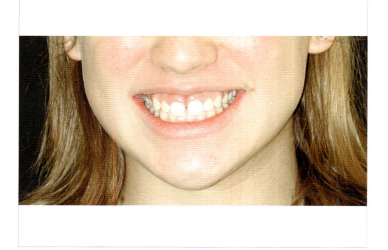

次の患者の例では、上顎前歯の挺出を伴う過蓋咬合の治療について説明する。

＜診断＞
・Class I
・上顎と下顎歯列に空隙
・上顎前歯の挺出
・ガミースマイル

＜治療＞
・インビザライン治療

上顎切歯の臨床的歯冠長が短く、患者は著しいガミースマイルを示す。ガミースマイルは、矯正治療、外科的矯正と歯周形成外科や、これら 3 つのコンビネーションで治療することが可能である。この患者では、我々は上顎切歯を圧下することを決め、インビザライン治療後に歯周形成外科手術を行うことも考慮した。

Topic15 : Gummy Smile, Intrusion

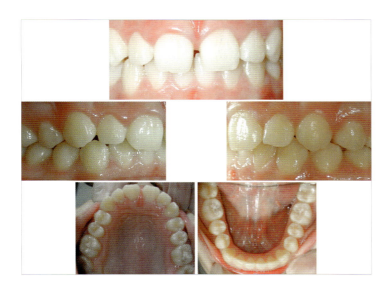

　上顎切歯の圧下は可能であるが、口唇の安静位において切歯の見える量は2〜3mmを超えてはならない。
　上顎切歯が会話中に見えない場合、審美性の評価は満足できないものとなるため、上顎切歯の圧下は注意が必要である。

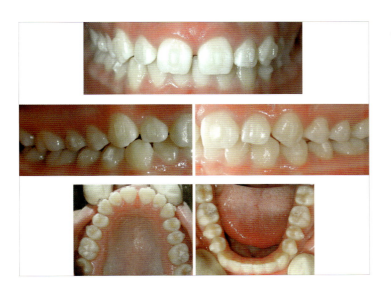

　インビザライン治療開始時の口腔内写真を示す。垂直長方形アタッチメントを犬歯と小臼歯に設置することで、前歯の圧下に必要な固定源を得る。
　歯体移動、歯軸の改善と、正中離開閉鎖のために上顎前歯に長方形アタッチメントを設定した。

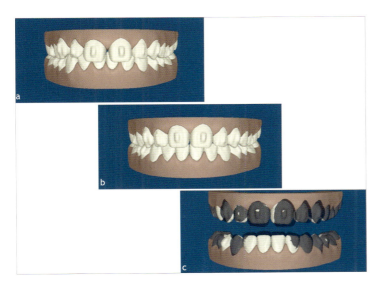

　図aは、治療開始前のクリンチェック画像を示す。
　図bは、上顎が8枚、下顎14枚のアライナーで計画した治療結果である。図cは、重ね合わせ機能を使って、上顎と下顎の前歯がどの程度圧下するかを示している（青：治療開始時、白：治療終了時）。この若い患者の場合、下顎の前歯と犬歯の圧下に加えて、下顎小臼歯のわずかな挺出を、すべて同時に移動した。
　我々は、しばしば、成人ではスピー彎曲を考慮して下顎の前歯を圧下することがある。はじめに前歯を圧下して、その後に犬歯を圧下する。これはRicketts テクニックである (Utilitiy arch for intrusion)。我々は、成人における前歯と犬歯の同時圧下は大変困難と考えているが、この順序で移動を行えば圧下移動中の大きな固定源を得ることができる。

Topic15 : Gummy Smile, Intrusion

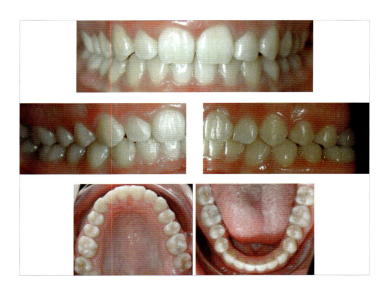

スピー彎曲が完全に平坦化された治療終了時の口腔内写真を示す。

習慣性咬頭嵌合位で、すべての小臼歯と大臼歯が咬合している。切歯部は、習慣性咬頭嵌合においてほとんど接触せず、上下歯列からShimstock sheet（8μm）が引き抜ける程度で、これを我々は前歯の適切な咬合関係と考えている。側方運動時では犬歯がガイドし、前方運動時では前歯がガイドしている。

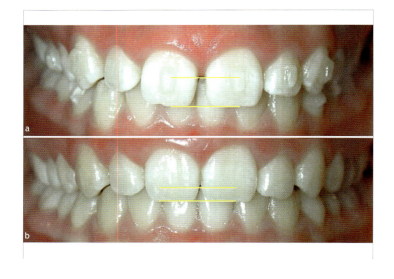

治療開始前と終了時の写真を示す。上下顎切歯の圧下をインビザライン治療で行った。#11、#21の歯軸の角度は改善され、正中離開が閉じている。空隙閉鎖を確実に行うために、クリンチェックでは歯の近心移動についてオーバーコレクションを行った。

保定は、最後のアライナーで行い、これは歯の移動が終了した後、1日3〜4時間装着で3ヶ月使用した。夜間は、occlusal retention splint（Topic 62を参照）を使用した。

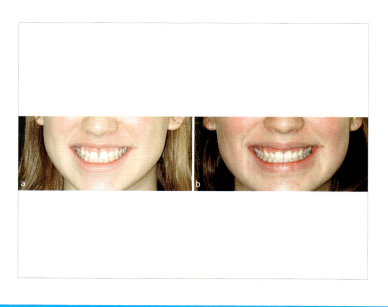

治療前後の口腔外写真ではスマイルラインが改善している。まだガミースマイルなのは上顎前歯の歯冠高径が短いからである。さらに審美的なスマイルを得るためには、歯周形成外科手術が1つの追加的処置としてあったと思われる。

Topic15 : Gummy Smile, Intrusion

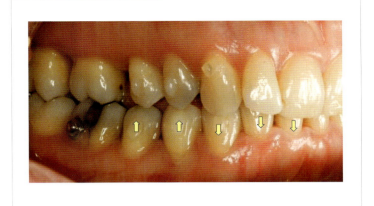

＜圧下に関する一般的なアドバイス＞

挺出を忘れない！そして、Ricketts を忘れない！Ricketts テクニックをインビザライン治療に導入する。

圧下によって下顎のスピー彎曲を平坦化する場合は、はじめに下顎切歯を圧下し、それから犬歯の順に、必要に応じて同時に小臼歯の挺出を 0.3〜0.5mm 行うとよい。下顎の犬歯と小臼歯にアタッチメントをつけて固定源とし、もし大臼歯の挺出が必要ならばアタッチメントを追加する。現在では、G4 の挺出用最適アタッチメントを使用する。

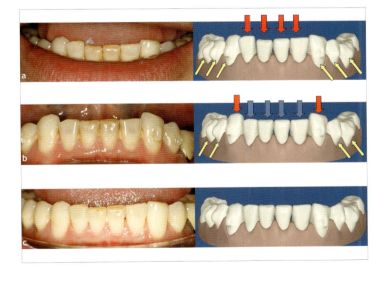

写真 a：下顎切歯と犬歯が挺出している口腔内の状態を示す。クリンチェック画像は治療開始前の仮想状態を示す。始めのアライナーで、下顎切歯のみ（赤矢印）圧下が計画され、スキャニングの前に全ての下顎小臼歯と犬歯に固定源として垂直長方形アタッチメントが接着された（黄矢印）。

写真 b：クリンチェックに基づき下顎切歯の圧下が達成された 13 枚目のアライナーの口腔内状態（青矢印）。下顎切歯の圧下量と、切歯と犬歯の高さの違いに注目する。次に、犬歯の圧下が計画され（赤矢印）、下顎の小臼歯（黄矢印）の垂直長方形アタッチメントによって固定が得られた。

写真 c：22 枚のアライナーによって下顎犬歯と切歯の達成された圧下と、スピーの彎曲が平坦化された最終の口腔内状態。

Topic 16 : Build Up a "Speed Up"

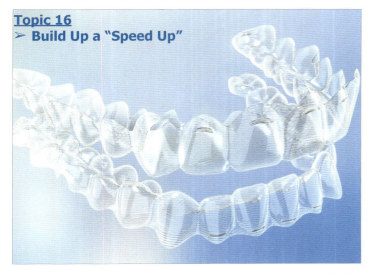

Topic 16：Speed up の製作

「Speed up」は、以下の理由から使用できる追加的装置の一種である。患者は夜間、口腔内にアライナーと、その上から Speed up を装着する。Speed up は個々に技工にて製作され、必要な垂直的支持を得るために金属バー（Komet H251GE）で削合を行う。

　1. Speed up は、切歯の圧下をより確実に、より速くする補助的装置である。過蓋咬合の患者では、切歯への垂直的な力を高めるために Speed up を使用する。Occlusal foil*(Bausch Progress 100µ 推奨) で Speed up の接触を確認しながら、後方部は垂直的支持を最小に、前方部では大きな咬合力がかかるように削合する。

　Speed up は、上顎で起こることの多い、アライナーの切歯部の適合がよくない場合にも有効である。アライナーと切歯に隙間がある場合、Speed up はアライナーを適合させるのに必要な圧を加えることができる。

　2. 一方、筋肉や顎関節に痛みを伴う CMD 患者においても同様に使用できる。患者の口腔内に（上、下）2枚のアライナーを装着していれば、決してバイトに適応した咬合になることはなく、患者が問題を発生することはないだろう。夜間に Speed up を追加で使用すれば、上下アライナー同士の早期接触もなく、より快適な状態になれる。CMD 患者に Speed up を使用する場合、Speed up を咬んでもらい、occlusal foil と接触点の削合により仕上げていく。アライナーの上から Speed up を装着した状態で、小臼歯と大臼歯が左右対称に接触するように調整し仕上げる。

　3. Speed up は Dr. E. Aquilio. がいっているように、下顎の前方成長を促すよう成長中の患者に対する機能的装置としても使用できる。

* Bausch（http://bausch.fm）

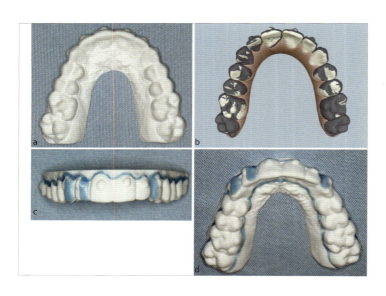

　Speed up を製作するため、上顎アライナーの上からアルジネート印象を行う（写真 a）。石膏模型で、大きな移動を計画しているすべての歯についてブロックアウトを行う。この症例では #12 と #21 に唇側移動を計画した。

　歯科技工士は、クリンチェックの重ね合わせを参考に、唇側移動の計画に必要な量のブロックアウトを行う（写真 b）。

　歯科技工士は、我々が計画した前方移動量をブロックアウト用の材料（Blue Blocker*）でブロックアウトを行わなければならない。このことで、Speed up の干渉の可能性がなく、アライナーで歯を計画通りに移動させることができる（写真 c, d）。

* Scheu（http://www.scheu-dental.com）

Topic 16 : Build Up a "Speed Up"

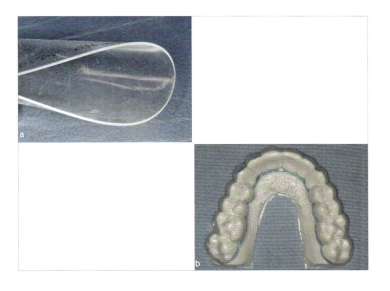

歯科技工士が過熱成形器（Biostar*）を使って、ブロックアウトした石膏模型（写真 b）の上から Bioplast foil**（写真 a）を圧接する。

*/** Scheu（http://www.scheu-dental.com）

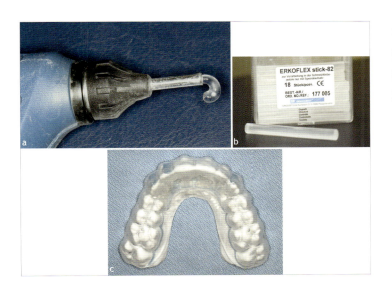

次の技工作業ステップでは、hot glue gun（写真 a）を使って Bioplast aligner の上顎犬歯から犬歯までの口蓋部に斜面を盛り上げる。Hot glue gun は、固く透明な Erkoflex stick-82*（写真 b）を軟化して、口蓋前方部（写真 c）に容易に使用することができる。

*ERKODENT（http://www.erkodent.dent）

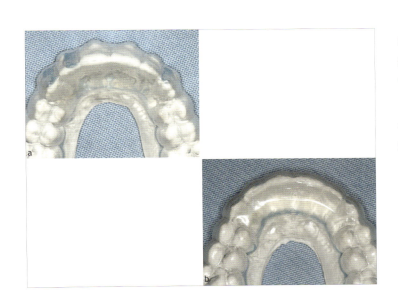

写真は Erkoflex stick-82 と hot glue gun を使い、犬歯から犬歯まで盛り上げた部分を示している（写真 a）。追加された犬歯から犬歯までの透明の材料は、金属バーで平滑にできる。

適切な表面を得るために、追加された Erkoflex stick の斜面を含め最初のアライナー上に、2番目の Bioplast foil で成形する（写真 b）。

Topic 16 : Build Up a "Speed Up"

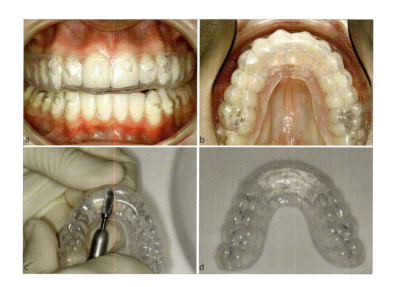

　写真は、上顎のアライナーに Speed up を装着したもの（写真 a）である。閉口位で切歯は咬合接触している（写真 b）。Speed up の咬合は、咬合紙によって確認できる。咬合修正をする場合、必要な垂直的支持を得るように金属バーで細部を削合する（写真 c）。患者には、アライナーと一緒に夜間使用するように指示する。

　過蓋咬合の場合、臼歯がわずかに咬合し、前歯と犬歯をしっかりと咬合させるように後方部をさらに削合する（写真 d）。CMD の患者では、左右均等な垂直的支持となるよう Speed up を調整する。

Topic 16 : Build Up a "Speed up"

Topic 17：前歯部開咬
＜挺出＞

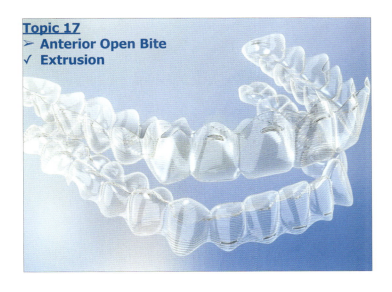

歯槽性の開咬は、発音異常、口腔習癖、あるいは扁桃腺肥大やアレルギーによる口呼吸が原因となる。嚥下時や発音時、安静時の舌の位置は、開咬、さらには骨格性開咬の遺伝的素因の発展に関して重要な要因となる。このような患者では、矯正治療前や治療中において、矯正歯科医、耳鼻咽喉科医、筋機能療法士との連携が必要不可欠である。

挺出は長い間インビザライン治療では不可能とされてきた。しかし、このトピックは、インビザライン・テクニックと、アタッチメントによって確実に実現できることを示している。

このトピックでは、歯冠傾斜による挺出 (relative extrusion) ではなく、アタッチメントによる前歯部の絶対的な挺出 (absolute extrusion) を行った症例を示す。

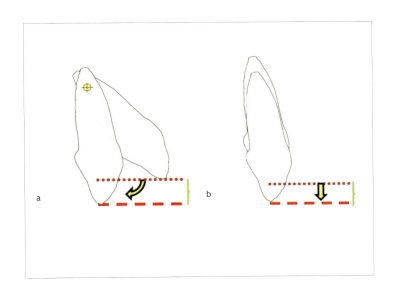

切歯の歯冠を傾斜させて挺出させることは容易である（図 a）。絶対的な切歯挺出の場合は、より時間がかかる（図 b）。

しかし、どちらの移動もインビザライン治療とアタッチメントによって可能である。

Topic 17 : Anterior Open Bite

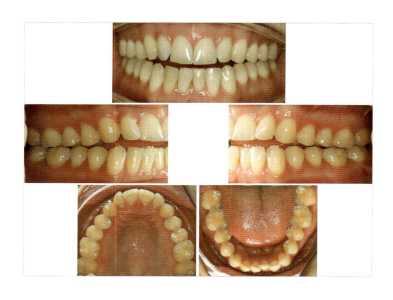

治療例を示す。

＜診断＞
- Class I
- 第二大臼歯のみ咬合し、第一大臼歯から第一大臼歯までが開咬
- 中等度の叢生
- 静的咬合において第二大臼歯のみの咬合
- 動的咬合においては、側方運動と前方運動で第二大臼歯のみの接触

＜治療＞
- 筋機能療法
- 上下歯列の配列
- 上下前歯の挺出

インビザライン治療前に筋機能療法を行った。
咬合は、右側第一大臼歯から左側第一大臼歯まで開咬であった。

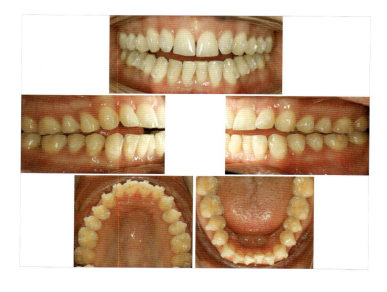

治療は、挺出によって小臼歯、第一大臼歯がしっかり咬み合う十分な接触となり、生理的な overbite と犬歯誘導で終わるよう計画した。固定源として #15 から #25、#35 から #45 にアタッチメントを設定した。

Topic 17 : Anterior Open Bite

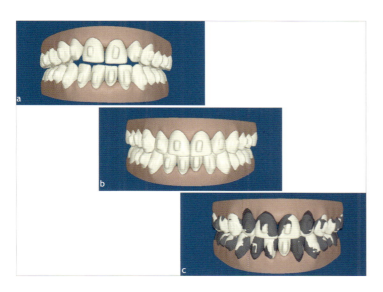

図 a：治療開始前のクリンチェック画像
図 b：計画した治療結果
図 c：治療前後の重ね合わせ

ファーストフェーズのクリンチェックでは、第二大臼歯の 0.5mm の圧下と、切歯、犬歯、小臼歯、第一大臼歯の挺出を 22 枚のアライナーで計画した。リファインメント・クリンチェックでは、上顎にさらに 10 枚のアライナーを追加して切歯と犬歯の挺出を計画した。

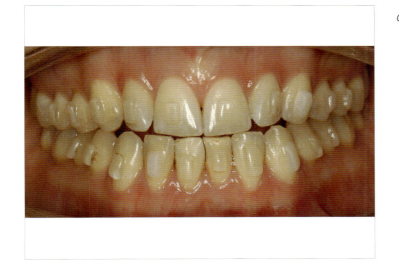

写真は、6 枚のアライナーを使用した後（12 週間）の口腔内写真である。

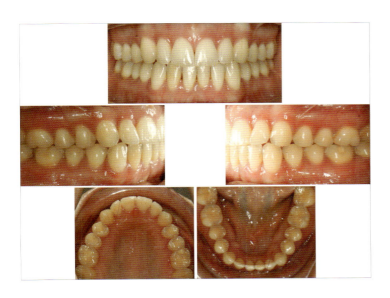

ファーストフェーズ治療終了時（リファインメント前）の写真である。

Topic 17 : Anterior Open Bite

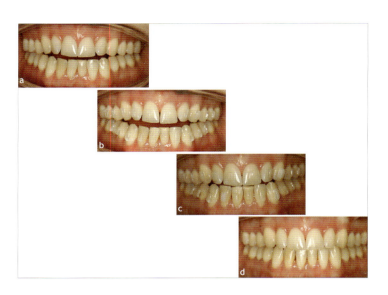

写真 a：治療開始時の口腔内写真
写真 b：#15 から #25、#35 から #45 にアタッチメントを接着した。
写真 c：治療開始 12 週間後
写真 d：治療終了時

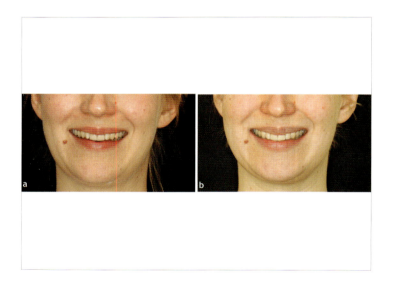

治療前後の口腔外写真である。
　下顎は固定式舌側リテーナーを、上顎には可撤式リテーナーを用いた。

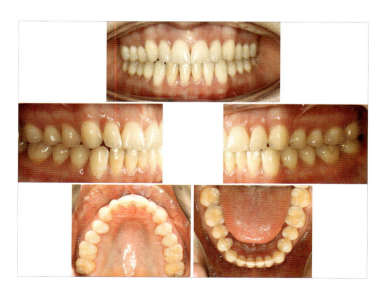

保定後 1 年の口腔内写真である。
　下顎に固定式舌側リテーナー、上顎に可撤式リテーナーを使用して、安定した結果を示している。

Topic 18 : Asymmetry of Gingival Height, Crowding

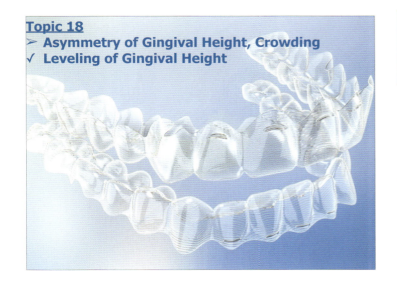

Topic 18
➢ Asymmetry of Gingival Height, Crowding
✓ Leveling of Gingival Height

**Topic 18：
歯肉の高さの非対称性、叢生
＜歯肉の高さのレベリング＞**

　上顎切歯と犬歯の歯肉のマージンの関係は、歯や顔面の審美に関して重要であり、治療開始時に精密に計画するべきである。左右中切歯の歯肉のマージンは同一の高さで、側切歯と比べて根尖側寄りに、犬歯と同じ高さにするべきである。

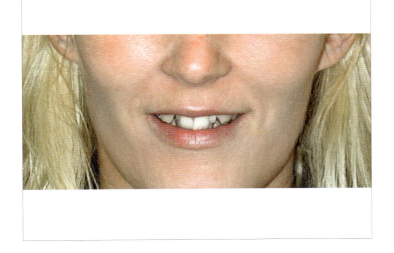

　患者は筋肉、関節の痛みはなく、CMD の徴候は認められない。
　非抜歯での審美的治療を希望した。
　口元の所見では、非常に小さい上顎側切歯が見える。

＜診断＞
・Class II
・上下歯列に重度の捻転と叢生
・上下歯列形態は狭窄している
・上顎切歯と犬歯の歯肉の高さは審美的ではない。

＜治療計画＞
・IPR と側方拡大による上下歯列の配列
・非抜歯による叢生の改善
・矯正治療後に計画した #12 と #22 の修復治療のために歯肉の高さを合わせる。

Topic 18 : Asymmetry of Gingival Height, Crowding

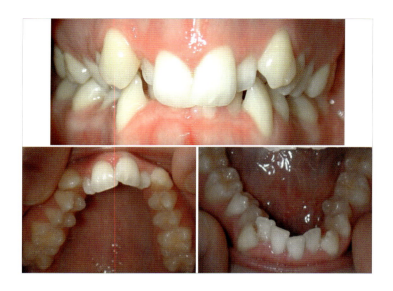

　上下歯列において、重度の叢生と空隙不足の状態で治療は開始した。#42 は、#43 が頬側にあってほとんど #44 と接触している状態であるが、患者は非抜歯治療を希望した。切歯の歯肉レベルは犬歯に比べてかなり内側である。上下の歯列は非常に狭窄している。歯肉は、安定した形態を示している。

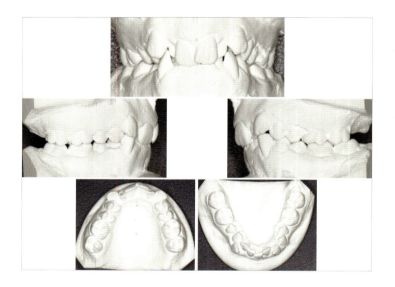

　石膏模型は、上下歯列の空隙不足と重度叢生を示す。
　上下のアーチはかなり狭窄している。#43 が口腔前庭側に位置していることで #42 は #44 と接触している。上下の切歯は挺出して歯性過蓋咬合である。切歯の歯肉レベルは前に示した口腔内写真でもわかるように犬歯の歯肉レベルよりかなり歯根側である。

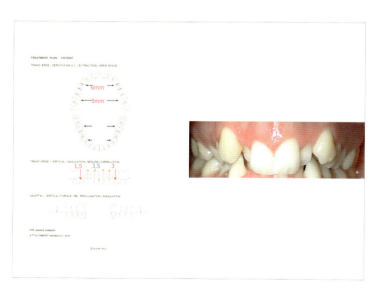

　この治療計画は、歯肉の高さの不揃いを整えるためにどのように計画したかを示す。
　歯肉の高さを揃えるために、治療ゴールを念頭に置いて、治療計画上では挺出と、圧下を正確に記述することが大切である。本症例で我々が指示したのは、

・#13 を 1.5mm 挺出 ＋ 0.5mm overcorrection(oc)
・#23 を 3.0mm 挺出 ＋ 1.0mm oc
・上顎切歯を 3.5mm 圧下 ＋ 1.0mm oc
　オーバーコレクションは、はじめから計画に組み込んだ。

Topic 18 : Asymmetry of Gingival Height, Crowding

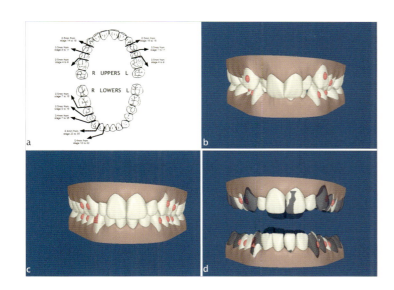

<クリンチェック・ファーストフェーズ>
　ファーストフェーズでは上顎40枚、下顎35枚であった。
図a：上顎犬歯、上顎小臼歯と、#41遠心から#46近心までIPRを設定した。
図b：犬歯と小臼歯にアタッチメントを設置した治療開始時。この症例では、楕円形アタッチメントを用いた。
図c：計画した最終結果のクリンチェック画像。
図d：治療前後の重ね合わせ（青：治療開始時、白：治療終了時）。

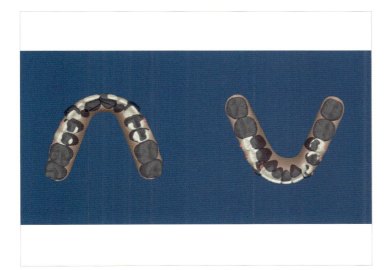

　重ね合わせしたクリンチェックから、治療開始時に#42が#43ではなく、#44とほとんど接していることがわかる。#43は、#42と隣接せず頬側に位置している。この症例では、患者がマルチブラケット治療と抜歯を拒否したため、かなりの側方拡大が必要であった。
　上顎のリファインメントには、後にベニア修復するために、#12と#22を排列するための追加9枚が含まれていた。
　終生の保定が必要であり、このことは治療開始前に患者に説明した。

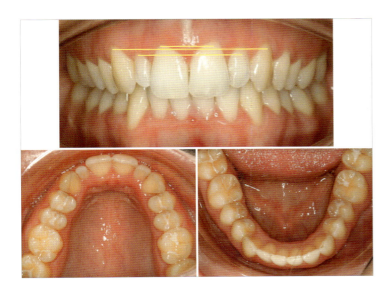

　最終の口腔内写真。上下歯列は審美的に配列され、特に上顎の中切歯と側切歯の歯肉レベルが犬歯とバランスよく整っていることがわかる。

Topic 18 : Asymmetry of Gingival Height, Crowding

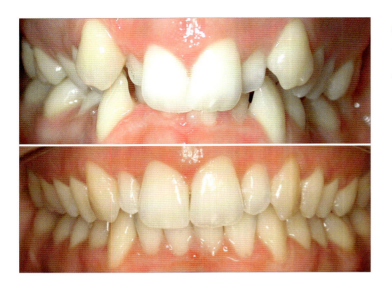

治療開始前と終了時の口腔内写真。審美性はかなり改善され、#12 と #22 に計画したベニア修復の準備が整っている。overbite は改善したが、下顎の切歯はもう少し圧下したほうがよかったかもしれない。

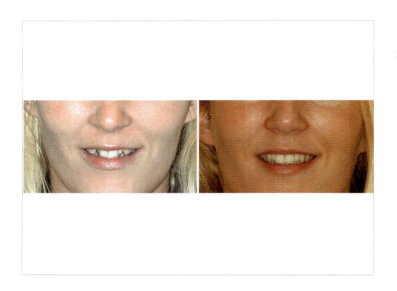

治療前後の口腔外写真。

歯は下唇に沿って良好な上向きに彎曲し、審美的にかなり改善されている。

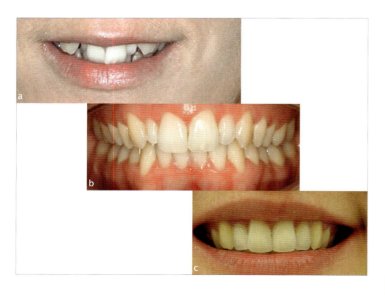

＜治療経過＞

写真 a：矯正治療前の口腔外写真
写真 b：矯正治療後で、修復前の口腔内写真
写真 c：#12 と #22 にベニア修復後の写真

これはクリンチェック・シミュレーションにおいて、矯正治療開始時から歯科医と一緒に計画していた。

Topic 19
IPR Before or After the Scan / PVS Impression

Topic 19：
スキャニングまたはPVSの前後に行うIPR

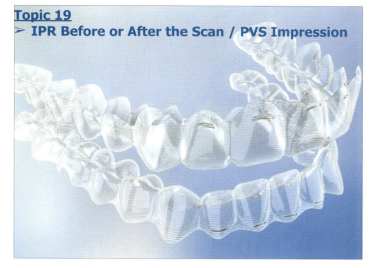

　Interproximal Enamel Reduction (IPR) は、固定式装置とインビザライン治療において共通した治療方法である。空冷しながら細かい粒子のダイヤモンドディスクによる IPR と、その後の形態修正ならびに研磨は、過去にいくつかの論文に記載されているようにカリエスリスクの増加とはなっていない。

　Zachrisson らは、適切な方法で許容された限界内の近遠心のエナメル質の削合が、歯や歯周組織に障害をもたらすということについて、少しの根拠も見出せなかった。Zheng は、彼の研究において、IPR を用いた矯正治療によって歯周組織への危険性は減少し、治療期間を短縮するばかりか、歯肉の審美性も改善され、歯の寿命は長くなるだろうとした。Jarjoura らは、IPR によるカリエスリスクの影響はないとした。

　B. Zachrisson in Lindhe による IPR の利点（"Clinical Periodontology and Implant Dentistry"）「1980 年 Tuverson によって最初に発表された IPR は、今や日常の治療ではルーティンになっている。軽度、中等度の叢生は IPR で治療できる。IPR はトゥースサイズ ディスクレパンシーを改善するのに役立つ。IPR は、成人の矯正治療では歯槽骨の減少によるブラックトライアングルを防ぐ可能性もある。隣接面の空隙を減少させることは、審美性や、歯周状態の観点から重要である。」としている。

　「ブラックトライアングルができた場合、1つの方法として IPR を行い、歯根をより近接させ、歯肉乳頭による空隙閉鎖を可能にする。」捻転に対するキーストーン効果を得るために、ローテーションに対しては常に隣接面を研磨する必要がある（キーストーン手順）（H.G.Barrer）。

IPR Chart

	U1		U2		U3		U4		U5		U6		upper arch
	m	d	m	d	m	d	m	d	m	d	m	d	total
	0.3	0.3	0.3	0.3	0.3	0.3	0.6	0.6	0.6	0.6	0.6	0.6	10.2
	0.6		0.6		0.6		1.2		1.2		1.2		

	L1		L2		L3		L4		L5		L6		lower arch
	m	d	m	d	m	d	m	d	m	d	m	d	total
	0.2	0.2	0.2	0.2	0.2	0.3	0.6	0.6	0.6	0.6	0.6	0.6	8.6
	0.4		0.4		0.4		0.9		1.2		1.2		

U = upper, L = lower, m = mesial, d = distal

D. Fillion, IOK, 27.Jahrg.1995, Nr.1

　Fillion は、IPR チャートを考案した。これは 1 つの歯に存在するエナメル質の幅から導き出した可能な IPR の最大量を示している。このプロトコールに従って隣接面のエナメル質の削合を行えば、それによりカリエスリスクが増えることはない。

　すべての診療時に IPR チャートとクリンチェックを確認すべきである！

　IPR チャートは口腔内と完全に一致していないこともある。クリンチェックで計画した歯の移動を確認し、コンタクトがきつく実現が不可能と判断した場合は、IPR が必要になる。

Topic 19 : IPR Before or After Scan / PVS

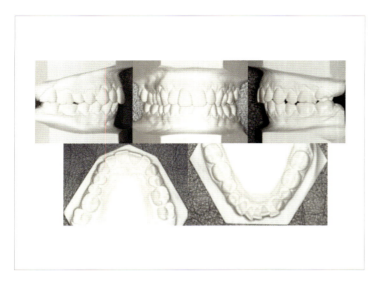

　例えば、この患者では下顎の中程度の叢生を改善するためにIPRを含めた治療計画を立てた。そこで、はじめに#35近心から#45近心までにセパレーションリングを1日入れた。次の日、セパレーションリングを外して、IPRを#35近心から#45近心まで行い、その後スキャニング（あるいはPVS）を行った。このような場合、1枚目のインビザライン・アライナーが装着されるまでの間、作った隙間を保持するため、下顎には保定用アライナーが必要である。患者には夜間のみ、保定用アライナーを装着させる。

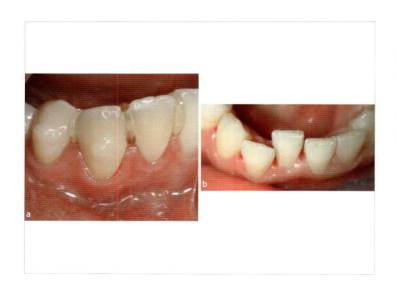

　左の写真は#41、#42、#43、#44の歯間にセパレーションリングを入れた状態である。これらは1日後に外した。このゴムの力で、簡単にIPRを行うスペースを作ることができる。セパレーションリングを入れることによって、歯間乳頭が圧迫されるので、歯間の歯肉を傷つけることなくエナメル質を研磨することが可能になる。

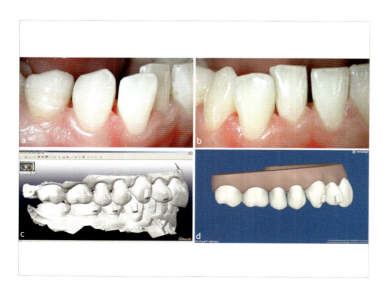

　写真a,bは、IPR施行後の状態を示す。歯間乳頭は傷つくことや出血もなく、印象またはスキャニングを簡単に行うことができる。最適に滑らかな歯間表面を得るためにIPRを行った歯の表面を研磨することは大切である。

　図c,dは、上顎右側小臼歯に対するpre-impression IPRを行ったスキャニング画面（図c）とそれをクリンチェックへ移行した画像（図d）を示す。

　歯間の空隙のグラフィック表示はクリンチェック上でとても正確である。

Topic 19 : IPR Before or After Scan / PVS

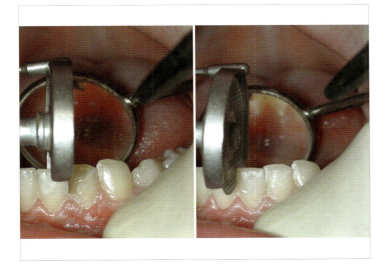

IPRは舌を保護しながらロータリーディスクを用いて行う。

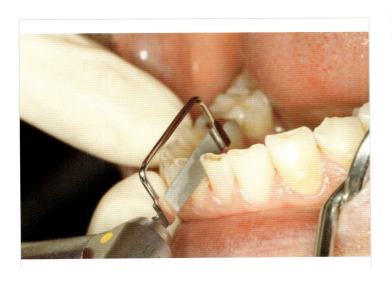

他のIPRの方法としては、ストリップスを使う方法 Oscillating Ortho-Strip System®* (Swiss Dental Products) がある。

* Intensiv（http://www.intensiv.ch）

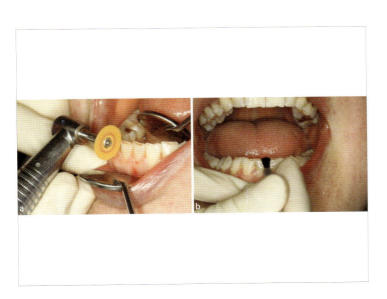

IPR後のエナメル質の表面を研磨するには Sof-Lex™ discs* 用い、最後にフッ素を塗布する。

* 3M Espe（http://www.3m.com）

Topic 19 : IPR Before or After Scan / PVS

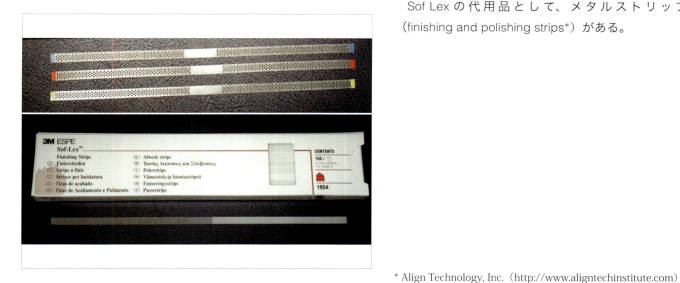

Sof Lex の代用品として、メタルストリップス（finishing and polishing strips*）がある。

* Align Technology, Inc.（http://www.aligntechinstitute.com）

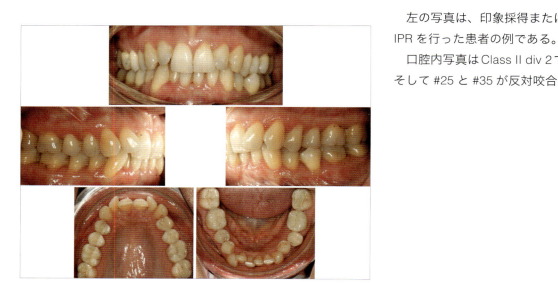

左の写真は、印象採得またはスキャニングを行う前にIPRを行った患者の例である。

口腔内写真はClass II div 2で、上下歯列に叢生、捻転、そして#25と#35が反対咬合の状態である。

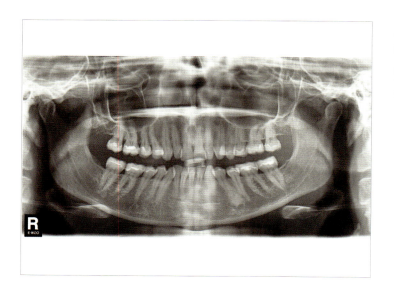

パノラマX線写真では、歯槽骨は安定した状態で、上下の小臼歯および大臼歯に充填物や補綴物を認める。治療計画は、抜歯を避けるために上下歯列のすべての修復物に対し過剰なIPRを設定し、空隙を獲得することにした。

Topic 19 : IPR Before or After Scan / PVS

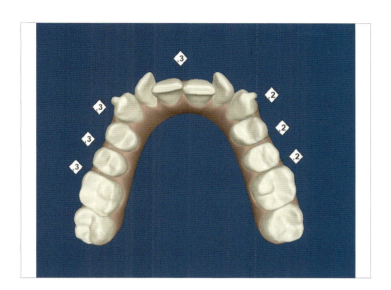

クリンチェック画像から、IPR をすべての上顎小臼歯の近遠心に行い、空隙ができてから印象採得をしているのがわかる。クリンチェックでは、叢生を完全に改善するためにさらに IPR が必要であった。

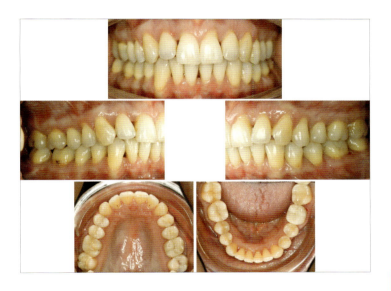

インビザラインによる矯正治療終了後の口腔内写真を示す。修復物に施した過剰な IPR によって得られた空隙は閉鎖し、#35 の反対咬合も改善して、生理的な前歯の関係が達成されている。

Topic 20 : Extraciton of a Lower Incisor

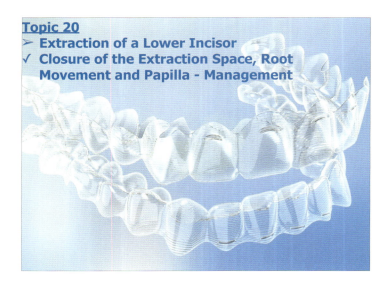

Topic 20
- Extraction of a Lower Incisor
- Closure of the Extraction Space, Root Movement and Papilla - Management

Topic 20：下顎切歯の抜歯
＜抜歯空隙の閉鎖＞
＜歯根の移動と歯間乳頭マネージメント＞

　下顎切歯の抜歯症例は、インビザライン治療で予測実現性の高い治療方法の1つである。難点があるとすれば、矯正治療後に起こる可能性のある歯間乳頭の欠損を、正確には予測ができないことである。

　これは、使用した矯正装置とは無関係である（マルチブラケット装置あるいはインビザラインであっても同じである）。

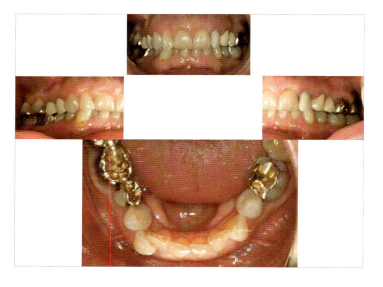

　次の患者の例は、#42 を抜歯してインビザライン治療を行った症例である。

＜診断＞
・Class I
・上下歯列の捻転と叢生
・過蓋咬合
・切歯の接触による重度な咬耗

＜治療＞
・上下歯列の配列
・#42 の抜歯
・生理的な overjet を設定する。

　#42 の抜歯を計画し、患者の同意を得た。インビザライン治療の抜歯症例では、クリンチェック上で仮想抜歯の治療計画を立て、その結果に満足した後でなければ抜歯を依頼することはない。

　マルチブラケット、インビザライン治療にかかわらず、成人患者で前歯の抜歯が歯間乳頭の損失や減少を起こす可能性がるあるかどうかについては、不幸にも我々にはわからない。かつて、Björn Zachrisson は常にその事実に特別な注意を払っていた。

Topic 20 : Extraciton of a Lower Incisor

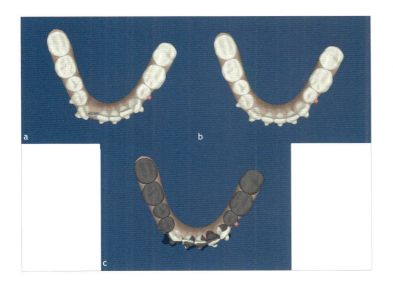

下顎のクリンチェック・ファーストフェーズで21枚、リファインメントで4枚である。

治療開始前（図a）、計画した治療結果（図b）、治療前後の重ね合わせ（図c）を示す。

抜歯空隙を歯体移動によって閉鎖するために、歯冠とともに歯根の移動に注意することが重要である。

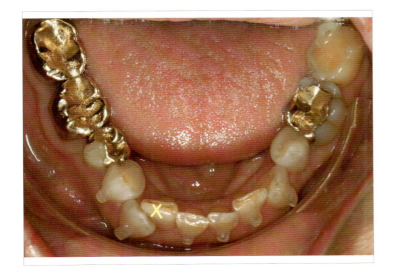

前歯（この場合 #42）はクリンチェック・シミュレーションで仮想的に抜歯されるが、製作されたアライナーがクリニックに届くまでは抜歯しないで残している。

我々の希望に応じたクリンチェック治療計画が作成され、患者がそれを承認し、アライナーがクリニックに到着した場合にのみ、我々は歯科医または口腔外科医に抜歯をしてもらうよう患者へ伝える。抜歯後1日以上経ってから、患者は矯正治療を開始するために来院し、1枚目のアライナーを受け取る。こうして、我々は骨の状態が矯正的移動を直ちに開始するのに適しているかを確認する。

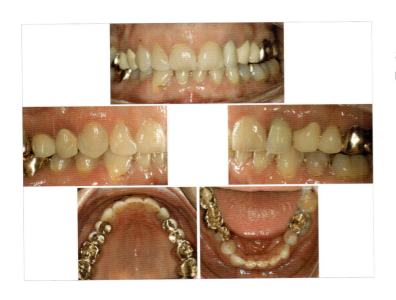

インビザライン治療終了時の口腔内写真である。

下顎の抜歯空隙に下顎前歯が歯体移動している。下顎および上顎の切歯は治療前の不正咬合によって重度の咬耗を示している。

Topic 20 : Extraciton of a Lower Incisor

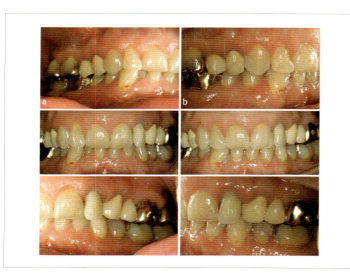

歯間乳頭の損失が見られなかった下顎切歯抜歯症例の治療開始前（図 a）と治療終了時（図 b）の口腔内写真。しかし、これは常に治療開始時に予測できるわけではない。

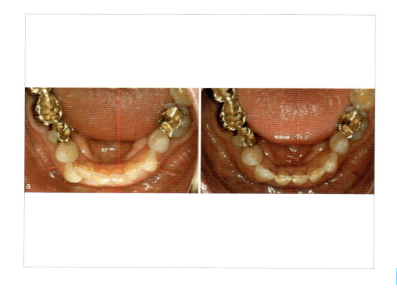

重度の叢生と前歯関係から、下顎切歯1本の抜歯をしたインビザライン治療となった。

Topic 20 : Extraction of a Lower Incisor

Topic 21 : Bialveolar Protrusion

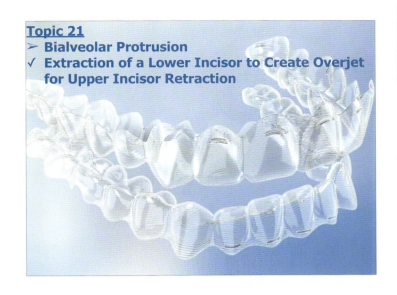

Topic 21：上下顎前突
＜上顎前歯を後退させ
**　overjet を改善するための下顎前歯の抜歯＞**

　歯槽性両顎前突は口唇閉鎖を難しくし、しばしば上下の口唇の間から切歯が見えてしまう。このような症例では、完全な口唇閉鎖のために上下の切歯を後退させる必要がある。

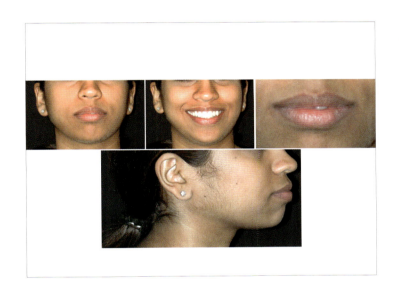

　口腔外写真。両顎歯槽性の口唇突出を示し、口唇を閉じても #21 が見えている。

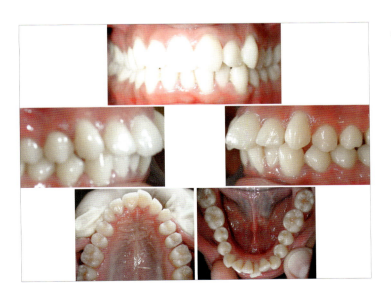

　治療開始前の口腔内写真。上下の狭窄歯列、叢生、#21 の突出、Class I を示す。

Topic 21 : Bialveolar Protrusion

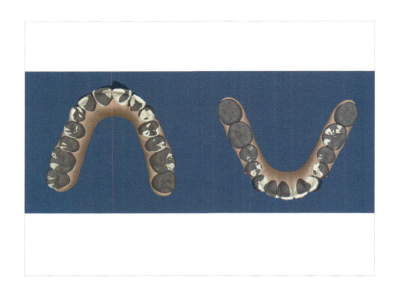

クリンチェックの重ね合わせを示す（青：治療開始時、白：計画された最終的な歯の位置）。

我々は、小臼歯を抜歯しないことを決め、その代わりに #31 の抜歯を計画した。それは排列と下顎前歯部を後退させるための十分な空隙確保のためである。それにより、突出した上顎切歯を後退させるための overjet ができた。アライナーは上下とも 30 枚となった。

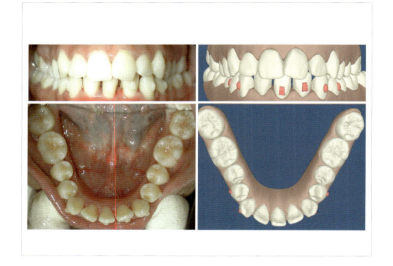

アライナー 12 枚終了後、歯間乳頭は適切になり、抜歯部位に歯間乳頭が形成されると考えられる。口腔内の状態は、クリンチェックで計画した移動と正確に一致している。

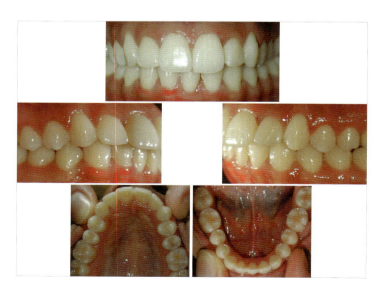

治療終了時の口腔内写真を示す。

生理的な overbite で、Shimstock の分だけ空隙を有する overjet と、安定した Class I となっている。歯間乳頭は、抜歯部位に良好に形成されている。

Topic 21 : Bialveolar Protrusion

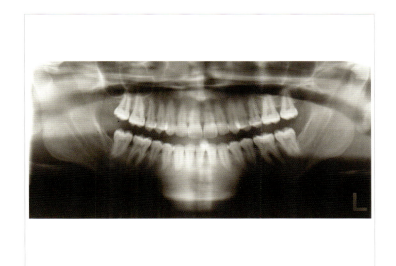

パノラマX線所見を示す。
　下顎切歯の歯根が平行で、歯根間の歯槽骨は生理的な状態である。

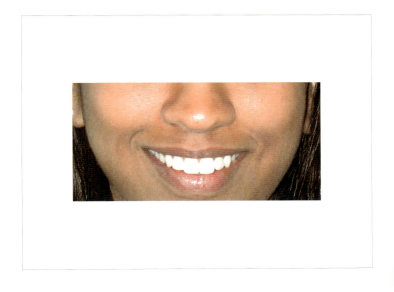

治療終了時の口腔外写真を示す。
　下唇の彎曲に対し上顎歯列が良好な美しい笑顔である。

Topic 21 : Bialveolar Protrusion

Topic 22 : Crowding in the Lower Arch with Cross Bite

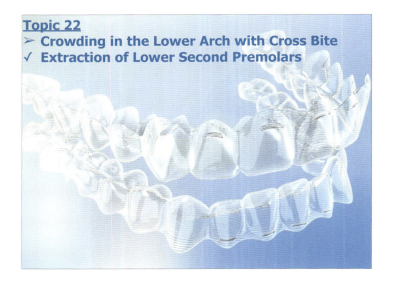

Topic 22：交叉咬合を伴う下顎の叢生
＜下顎第二小臼歯抜歯＞

　この症例は、上顎犬歯欠損と、下顎の重度叢生のために、下顎第二小臼歯の抜歯を計画した。

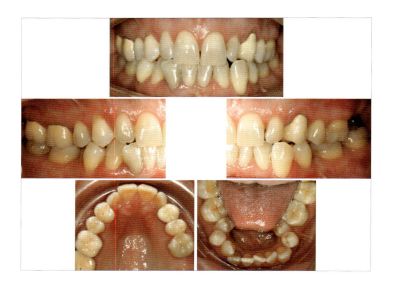

　上顎は #13、#23、#27 が欠損し、下顎では第二小臼歯が舌側傾斜した重度の叢生である。歯周治療後、歯肉は安定した状態で、上下顎に部分的な歯肉退縮がある。

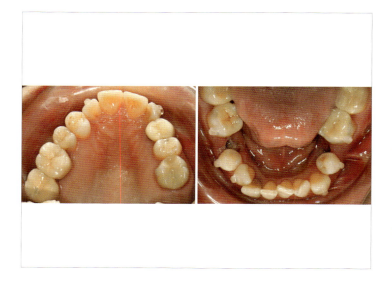

　#35、#45 を抜歯して 1 日後、インビザライン治療を開始し 1 枚目のアライナーを装着した。
　多くの場合、クリンチェック・ソフトウェアは矯正治療に抜歯が必要かどうか判断するのに役立つ。希望する治療結果を得るために、何種類かのクリンチェックを作成すると、とても簡単に抜歯か非抜歯かを選択することができる。クリンチェックでこの症例の最善策として抜歯が示された後に、そのクリンチェックを修正し、最終的に承認した。アライナーがクリニックに到着してから、患者に抜歯を指示した。
　この患者の場合、非抜歯は叢生を改善するためには容認できない方法であった。

Topic 22 : Crowding in the Lower Arch with Cross Bite

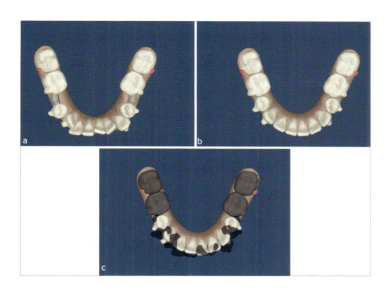

図a：クリンチェック上で #35 と #45 を抜歯し、そこにポンティックを設置した治療開始前の状態である。空隙閉鎖の間、最大の固定源とするために下顎のすべての犬歯、第一小臼歯と大臼歯に垂直長方形アタッチメントを設定した。
図b：計画したクリンチェックの最終結果。
図c：治療前後の重ね合わせ画像。下顎切歯、犬歯と第一小臼歯は抜歯空隙に遠心移動し、第一大臼歯、第二大臼歯は最大の固定源となっている。
下顎は 30 枚のアライナーを計画した。

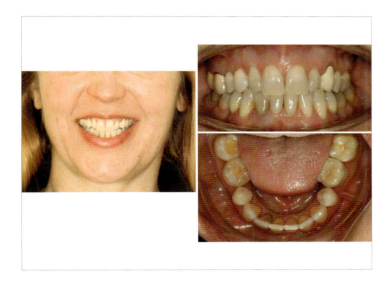

治療終了後の口腔外写真。
　犬歯は欠損し、その部分の歯列が少し張り出しているが、上顎は前から見て審美的に良好である。上顎側切歯は小さく、コンポジットまたはベニア修復で大きくすることにより、笑顔の審美性は改善できた。

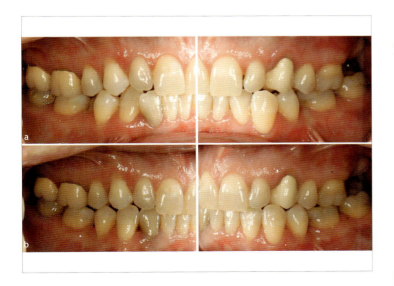

治療開始時（写真a）と矯正治療終了時（写真b）。
　矯正治療終了時では上顎犬歯がなくても良好な咬合状態を示す。さらなる修復処置と新しい補綴処置のために、患者を歯科医に依頼した。

Topic 22 : Crowding in the Lower Arch with Cross Bite

Topic 23: CMD, Incisor Contact, Cl. II Right Side Only

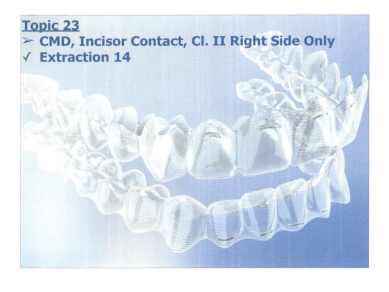

Topic 23
- CMD, Incisor Contact, Cl. II Right Side Only
- Extraction 14

Topic 23：CMD、切歯接触、右側のみ Class II ＜#14 抜歯＞

　片側 Class II で、片側のみの小臼歯抜歯は、特に小臼歯にクラウンや大きな修復物がある場合、両側の安定した咬頭嵌合を得るために好ましい方法である。

　このような特別な状況では、習慣性咬頭嵌合位でも中心位でも、片側性の Class II なのかどうかを検査することが重要である。

　特に CMS (Craniomandibular System) や MMS の機能不全が疑わしい症例では、矯正治療開始前に機能分析を行い、咬合スプリントを用いることは正しい選択である（Chapter 1 を参照）。

咬合スプリントは、将来の矯正治療における正しい中心位を決定するのに役立つ（Topic 49 を参照）。
このトピックでは、上顎の片側小臼歯抜歯を行い、インビザライン単独で治療した例を示す。

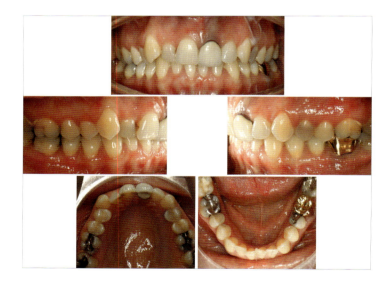

　口腔内写真を示す。

＜診断＞
・補綴物と修復物を新しくする必要がある
・上下切歯の舌側傾斜と挺出
・前歯接触を伴う過蓋咬合
・中心位から習慣性咬合へ後方に 0.5mm シフト
・右側 Class II
・上下歯列に捻転と叢生

＜治療＞
・#14 抜歯でインビザライン治療
・矯正治療後の補綴修復

　インビザライン治療開始前に、#21 は歯科医によってプロビショナル・レストレーションに交換した。

Topic 23 : CMD, Incisor Contact, Cl.II Right Side Only

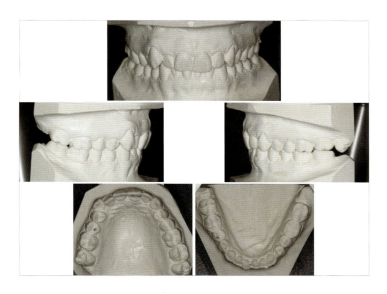

咬合器にマウントした治療開始時の石膏模型を示す。#15 と #45、すべての切歯にのみ咬合接触している。左側の犬歯、小臼歯、大臼歯は完全には咬合していない。#18 は後に抜歯を計画した。このような上顎切歯が後退した過蓋咬合の場合、下顎は咬合スプリントを使用しても、さらに前方に移動することはない。急性 CMD や痛みがある場合、我々は通常、垂直的顆頭の位置を高くするために固定式のスプリントを併用し矯正治療を開始する。矯正治療は CMD 治療の章に記述した手順に従う。

この患者では、切歯の外傷的な咬合干渉を解消するために、すぐに矯正治療を開始することにした。切歯の大きな圧下のために Speed up は有効である。Speed up は、この症例においては、夜間にバランスのとれた前歯部と両側性の臼歯部関係を得るのに役立つ。

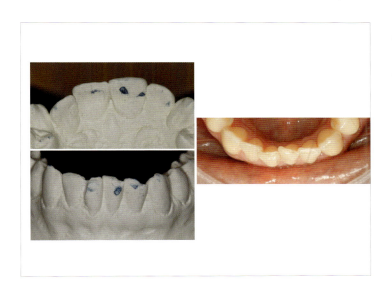

石膏模型と下顎切歯の口腔内写真である。切歯上に重度の咬合性外傷によるエナメル質の咬耗を認める。多くの場合、切歯の咬合接触は、外傷性のエナメル質欠損や、後方歯支持の欠如を引き起こす。後方歯支持の欠如は、顎関節 (Temporomandibular Joint : TMJ) の圧迫を引き起こす。

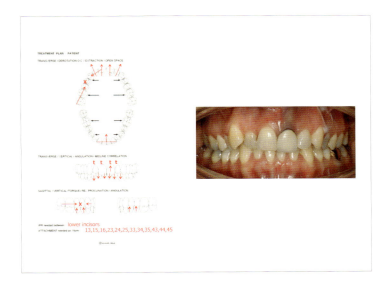

オンライン治療計画をアライン・テクノロジー社に送信する前に、我々はチャートで全体の計画を立てた。

- #14 抜歯
- #15、#16、#17 の歯根を前方移動しつつ近心移動
- #13 遠心移動に続き切歯の移動
- 上顎切歯のトルク
- IPR にて下顎前歯の後退
- 下顎切歯と犬歯の圧下、同様に #21 も圧下
- 下顎小臼歯 0.4mm 挺出
- 生理学的な overjet 0.5mm で終了

Topic 23 : CMD, Incisor Contact, Cl.II Right Side Only

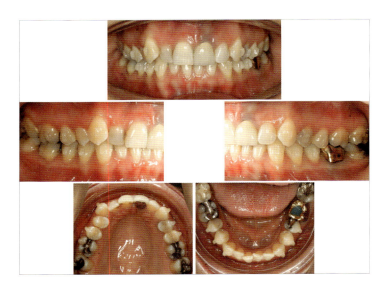

アタッチメントをつけてインビザライン治療を開始した。その後、口腔外科医に #14 抜歯を依頼した。

患者は、抜歯後すぐにアライナーを装着し治療を開始した。

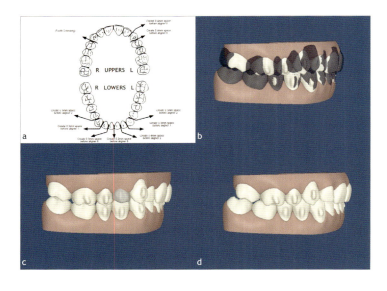

図 a に示す IPR チャートに、上下歯列の隣接面に必要な切削量が記載されている。
図 b：右側面の計画した移動の重ね合わせ画像
図 c：治療開始時で抜歯した #14 部にポンティックが表示されている。
図 d：空隙閉鎖した後の、右側の計画された最終的な歯の位置を示すクリンチェック画像
治療に必要なアライナーは上顎 33 枚、下顎 20 枚が計画された。

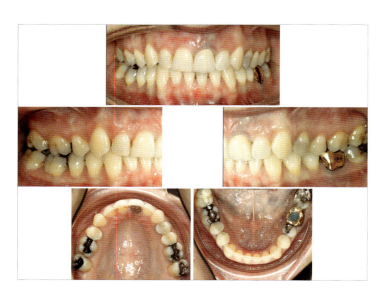

最終結果の写真では、右側においてすべての臼歯が接触し、Full Class II として安定した咬合を示している。近心移動によって #16 の歯冠はやや近心に傾斜しているが、#16、#46 の咬合関係は、歯科医の修復治療で十分に再構築される。

Topic 23 : CMD, Incisor Contact, Cl.II Right Side Only

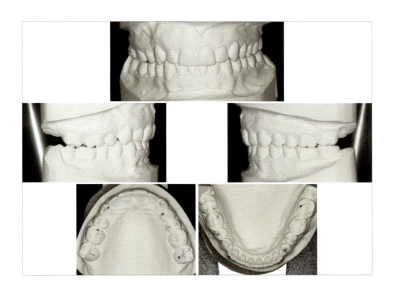

インビザライン治療後に再びマウントされた石膏模型。切歯部は Shimstock foil が引き抜ける程度の空隙を有し、小臼歯と大臼歯は 犬歯誘導時（赤）で完全接触（黒）している。

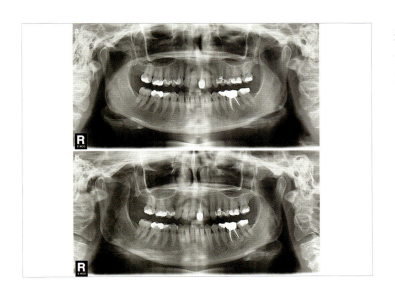

治療開始時と終了後のパノラマX線写真。#15はやや近心に傾斜した歯冠を示しているが、新しい最適アタッチメントは抜歯空隙への傾斜防止に役立つ。#36は再歯内療法が必要であった。

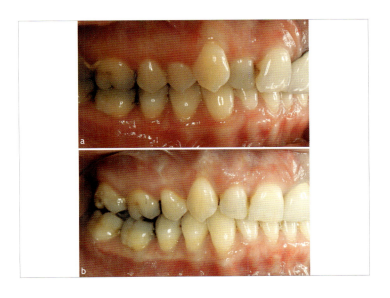

既に石膏模型で示したように、口腔内写真でも、#13と#15がわずかに抜歯空隙に傾斜している。この近心傾斜は咬合干渉を起こすほどではない。

上顎前歯は、パワーリッジ®★を利用すればさらにトルクが得られただろう。

★ アライナー内面に凸型の突起物を設置し（アライナー外側では凹である）、歯根部にトルクを与えるもの。主として、切歯の歯頸部寄りに設置され、II級2類の舌側に傾斜した上顎切歯のアップライトなどに応用される。

Topic 23 : CMD, Incisor Contact, Cl.II Right Side Only

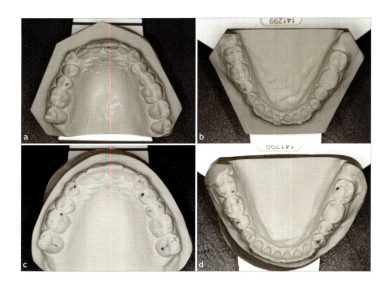

治療開始時(写真 a, b)と治療終了時(写真 c, d)。我々は、切歯の強いコンタクトと、唯一 #15 と #45 の後方支持がある状態で治療を開始し、犬歯誘導と安定した中心位で終了した。治療終了時では、今後の修復治療をするのに最適な状態となっている。

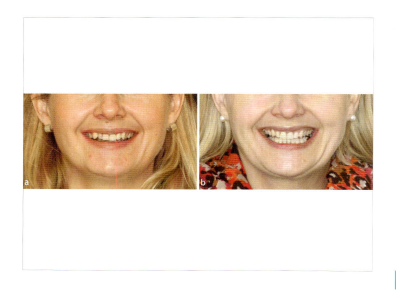

口腔外の治療開始時と終了時の笑顔の状態。スマイル時では、下唇ラインに調和して上顎切歯の審美的改善を示している。

Topic 23 : CMD, Incisor Contact, Cl.II Right Side Only

Topic 24 : Class II Left Side

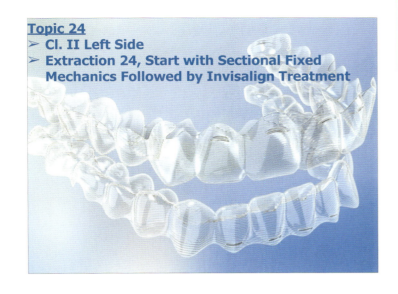

Topic 24：左側 Class II
＜ #24 抜歯、部分的固定式装置で始めて
**　　　　インビザライン治療へ移行＞**

いくつかの小臼歯抜歯症例では、部分的に固定式装置をつけて治療を開始する場合もある。数週間固定式装置をつけて犬歯の遠心移動を行い、側切歯との間に空隙が開いたら、次のアライナーが犬歯を完全に覆うことができるため、犬歯の遠心移動に最適なコントロールが得られる。部分的固定式装置を使うことで、インビザライン治療前に隣接している犬歯に最適な歯根傾斜を与えながら遠心移動することができる。このようなコンビネーション・テクニックによって、インビザライン単独で行うよりも、抜歯空隙への犬歯の歯体移動と、最適な歯根傾斜にて終了することを容易に行うことができる。

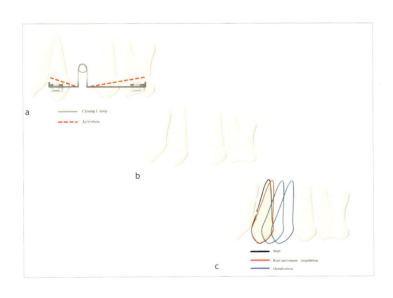

図 a は、Closing loop によって犬歯の遠心移動とアンギュレーションを行っていることを示す。赤い線がアクチベーションである。

図 b は、犬歯のアンギュレーションを行い、犬歯と側切歯の間に隙間ができた状態。このような状態であればインビザライン治療が容易になる（図 c）。

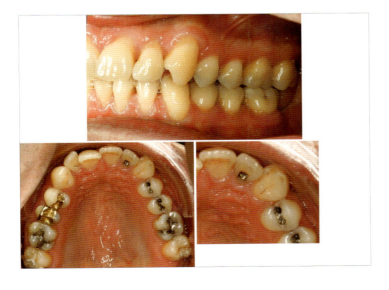

次に治療例を示す。
＜診断＞
・右側に比べ左側で Class II div 2
・叢生
・正中の偏位
・#27 の対合歯の欠損

＜治療＞
・#24 を抜歯
・#23、#25、#26 に部分的固定式装置を併用
・インビザライン治療

Topic 24 : Cl.II Left Side

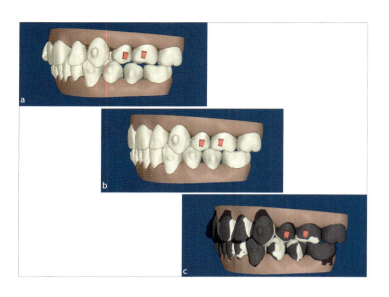

図 a：前治療を部分的固定式装置にて行った後の、インビザライン治療開始時クリンチェック画像。空隙閉鎖をする間の固定源として #23、#25、#26 に垂直長方形アタッチメントを設定した。

図 b：29 枚のアライナーにて空隙閉鎖終了時のクリンチェック画像。

図 c：重ね合わせによる治療開始時と計画した歯の移動量（青：治療開始時、白：計画された最終的な歯の位置）。

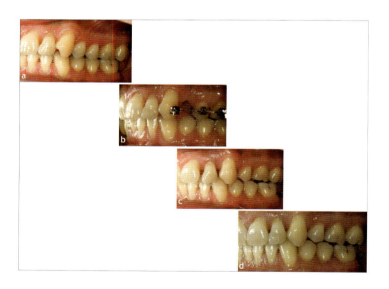

この治療経過から、部分的固定式装置とインビザライン治療のコンビネーション治療は予測実現性の高いことがわかる。

写真 a：治療前は Class II で、#23 に重度の近心傾斜を認める。

写真 b：#24 を抜歯した後、部分的固定式装置で治療を開始した。

写真 c：前治療の数ヶ月後にインビザライン治療を開始した。側切歯と犬歯の間に 1.5mm の隙間が開いていれば、インビザライン治療を確実により早く開始できる。本症例は、犬歯を抜歯空隙に 3mm 以上、遠心移動したことで、#22 の遠心に最適なスペースを得て、アライナーが犬歯と側切歯の歯冠を最大に覆うことができた。

写真 d：治療終了時の写真では、生理的な犬歯の傾斜が得られ 1 歯対 2 歯の関係になっている。

Topic 25 : Bialveolar Protrusion

Topic 25
- Bialveolar Protrusion
- Extraction Upper and Lower Premolars

Treatment by Dr. K. Ojima

Topic 25：上下顎前突 ＜上下小臼歯抜歯＞ 　　　尾島　賢治

歯を配列する際に、抜歯を行い空隙確保が必要な場合がある。上下左右の抜歯により大幅な空隙確保を行うことができる反面、治療の難易度が高くなる。小臼歯4本抜歯のインビザライン治療における戦略的な歯の移動コントロールで重要なことを以下に示す。

- アライナーの特性を考慮する
- アンカレッジコントロール
- ステージング
- アタッチメントの選択
- エラスティックの併用
- リファインメントのタイミング
- リカバリーのテクニック

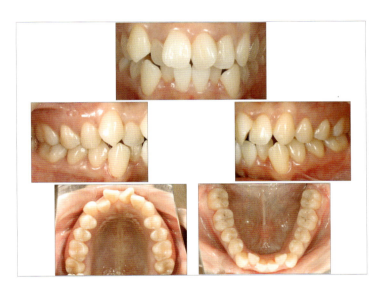

＜診断＞
- 骨格性 Class II
- 歯性 Class II
- 上下前歯部重度の叢生
- #21 捻転
- #13 低位唇側転位

＜治療計画＞
- #14、#24、#34、#44 の抜歯、インビザライン治療
- Class II エラスティック
- 抜歯空隙の閉鎖
- Class I 関係の確立
- 生理的な overjet と overbite の構築

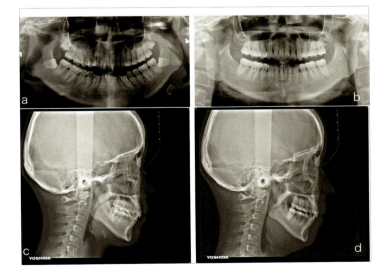

写真 a：初診時のパノラマX写真。上下左右の第三大臼歯が確認できる。左右の下顎頭は形態に異常を認めない。
写真 b：治療終了時のパノラマX線写真。すべての第三大臼歯と上下左右の第一小臼歯が抜歯され、空隙は完全に閉鎖されている。歯根の傾斜は見られない。パノラマX線から歯根のパラレリングが確認できる。
写真 c：初診時のセファロ写真。
写真 d：治療終了時のセファロ写真。上下顎前歯の後退が確認できる。

Topic 25 : Bialveolar Protrusion

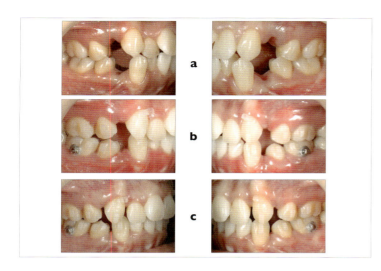

治療過程の側方面を示す。
写真 a：#14、#24、#34、#44 の抜歯を行ったインビザライン治療開始前
写真 b：インビザライン治療開始時。アタッチメントと、ボタン（#36、#46）、フック（#13、#23）を設置し Class II エラスティックで牽引して、犬歯の遠心移動を行った。
写真 c：犬歯が後退され空隙閉鎖が行われている治療途中。大臼歯のアンカレッジロスがない。また、ステージングのコントロールにより Bowing effect が回避されている。

今回、選択しているのは垂直長方形アタッチメントである。

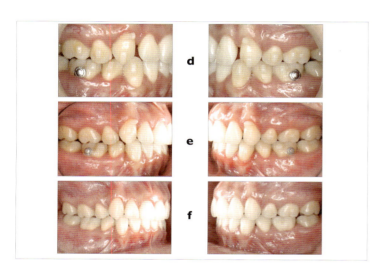

写真 d：#14、#24、#34、#44 の抜歯空隙が完全に閉鎖した状態を示す。アライナー単独で抜歯空隙閉鎖が行えることがわかる。
写真 e：前歯部のトルクやアンギュレーションなどの詳細な移動に入る前に再度 PVS を行い、リファインメントを開始した。
写真 f：治療終了時。すべての抜歯空隙が完全に閉鎖され、左右が犬歯誘導で Class I の咬合関係を獲得している。生理的な overbite と overjet を確立している。

治療期間を短縮しようとしてステージ数を少なく設定すると大臼歯の傾斜が起こるので注意する。

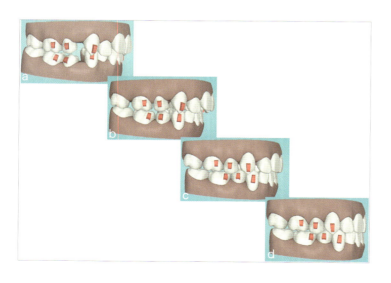

治療経過のクリンチェック画像を示す。
図 a：治療開始時
図 b：犬歯の遠心移動が行われている。
図 c：抜歯空隙が閉鎖している。
図 d：計画した治療終了時

Topic 25 : Bialveolar Protrusion

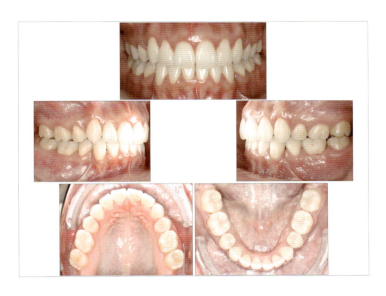

治療の最終段階
- 左右 Class I の確立
- 正中線の一致
- #21 の捻転の改善
- #13 の配列
- 完全な抜歯空隙の閉鎖
- すべての臼歯が接触し、Full Class I で安定した咬合を示している。
- 生理的で機能的な overjet と overbite が確認できる。

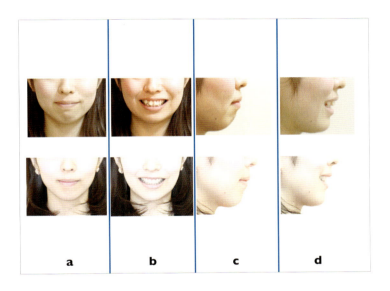

a　b　c　d

4本の小臼歯抜歯によるインビザライン治療前（上）、治療後（下）の口唇閉鎖時（写真 a）、スマイル時（写真 b）と、プロファイル（写真 c, d）の比較。インビザライン治療後の口唇閉鎖時にはオトガイ筋の緊張がなく、よりよい状態である。側方プロファイルが改善されたことがわかる。

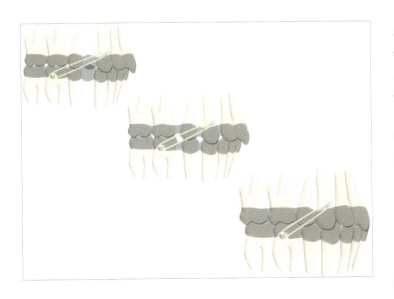

　上下小臼歯抜歯症例では、抜歯部位のアライナーがたわみ、予測と違う移動になることがある。アライナーの特性を考慮し、上下小臼歯抜歯のインビザライン治療においてとても重要なことは、Class II エラスティックを使用することである。
　エラスティックにより上顎の後方に力が加わり、上顎大臼歯の固定源の強化につながる。また、Bowing-effect も回避できる。
　我々が #13、#23 に直接フックを設置してエラスティックで牽引する理由は、アライナーが咬合面方向の「脱離方向」に力が加わらず、歯とアライナーの適合が上がって歯のコントロールが増すためである。

Topic 26 : Class II Treatment

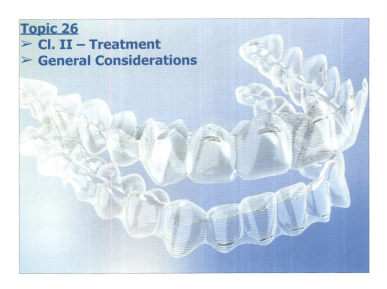

Topic 26：Class II の治療
総論

このトピックでは Class II 症例について説明する。

骨格性 Class II を Topic 42 で、成人の外科手術併用例については Topic 45 で記述する。

すべての症例をインビザライン治療で行った。

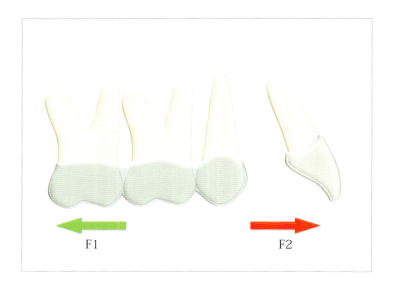

ある物体が別の物体に対して F1 の力を発揮するとき、その物体は同時に最初の物体に対し F2（−F1）の力を発生させる。これは、F1 と F2 が等しく、反対方向の力であることを意味する。

ニュートンの運動の第三法則によれば、歯の移動には常に固定源が必要である。特に、インビザライン治療での遠心移動は、望まない近心抗力を避けるために Class II エラスティックによる固定源が必要である。

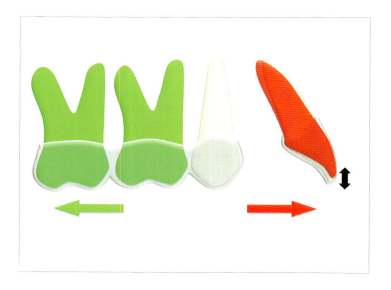

固定源の欠如は、上顎切歯の相対的圧下と、それによるアライナーの前歯部に空隙を生じさせ、結果として前歯部の唇側傾斜が顕著になる。矯正による歯の移動で、固定源は必要不可欠であり、アライナー矯正においても否定することはできない。

解決法として、上顎犬歯の遠心移動を開始するときに上顎切歯にアタッチメントをつけると、大きな固定源となる。

Topic 26 : Class II Treatment

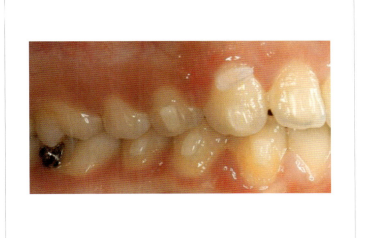

Class II で上顎の遠心移動が計画されたほとんどの患者において、我々は上顎犬歯に透明のオリジナルのフック★、下顎第一大臼歯にはボタンを設置し、Class II エラスティックを使用している。エラスティックによる犬歯の回転を避けるため、犬歯にアタッチメントをつけている。固定源とするエラスティックは、弱い力で十分である。

患者には、上顎第二大臼歯の遠心移動中は夜間のみ、第一大臼歯の移動開始からは日中3時間、エラスティックを装着するように指示する。

★ Dr.Schupp オリジナル

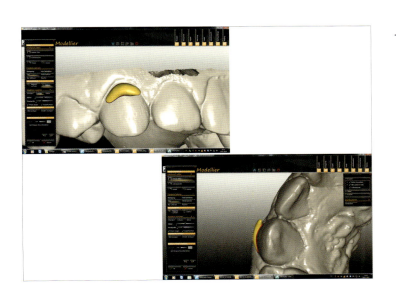

左図に示すように、フックは Zirkonzahn Software にて設計され、透明プラスチックで製作される。

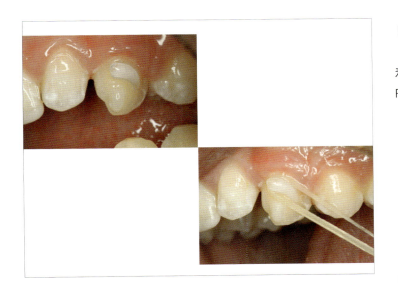

手作りのフック（George Dental＊）は従来のブラケット装着手順で接着できる。このため、フックの接着面（基底面）はサンドブラスト処理をしてから最適な接着のためにボンディングにてコーティングされる（e.g. Perlibond, Scheu Dental）。

＊http://www.george-dental.de

Topic 26 : Class II Treatment

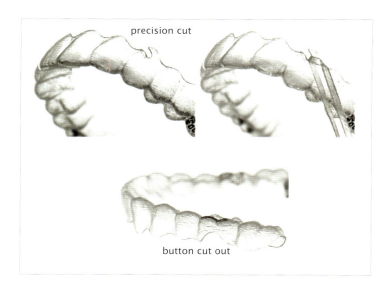

接着性フックの代わりに、エラスティックをかけるためのプレシジョンカットをクリンチェックで指示することができる。接着性フックあるいはボタンの場合には、クリンチェックでボタンカットを指示する。

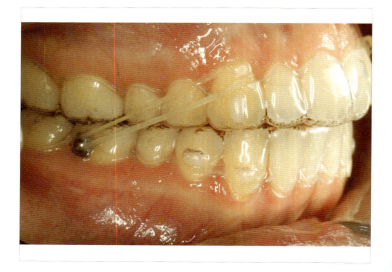

Class IIの治療は、Class IIエラスティックによって固定源を追加することが可能である。遠心移動は、我々のクリニックでは次の順序で計画している。

最初は例外なく、第二大臼歯を単独で遠心移動することから開始し、第二大臼歯が50%遠心移動したら、第一大臼歯の遠心移動を開始する。小臼歯の遠心移動は、第二大臼歯の移動を終了してから開始する。犬歯の遠心移動は、第一大臼歯の移動が終了してから開始する。#12、#11、#21、#22のアタッチメントは、犬歯の遠心移動を開始するときに大きな固定源として働く。

動的移動終了後、患者は少なくとも3ヶ月は保定としてClass IIエラスティックを使用するよう指示する。

Topic 27 : Class II Highly Erupted Upper Canines

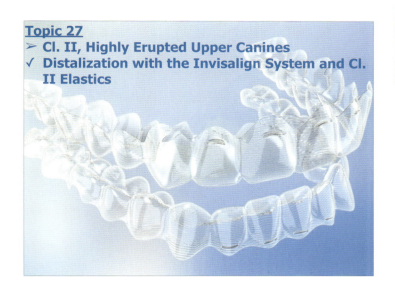

Topic 27：Class II、低位犬歯
＜インビザライン治療と
　Class II エラスティックによる遠心移動＞

続いて、インビザライン治療による Class II 治療について説明する。ここに示す症例は、上顎犬歯が低位にあって、犬歯誘導を獲得するために挺出と遠心移動を行った症例である。

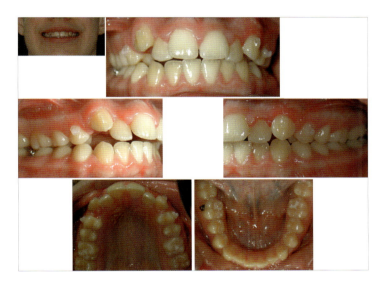

＜診断＞
・Class II
・上下歯列の叢生と捻転
・前歯部開咬
・上顎右側の低位犬歯

＜治療＞
・Class II エラスティックによる上顎歯列の遠心移動
・上下歯列の配列
・低位にある #13 と #23 の挺出
・筋機能療法

治療開始時、垂直長方形アタッチメントで上顎犬歯を挺出させ、#14 と #24 にフック、#36 と #46 にボタンを接着し、Class II エラスティックを設定した（#36 は脱離し再接着した）。

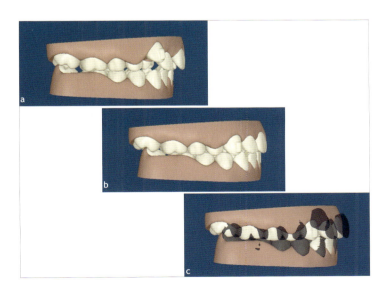

図 a：治療開始時の右側のクリンチェック画像
図 b：計画した最終結果のクリンチェック画像（ファーストフェーズ 51 枚）
図 c：歯の移動量を示した重ね合わせ

アライナーの枚数が多いため、患者には 14 日ではなく 10 日ごとに交換するよう指示した。

Topic 27 : Class II Highly Erupted Upper Canines

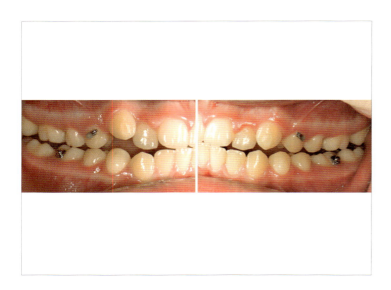

＜13枚目のアライナー治療過程＞
　上顎第一小臼歯に装着していた透明な既製プラスチックフックはメタル製に変更した。以前はこの患者のようにメタル製フックが必要であったが、現在では接着安定性が増加したので、我々の技工室で作製している透明なオリジナルのフックを使用している（Topic 26参照）。

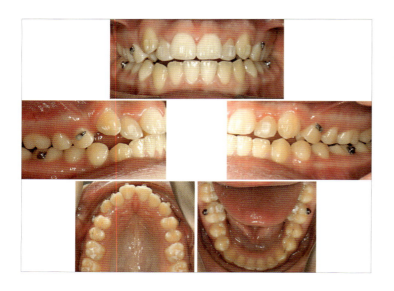

　治療過程で、大臼歯と小臼歯はFull Class I となっている。これから行う犬歯遠心移動の主な固定源として、上顎切歯にアタッチメントを追加した。

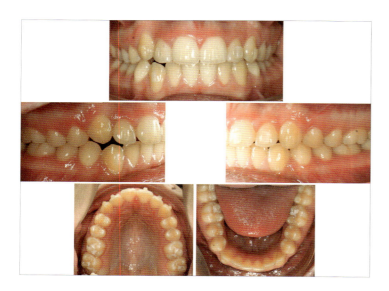

　ファーストフェーズを終了し、リファインメントを開始したときの口腔内写真である。
　#13は十分な犬歯誘導を得るために、さらに挺出させる必要があった。下顎前歯にわずかな捻転が残っている。

Topic 27 : Class II Highly Erupted Upper Canines

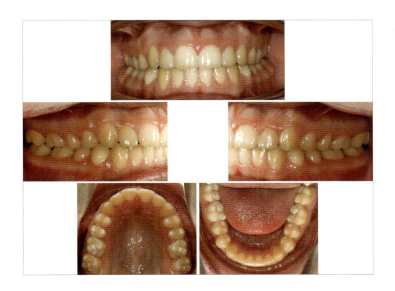

インビザライン治療はマルチブラケット治療に比べ低侵襲であるため、治療終了後に少しも脱灰や、ホワイトスポット、歯根吸収が認められなかった。

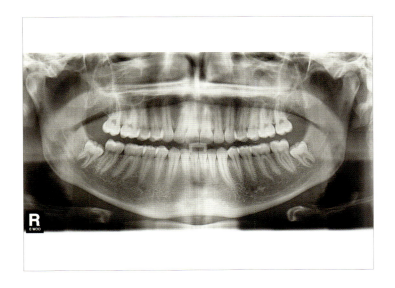

病理所見のない、最終的なX線写真を示す。
#38と#48は抜歯をすすめた。

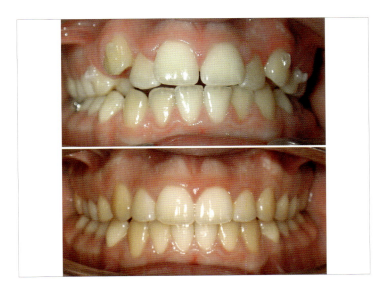

治療前後を比較すると、#13と#23は完全に挺出し、生理的な前歯関係になっている。

Topic 27 : Cl.II Highly Erupted Upper Canines

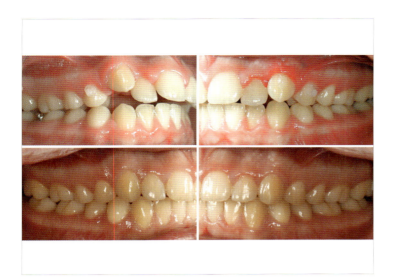

治療前後の比較。#13 と #23 の挺出量が確認できる。

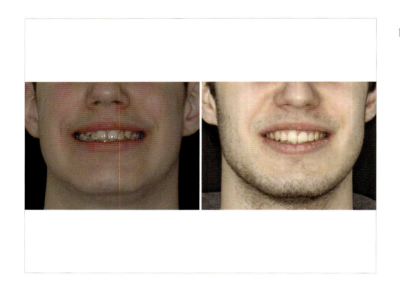

治療終了後、笑顔の写真。下唇の彎曲と調和した上顎歯列が見られる。

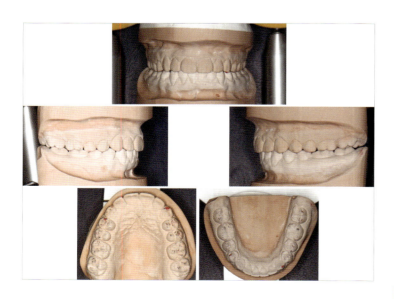

SAM 咬合器 * にマウントした治療終了時の石膏模型。すべての小臼歯と大臼歯はフルコンタクトしている（黒）。下段に、小臼歯誘導と犬歯誘導を示す（赤）。

*Rocky Mountain Morita Corporation (http://www.rmmc.co.jp)

Topic 27 : Class II Highly Erupted Upper Canines

Topic 28 : Class II div 2
<インビザライン治療と
　Class II エラスティックによる遠心移動>
<上顎中切歯トルクのためのパワーリッジ>

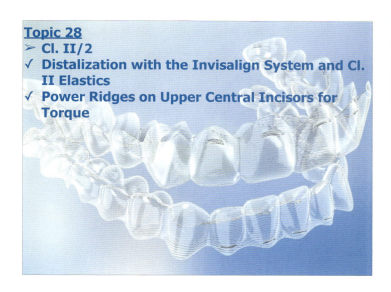

このトピックでは、インビザライン治療と Class II エラスティックを併用して、Class II div 2 の症例を治療した例を示す。

　上顎中切歯に対するトルクを最大限とするために、治療期間中 #11、#21 にパワーリッジを設定した。最適な矯正力を実現するために、側切歯と犬歯に固定源を得る目的でアタッチメントを追加した。

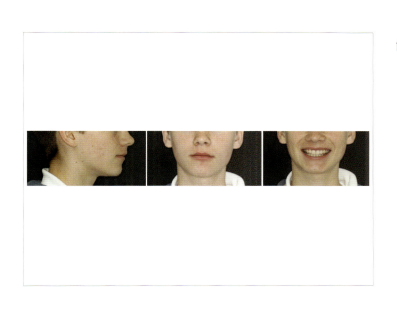

治療開始時の口腔外写真では、口唇の横幅に対し上顎歯列が調和した審美的なプロファイルを示す。

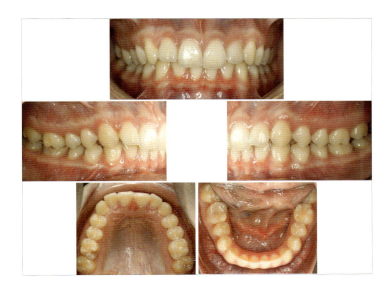

治療開始時の口腔内写真は、両側の Class II 関係、舌側傾斜した #11 と #21、#11 より挺出した #21、軽度叢生と歯性過蓋咬合を示す。

Topic 28 : Class II div 2

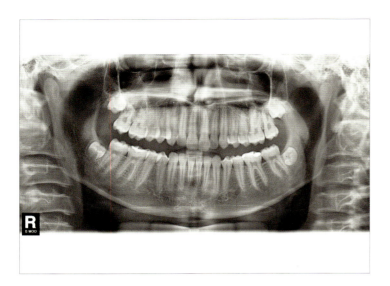

治療開始前のパノラマX線写真を示す。#36と#46に古いコンポジットレジンの欠損と頬側咬頭の欠如が見られ、矯正治療後の再治療が計画された。この患者はすべての智歯を抜歯するため口腔外科医へ紹介された。

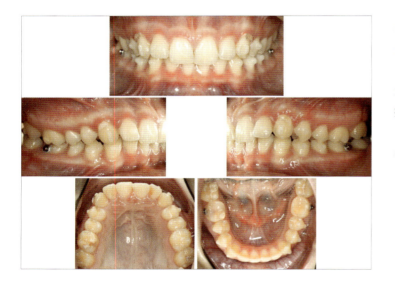

上顎犬歯と下顎第一大臼歯にClass IIエラスティックをかけるためのフックとアタッチメントを設置したインビザライン治療開始時の口腔内写真を示す。

ファーストフェーズは48枚のアライナーで構成された。治療期間を短縮するため、患者にはアライナーを交換する日数を14日から10日に変更するよう指示した。

アライナーの装着日数の変更は、インビザライン治療の経験が十分にない場合は行うべきでない。

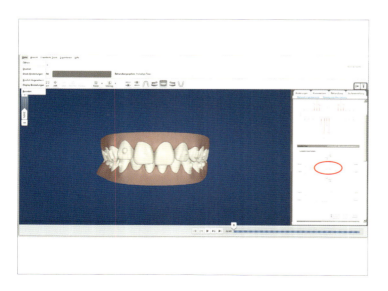

下顎中切歯#31、#41と同様に、上顎中切歯#11、#21に対するトルクのためにパワーリッジが設定されたクリンチェック画面（赤い丸で囲んだ部分）を示す。

Topic 28：Class II div 2

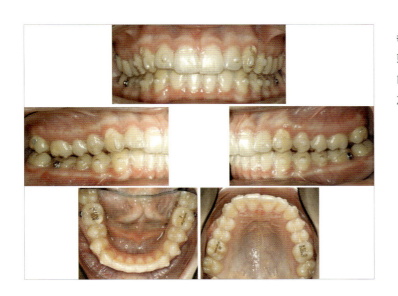

　5枚目のアライナーを装着した口腔内写真を示す。#11 と #21 にパワーリッジが設定されている。適合状態はパワーリッジも含め、完璧な状態である。上顎側切歯と犬歯のアタッチメントは、トルクを付与するための加強固定として設置した。

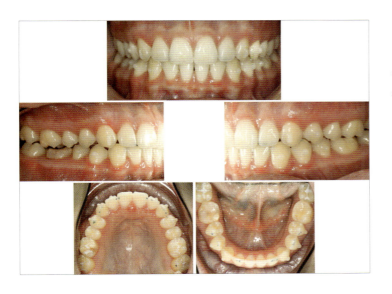

　48枚のアライナーを使用後の口腔内写真を示す。
　臼歯部を咬合させ、前歯部の咬合接触を改善するためにリファインメントを追加する目的でスキャニングを行った。#36 と特に #46 には、矯正治療後に新しく修復治療を行うので挺出は計画しなかった。

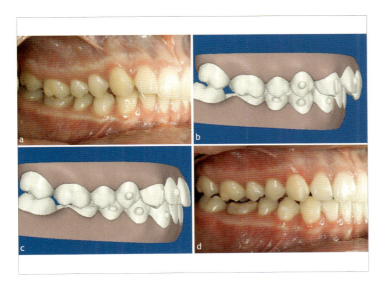

写真 a：初診時の口腔内写真
図 b：クリンチェックの状態
図 c：最終のクリンチェックの状態
写真 d：17ヶ月のリファインメント前の治療終了時口腔内写真の比較

Topic 28 : Class II div 2

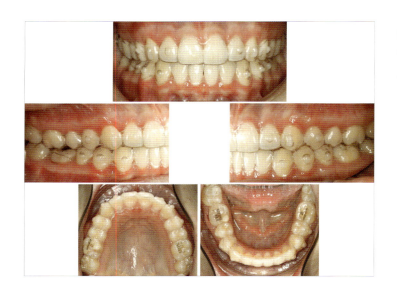

　ファーストフェーズにおいて、最後のアライナーを装着した口腔内写真を示す。アライナーの適合状態は完璧である。3枚のオーバーコレクションを含む9枚のアライナーで追加のリファインメントを計画した。

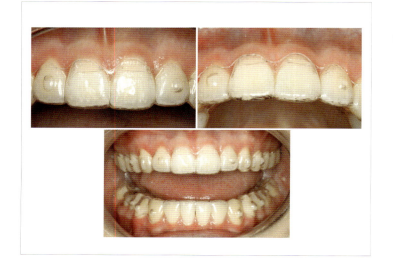

　#11と#21におけるパワーリッジの詳細な口腔内写真を示す。17ヶ月後のファーストフェーズにおける最終アライナーの適合状態は良好で、歯肉に炎症は見られず、アタッチメントをアライナーが完全に捕らえている。

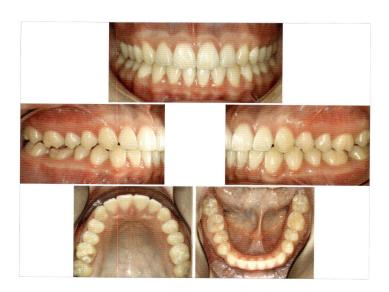

　Class I におけるインビザライン治療後の口腔内写真では、機能的な前歯の関係と犬歯誘導が見られる。#36と#46には治療開始時から新たな修復治療が計画されていた。

Topic 28 : Class II div 2

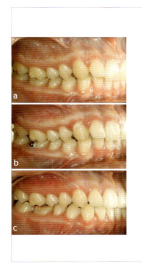
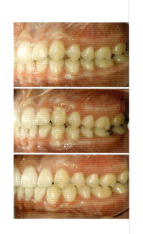

治療経過の比較
写真 a：インビザライン治療開始時
写真 b：アタッチメントと Class II エラスティックをかけるフックとボタンを設置したインビザライン治療開始時
写真 c：Class I で機能的な前歯関係の矯正治療終了時

この時点で、#36 と #46 の新たな修復治療のため、患者は一般歯科医院に紹介された。

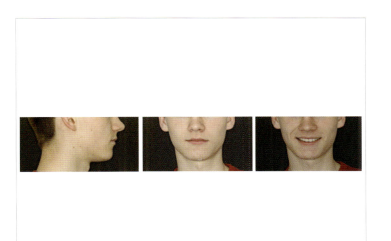

治療終了時の口腔外写真を示す。

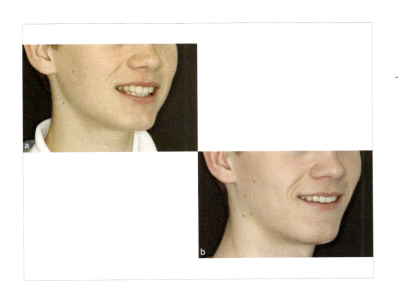

インビザライン治療前後で、側方の笑顔を比較した。
　写真 a：治療前、写真 b：治療後
　後退した上顎前歯はトルクが与えられ、下唇の曲線は上顎切歯の曲線と調和している。

Topic 28 : Class II div 2

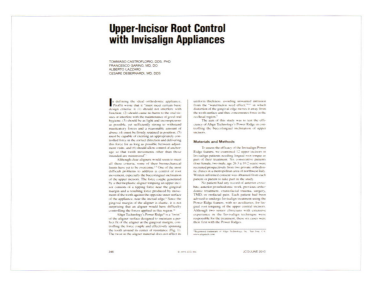

　Tommaso Castroflorio らの論文は、パワーリッジを使用したインビザラインによるトルクコントロールは予測可能性があると述べている (Castroflorio T, Garino F, Lazzaro A, Debernardi C; Upper-Incisor Root Control with Invisalign Appliances, J.Clin.Orthod., 2013 Jun;47(6):346-51)。

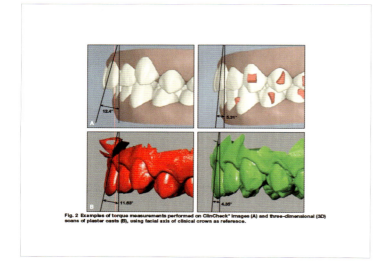

Fig. 2 Examples of torque measurements performed on ClinCheck® images (A) and three-dimensional (3D) scans of plaster casts (B), using facial axis of clinical crown as reference.

　2013年6月にJOCで出版された論文「インビザラインによる上顎前歯のルートコントロール」の中で、Tommaso Castelflorio や Francesco Garino らの著者は、アライナーで行うトルクコントロールにおいてパワーリッジの効果について述べている。

　インビザラインは上顎前歯のトルクコントロールにおいて適切な選択肢の1つである。アライナーは、ブラケットのデザインおよび配置や歯の形態に関連した欠点がなく、カスタマイズされた治療法を提供する。

　従来の報告では、歯根の傾斜移動と固定装置と同等のルートコントロールの確立は、熱可塑性装置に限定された能力として実証されてきたが、我々が行ったパワーリッジの研究では、10°の歯根傾斜は十分に行うことができる（10°の歯根傾斜が必要なとき、トルクの損失は無視できる）。

　ゆえに、パワーリッジを伴ったアライナーでは、少なくともいくつかの方法で可能とされるものに比べ、より良好な上顎切歯のコントロールが行える。

Topic 29 : Cl.II, Teen with All Permanent Teeth Erupted

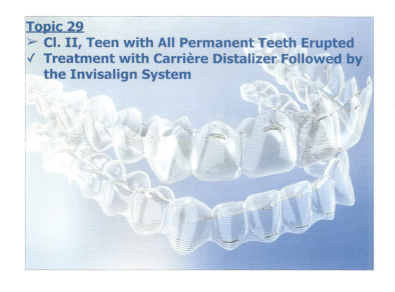

Topic 29
- Cl. II, Teen with All Permanent Teeth Erupted
- Treatment with Carrière Distalizer Followed by the Invisalign System

Topic 29：
Class II、すべての永久歯が萌出した10代
＜ Carrière Motion® *(ODS) 後に
インビザライン治療＞

　抜歯を避け、難しいClass IIを単純なClass Iにするために、我々はしばしばCarrière Motionで治療を開始しClass Iとなったら、直ちにインビザライン矯正治療をする。Carrière Motionは上顎犬歯と第一大臼歯を固定して直接ボンディングする装置である。

　Class IIエラスティックの固定源を得るために、下顎の第一大臼歯にメタルボタンを接着し、さらに下顎前歯の不要な傾斜を避けるために保定用スプリント（Lamitec**）を製作する。

　患者にはエラスティックを常時装着し、夜間と日中の数時間は下顎のスプリントを固定源として装着するように指示する。

　Carrière Motionは上顎の臼歯をブロックで遠心移動し、同時に上顎の第一大臼歯の捻転をとり、アップライトする。

* Ortho Dentaurum（http://www.ortho.co.jp/product）

** Dr.Hinz Dental（ttp://dr-hinz-dental.de）

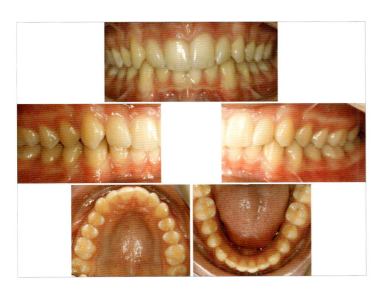

＜診断＞
・Class II
・上顎切歯の舌側傾斜
・下顎犬歯と切歯の挺出
・過度のスピー彎曲
・過蓋咬合

＜治療＞
・Carrière Motionによる遠心移動
・インビザラインによる治療

　患者は14歳で、右側Full Class II、左側Class II（軽度）であった。

Topic 29 : Cl.II, Teen with All Permanent Teeth Erupted

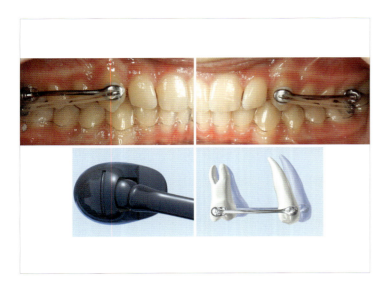

　Carrière Motion は、犬歯または小臼歯から大臼歯までの臼歯ブロックを遠心移動しながら、上顎第一大臼歯の捻転 とアップライトによって臼歯の咬合を理想的な Class I にする。他の装置が使用されていない治療開始時に使用され、平均で 3 〜 6mm の小臼歯と大臼歯の遠心移動が可能である。

　写真に示すように、上顎犬歯と第一大臼歯に Carrière Motion を装着して治療を開始した。下顎の第一大臼歯にメタルボタンを装着し、このゴムの力に対抗して下顎の保定と固定源のために保定用スプリントを使用した。

　図は、Carrière Motion の関節部と構造を示す。

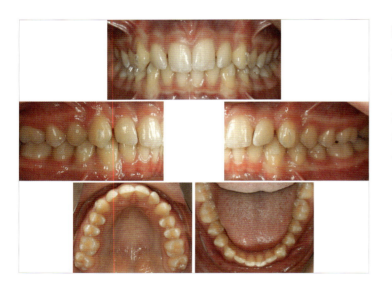

　Carrière Motion を装着して遠心移動開始 14 週間後、Full Class I になったのでインビザライン治療を開始した。好ましくない後戻りを避けるために、インビザライン治療中も Class II エラスティックの使用を継続するよう推奨する。本症例では、アライナー治療の間も、上顎犬歯のフックと下顎大臼歯のボタン、またはアライナーにプレシジョンカットを行い、Class II エラスティックを使用した。

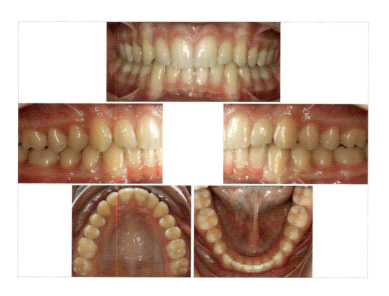

　最終的な咬合は、Class I で小臼歯、大臼歯がフルコンタクトして、犬歯誘導になっている。Overbite と overjet は生理的関係になっている。

Topic 29 : Cl.II, Teen with All Permanent Teeth Erupted

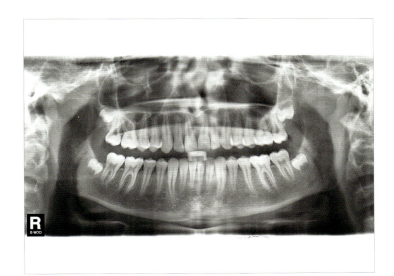

パノラマX線写真を示す。歯体移動による上顎の遠心移動を示す。#18、#28、#38、#48は抜歯をすすめた。

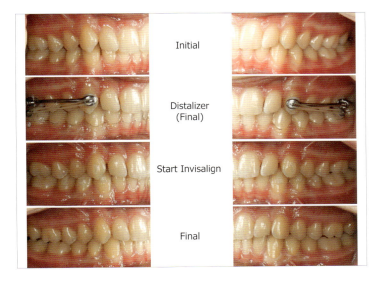

＜治療の経過＞
不安定な Class II で切歯の外傷的な接触を有する過蓋咬合であったが、Carrière Motion とその後のインビザラインのコンビネーション治療により良好に改善された。

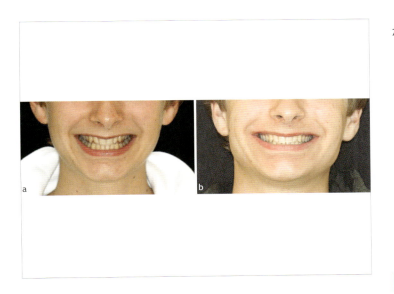

狭窄歯列は側方拡大され、最初のバッカルコリドーが歯で満たされたために、著しく審美的に改善している（頬と歯の位置関係が改善された）。

Topic 30 : Class II

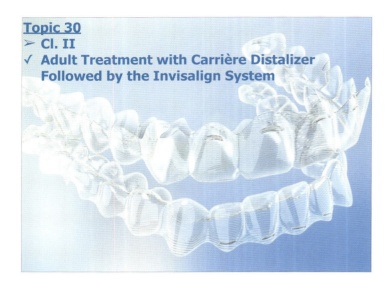

Topic 30 : Class II
＜インビザライン治療に先行して Carrière Motion を使用した成人の治療＞

前のトピックで示したように、インビザライン治療に先行して行う Carrière Motion による矯正前治療は、若年者において有効なコンビネーション治療となりうる。前述したコンビネーション治療は、患者のコンプライアンスが十分な場合は成人においても行うことができる。

このインビザラインの前治療は、10代の患者の場合（3～4ヶ月）に比べると、成人ではより時間がかかる（5～10ヶ月）。

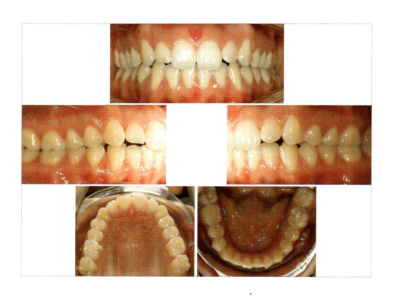

＜診断＞
・Class II
・舌側に傾斜した上顎切歯
・上下歯列の叢生
・開咬傾向

＜治療＞
・Carrière Motion による遠心移動
・インビザライン治療

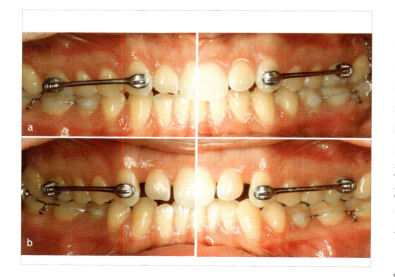

Carrière Motion

Carrière Motion は上顎の犬歯と第一大臼歯に接着される。下顎には、フックを組み込んだ部分的なワイヤーを左右の第二小臼歯と大臼歯に固定する（写真a）。加えて、下顎に可撤式のアライナー (Lamitec, Hinz) を装着し、エラスティックによる下顎前歯の望まない傾斜を回避する。6ヶ月間常時エラスティックを装着した後の口腔内写真では、上顎切歯の近心と遠心に空隙ができ、左右ともに Class I を示している（写真b）。この時点で、左右の Carrière Motion とワイヤーを除去し、インビザライン治療を開始した。最初のインビザライン アライナーが届くまでの間、上下に可撤式の保定用アライナー（吸引形成法で作られたスプリント：vacuum formed splints）を装着した。

Topic 30 : Class II

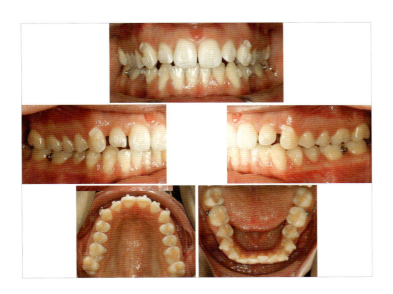

遠心移動開始から6ヶ月後にCarrière Motionを除去し、完全なClass Iの状態でインビザライン治療を開始した。

インビザライン治療の間も、後戻りを避けるためにClass IIエラスティックを継続して使用することをすすめた。Class IIエラスティックを使用するために、上顎犬歯と下顎大臼歯にフックとボタンを設置するためのボタンカット、もしくはプレシジョンカットを追加した。

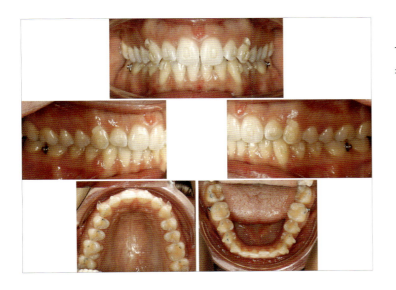

アライナー治療から9ヶ月後の口腔内写真を示す。

下顎前歯にわずかな叢生が残り、その改善を目的として、リファインメントを行うために印象採得もしくはスキャニングを行った。

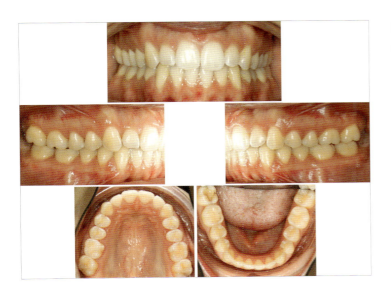

最終的な咬合はClass Iで、小臼歯と大臼歯はすべて咬合し、犬歯誘導である。Overbiteとoverjetは生理的な関係にある。

Topic 30 : Class II

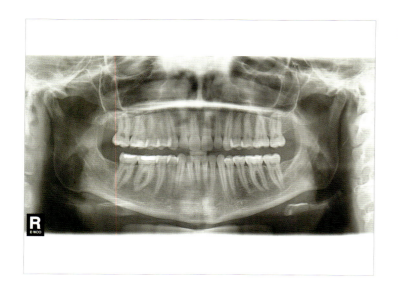

パノラマ X 線写真は、遠心移動を行った上顎の歯が歯体移動したことを示す。

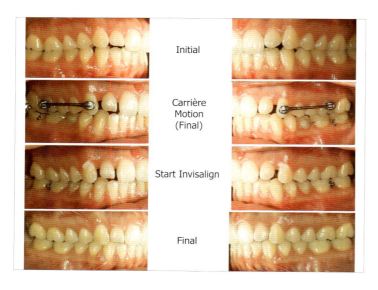

＜治療経過＞

Carrière Motion とインビザラインを組み合わせた治療で、最初の Class II が改善された。

全治療期間は 2 年であった（6 ヶ月の Carrière Motion による治療、1 年 6 ヶ月のインビザライン治療）。

Topic 31 : CMD, Crossbite, Deep Bite, Cl.II

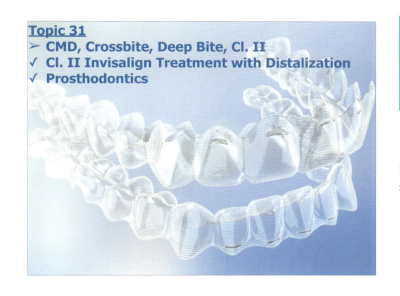

Topic 31
➢ CMD, Crossbite, Deep Bite, Cl. II
✓ Cl. II Invisalign Treatment with Distalization
✓ Prosthodontics

**Topic 31：
CMD、交叉咬合、過蓋咬合、Class II
＜遠心移動による Class II
　　　インビザライン治療＞＜補綴治療＞**

　このトピックは、成人で Class II エラスティックとアライナーを使用して遠心移動した症例である。治療は、最初に咬合スプリント治療、その後インビザライン治療、最後に修復あるいは補綴処置の順で行った。

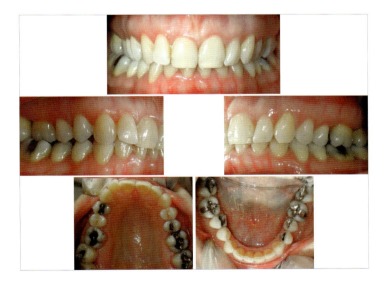

＜診断＞
・Class II
・上下歯列の叢生と捻転
・前歯接触による臼歯の高さの欠如
・#11 と #21 の舌側傾斜
・#16 と #46 の交叉咬合
・CMD 症状と痛み（頭痛、頸部の痛み）

＜治療＞
・可撤式スプリント療法
・インビザライン治療
・補綴修復治療 (Dr. W. Boisserée, M. Läkamp)

　患者は頭痛、頸部の痛みと CMD を主訴に来院した。治療は下顎に可撤式のスプリントを使用し、インターディシプリナリー治療として手指による理学療法を 6 ヶ月行った。痛みがとれた後に、Class II、交叉咬合と、過蓋咬合による前歯の接触を改善するため、矯正治療計画を立てた。矯正治療後、Dr. W. Boisserée と 歯科技工士 M. Läkamp による補綴処置を行った。

Topic 31 : CMD, Crossbite, Deep Bite, Cl.II

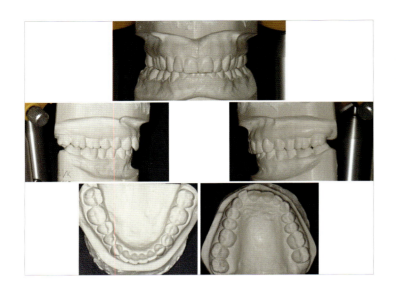

スプリント療法を終えた後、SAM咬合器にマウントした石膏模型で計画を立てた。患者は切歯の接触によって下顎が後方位に押し込まれ不安定な咬合状態であった。後方支持の不足はなかった。

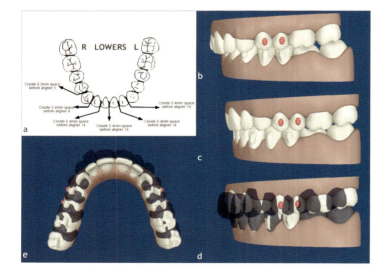

図a：顎の叢生を改善するためのIPRの量を示す。

図b：このファーストクリンチェックでは、アタッチメントを設置してからスキャニングを行っている。そのため、#33、#34、#35のアタッチメントは白く表示されている。#24、#25のアタッチメントはスキャニング時に設置されていたものではなく、クリンチェック上で追加されたものである。さらに、#23にフック、#36にメタルボタンを設置した後スキャニングが行われたため、Align Technologyが歯肉のマージンを持ち上げて再現している★。

図c：62枚のアライナーで計画された最終結果のクリンチェック画像。

図d, e：治療前後の重ね合わせ画像。Class I関係を得るための上顎に必要な遠心移動量を示す（青：治療開始時、白：計画された最終的な歯の位置）。

★本法は、Dr.Shupp独自の方法で、通常、アタッチメント、ボタンやフックを設置してからスキャニングまたはPVSを行って提出してもアライン・テクノロジーに承認されず、再PVSが必要となります。

Topic 31 : CMD, Crossbite, Deep Bite, Cl.II

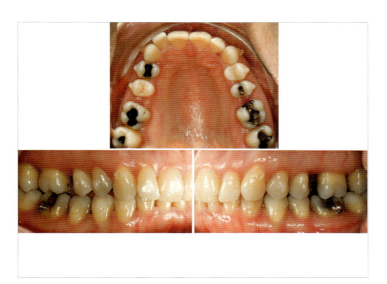

遠心移動は、最初に第二大臼歯を移動し、その後、第一大臼歯を移動するという、我々の一般的な遠心移動方法で計画した。第二大臼歯の遠心移動が終了した後、小臼歯の遠心移動を開始した。

この写真は、小臼歯の移動を開始する段階である。上顎の両側犬歯には、Class II エラスティックのためのフックがつけられている。フックを直接、歯に装着し力をかけるときは、上顎犬歯の望まない回転を避けるために犬歯にアタッチメントを追加すべきである。

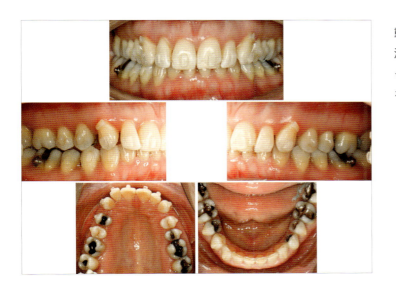

第二小臼歯の遠心移動を終了した後、犬歯の遠心移動を開始する状態。犬歯の遠心移動時に、主たる固定源を得るために、犬歯と同様に上顎切歯にも長方形アタッチメントを追加した（遠心移動に関するトピックを参照）。

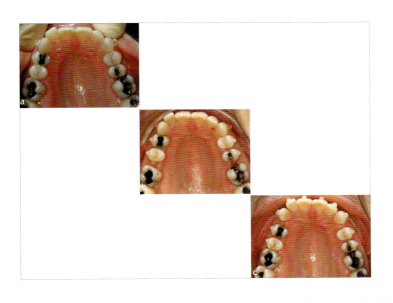

上顎の遠心移動の治療過程を示す。

Topic 31 : CMD, Crossbite, Deep Bite, Cl.II

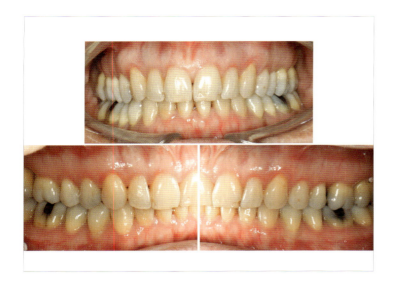

治療終了時。Class I で交叉咬合と過蓋咬合が改善されている。現在は、切歯のトルクを強めるためにパワーリッジが有効で、この症例にも効果を発揮したであろう。十分な overjet と生理的な動的咬合に仕上がっている。

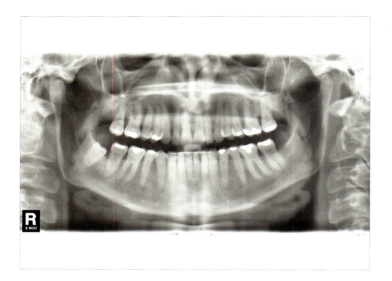

治療終了後のパノラマX線写真。上顎の歯根の平行性と歯体移動による遠心移動を示している。#48 は抜歯をすすめた。

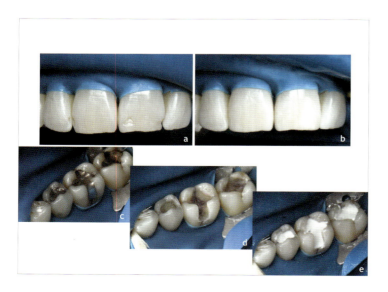

矯正治療終了後6ヶ月経って、Dr. W. Boisserée は修復処置と、上顎切歯の審美補綴治療を開始した。

審美的理由からラバーダム法で enamel plus HFO にてエナメル質の欠損を修復した（写真 a, b）。GD x-acto core* を使用して形成と仮修復を行った。アマルガムが充填されている治療前（写真 c）、アマルガム充填の除去時（写真 d）と、snow white dentin adhesive （GD x-acto core）の充填時（写真 e）。

* GEORGE DENTAL（http://www.george-dental.de）

Topic 31 : CMD, Crossbite, Deep Bite, Cl.II

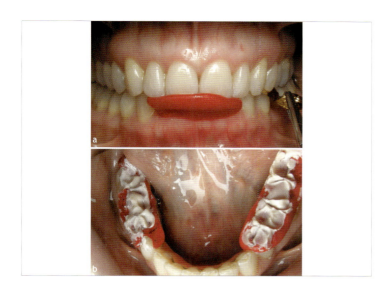

前方ジグは、適正な臼歯部支持で固定されている（写真 a）。咬合時、臼歯では Shimstock foil が保持されていなければならない。続く修復補綴処置において重要な点は、上顎歯列に対し、治療で得た中心位に下顎歯列を位置づけることである。顎位を維持した状態での前歯部バイトを GC の Pattern Resin* で採得する。これによって、インビザライン治療の終了後、痛みのない状態と同じ位置に下顎の位置を再現できる。

臼歯のバイトは Pattern Resin と、さらに細部は Super T** で採得している（写真 b）。

* GC（http://www.gcdental.co.jp）
** American Dental Systems（www.adsystems.de）

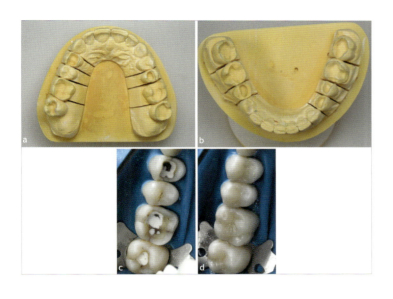

M. Läkamp 歯科技工所の SAM 咬合器にマウントされた窩洞形成の石膏模型（写真 a, b）を示す。ラバーダムを行っている、上顎小臼歯と大臼歯。IPS e.max®* が充填されているところ（写真 c）と、治療終了後（写真 d）を示す。

* Ivoclar（http://www.ivoclarvivadent.jp）

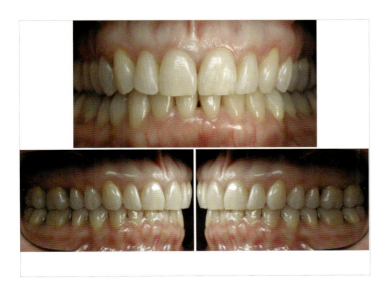

矯正治療と補綴治療の連携によるインターディシプリナリー歯科治療終了後の口腔内写真を示す。

Topic 31 : CMD, Crossbite, Deep Bite, Cl.II

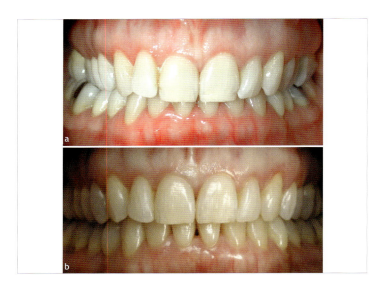

治療前後の前歯の状態。過蓋咬合が生理的な overbite に改善している。上顎歯列は側方拡大され、#16 と #46 の交叉咬合が改善している。

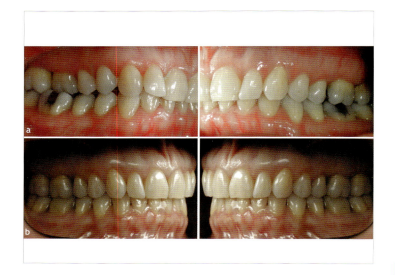

治療前後の側方の状態。側方拡大と遠心移動によって安定した Class I を確立し、過蓋咬合と交叉咬合を改善したインターディシプリナリー歯科治療。

Topic 31 : CMD, Crossbite, Deep Bite, Cl.II

Topic 32 : Cl.II, Open Bite

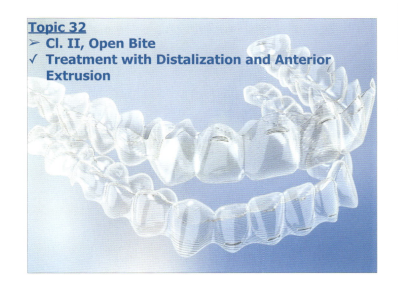

Topic 32
- Cl. II, Open Bite
- Treatment with Distalization and Anterior Extrusion

Topic 32：Class II、開咬
＜遠心移動と前歯の挺出による治療＞

開咬で Class II の症例において、遠心移動と前歯挺出の組み合わせは、インビザライン治療で可能であり、高い予測実現性がある。

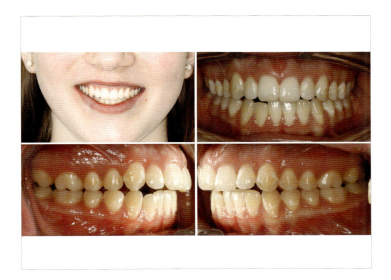

＜診断＞
・Class II
・前歯部開咬
・叢生
・以前他院で行われた固定式装置による脱灰

＜治療＞
・Class II エラスティックを併用したインビザライン治療
・筋機能療法

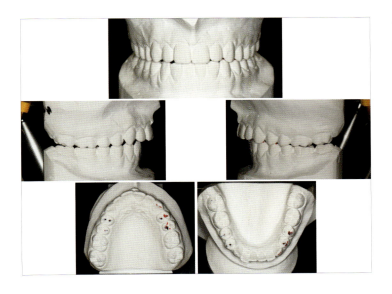

マウントした石膏模型。治療開始時、中心咬合位（黒）で小臼歯のみ咬合接触している。スキャニングは、この中心咬合位の咬合パターンをスキャニングで取り込み、クリンチェックへ反映することができる。

Topic 32 : Cl.II, Open Bite

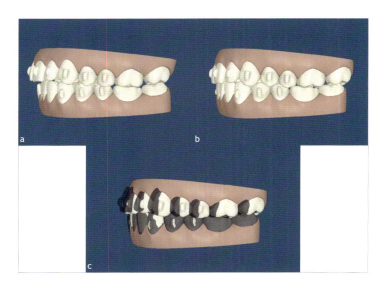

図 a：治療前のクリンチェック画像
図 b：計画された最終的なクリンチェック画像
図 c：計画した移動の重ね合わせ

　ファーストフェーズで上顎を遠心移動して Class I を確立し、上顎切歯を挺出して開咬を閉じるよう 30 枚のアライナーで計画した。

　特に、開咬症例で圧下や挺出を必要とする場合は、治療中の注意が必要である。治療期間を長期化（slow staging）することで、アライナーから次のアライナーへの矯正力を減少させる。

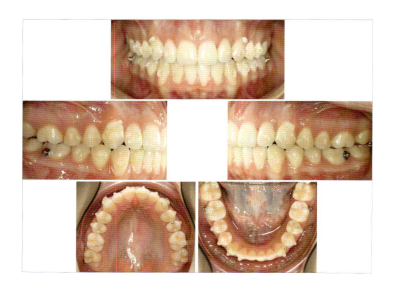

　リファインメントで 6 枚のアライナーを追加したセカンドフェーズの治療。#33 の近心から #43 の近心に 0.2mm の IPR を設定して下顎の前歯をさらに後退させる空隙を作り、犬歯と小臼歯を挺出させてしっかり咬合するようにした。

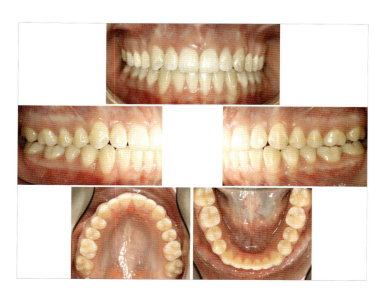

　治療終了時には、Class I で生理的な overbite と overjet が得られ、安定した咬合となっている。上下の歯列は、完全な配列となっている。

Topic 32 : Cl.II, Open Bite

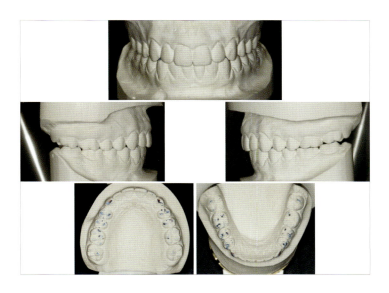

中心位でSAM咬合器にマウントした上下の石膏模型。静的な中心咬合位のコンタクトポイント（青）、動的咬合の犬歯誘導時コンタクトポイント（赤）を示す。

治療終了時、我々は 静的、動的咬合について咬合紙Bausch Arti-Fol®* の 8μm で確認している。治療終了後にマウントした模型から詳細に咬合状態が確認でき、それをもとにリファインメントが必要であるかどうかを決定する。

* Bausch（http://bausch.fm）

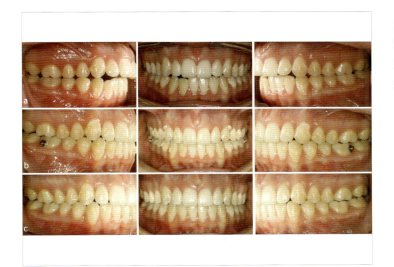

Class II エラスティックを併用したインビザライン治療の過程を示す。
写真 a：治療前
写真 b：リファインメント前
写真 c：終了時

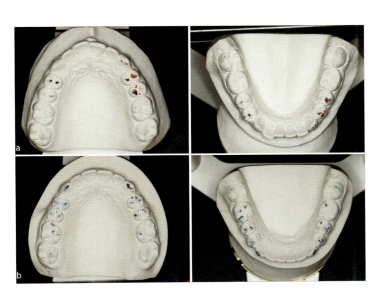

インビザライン治療開始時の写真を示す。
写真 a：以前のマルチブラケット治療の結果（他院での治療）。上下の石膏模型にはわずかなコンタクトしかなく、それゆえ不安定な咬合状態になっている。
写真 b：インビザライン治療とClass II エラスティックを併用した治療後を示す。均等に接触した咬合状態が確認できる。

Topic 32 : Cl.II, Open Bite

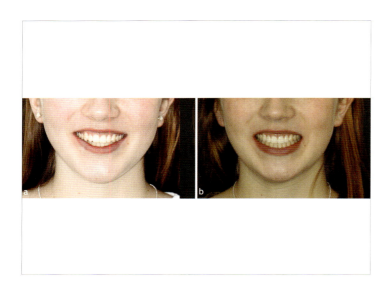

写真a：治療前の口腔外写真
写真b：インビザライン治療後には、下唇の彎曲に調和した、左右対称の上顎歯列を認める。歯肉の見える量は対称的になり、治療前と比較して増加していない。

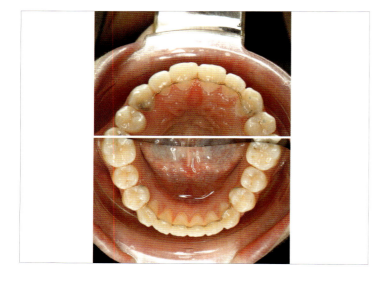

　保定は、上顎（3-3）と下顎（4-4）の固定式リンガルリテーナーとした。

　下顎のリンガルリテーナーは長い間装着しておけるが、上顎のリテーナーはそのままにしておくと上顎骨のブロック化と骨障害性症状（骨疾患）を誘発する恐れがあるので、このことを考えないで残しておくべきではない。我々が使用しているワイヤーはgolden twist wire*である。ボンディング作業を簡単にするために、ラボで口腔内移行用のキャップを作っている (Orthocryl**)。

＜接着手順＞
1. サンドブラスト
2. エッチング
3. Kerr社のOptibond***でボンディングする。
4. リンガルリテーナーを設置し、舌側歯面にTetric EvoFlow****をつける。
5. ダイヤモンドバーで移行用キャップを除去する。
6. Enamel plus HRIでそれぞれの歯面に接着していく。

* Gold'n Braces（http://www.goldnbraces.com/）/ ** Vertex-Dental（http://www.vertex-dental.com）
*** Kerr（http://www.sds-japan.com/kerr/index.html）/ **** Ivoclar（http://www.ivoclarvivadent.jp/jp/）

Topic 32 : Class II, Open Bite

Topic 33 : Class III

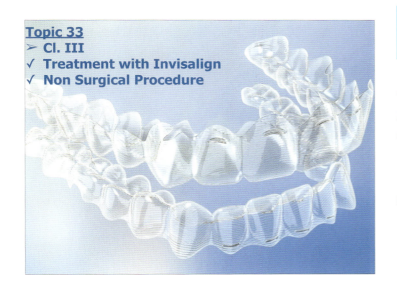

Topic 33 : Class III
＜インビザライン治療＞＜非外科的処置＞

　Class III を伴う成長期の患者では、我々は通常、下顎切歯が萌出すると同時にフレンケル装置 (FR III) を使用する。成人では、ほとんどの場合、矯正治療と顎矯正手術との併用治療が必要である（Topic 38 参照）。しかし、わずかな顎骨発育不全であれば、Jing らがミニスクリューを用いた治療を紹介したように、手術をしない矯正治療が可能である。下顎臼歯に固定源としてミニスクリューを使用することは Class III の治療に有効である。

　多くの Class III の患者に舌機能障害があり、このような患者は筋機能療法が必要である。

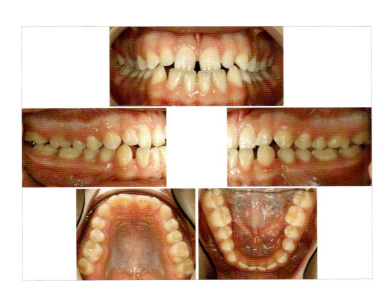

＜診断＞
・臼歯 Class III、右側より左側が III 級傾向が強い
・前歯部反対咬合
・空隙歯列
・舌機能不全

＜矯正治療＞
・Class III エラスティックを併用した
　インビザライン治療

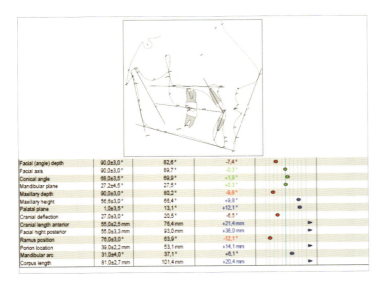

＜リケッツ分析の値＞

Facial depth:	82.6°
Facial axis:	89.7°
Facial posterior height:	93.0mm
Mandibular Corpus length:	101.4mm

　側方セファロ分析は、前歯の反対咬合を伴う Class III を示す。

Topic 33 : Class III

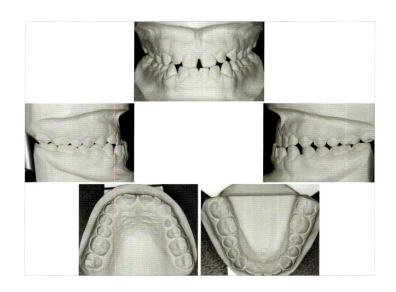

初診時のマウント模型を示す。臼歯 Class III、前歯部反対咬合、上下前歯部に空隙と捻転がある。

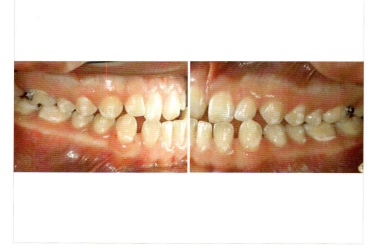

インビザライン治療開始：Class III エラスティックを使用するため #33 と #43 に長方形アタッチメント（G4 導入前）と透明のフックを、#16 と #26 にメタルボタンを装着した。犬歯に直接接着したフックは、常にエラスティックの力による望まない回転を避けるためにアタッチメントと併用される。

下顎歯列を 2mm 遠心移動して Full Class I にすることも治療計画に含めた。治療計画で、2mm 以上の下顎大臼歯の遠心移動を計画する場合、より予測実現性を高めるためにはミニスクリューを用いた固定源の追加が必要である。

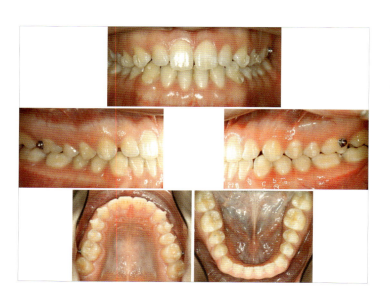

ファーストフェーズ 治療終了時の口腔内写真。第一大臼歯は Full Class I を示し、上顎第一大臼歯の遠心頬側咬頭は下顎の第一、第二大臼歯の間に接触し、辺縁隆線と咬合接触して最適な咬合状態である。これは、安定した咬頭嵌合と矯正治療の結果に関する「Bioprogressive Philosophy」(Ricketts) における重要な基準の 1 つである。

Topic 33：Class III

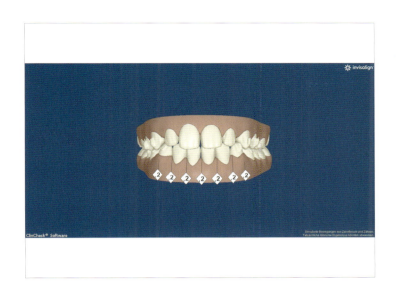

19枚のアライナーで計画された、セカンドフェーズ（リファインメント）開始時のクリンチェック画像。#34の近心から#44の近心にそれぞれ0.2mmのIPRを追加し、上下の前歯にパワーリッジを設定した。

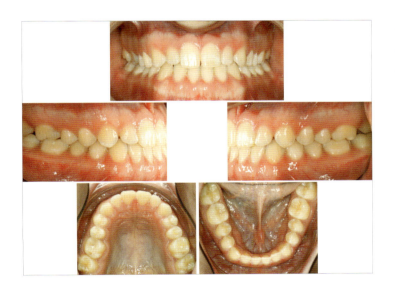

Class III エラスティックを併用し、下顎前歯が後退したインビザライン治療終了時の口腔内写真を示す。前歯の反対咬合は改善され、生理的な前歯関係が達成された。両側ともClass I となっている。

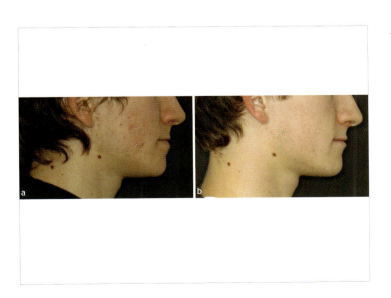

インビザラインと下顎にClass III エラスティックを使用して遠心移動を行った治療前（図a）、治療後（図b）の口腔外プロファイルの比較を示す。

Topic 33 : Class III

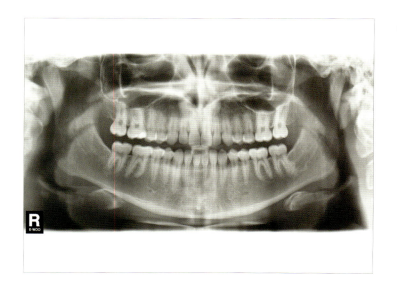

病的所見のない治療終了後のパノラマX線写真を示す。智歯は矯正治療が始まる前に抜歯された。

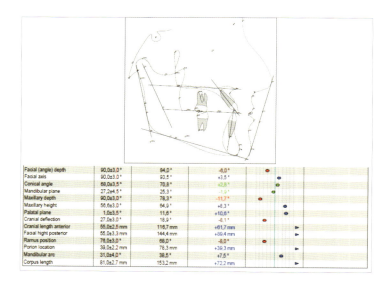

治療終了後の側方セファロ分析では、改善された値を示す。

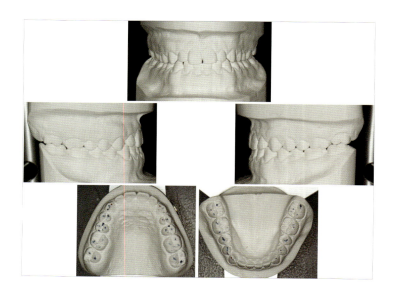

治療終了時のマウントした模型写真を示す。前歯は接触せず生理的関係にあり、臼歯がClass Iで均等に咬合し、調和して排列されているアーチを示す。

動的咬合での犬歯誘導は、適切に機能している（赤）。

Topic 33 : Class III

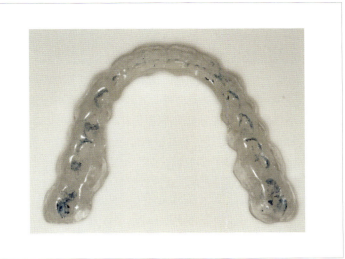

保定のため、上顎にオクルーザルスプリントを装着することを指示した。

この写真では、前歯は咬合せず、すべての臼歯が接触していることがわかる。下顎は #33 から #43 の固定式リンガルリテーナーを装着した。

Topic 34：Class III
＜下顎の遠心移動とインビザライン治療＞
＜非外科処置＞

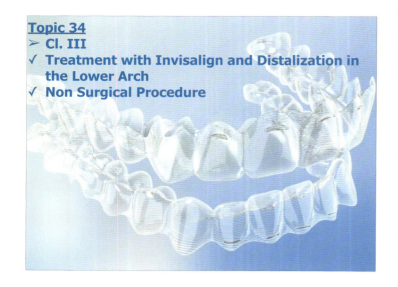

このトピックでは、前歯部の反対咬合を伴ったClass III を改善するために、下顎小臼歯と大臼歯にかなりの遠心移動を行った例を示す。この症例においてもCMDの兆候が見られないので、Class III エラスティックを装着するよう指示した。一方、CMDの患者においては、特に顆頭が既に後方に位置している場合、固定としてのClass III エラスティックを使用することは危険である。この場合、インビザラインとミニインプラントのような骨性固定によるClass III エラスティックの併用は、有用な代替処置であることを示している。

＜診断＞
・前歯部反対咬合を伴うClass III
・水平方向に狭窄した上顎歯列
・上下の軽度叢生

＜治療＞
　Class I の獲得と前歯部反対咬合の改善を行うため、固定としてのClass III エラスティックと、下顎の遠心移動を行うインビザライン治療を行った。

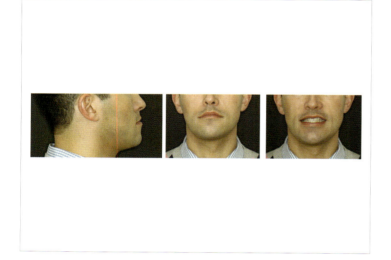

　Class III 、前歯部反対咬合と上下歯列の叢生を示す口腔内写真を示す。

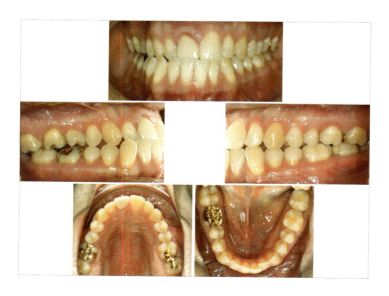

Topic 34 : Class III

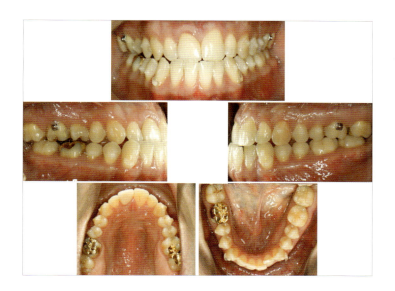

Class III エラスティックを装着するため、#33 と #43 にフック、#16 と #26 にボタンを設置するのと同時に、小臼歯と犬歯には楕円形アタッチメントを設置してインビザライン治療を開始した。

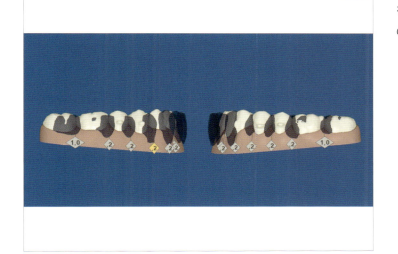

クリンチェック画像は、計画した移動の重ね合わせを示す。Class I の獲得のために、臼歯部における 3mm の遠心移動と追加の IPR が必要であった。

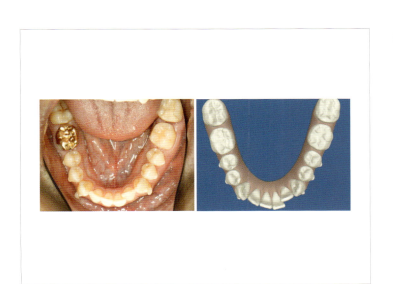

アライナー 13 枚目の口腔内状態と、クリンチェックによる下顎大臼歯の遠心移動を示す。

Topic 34 : Class III

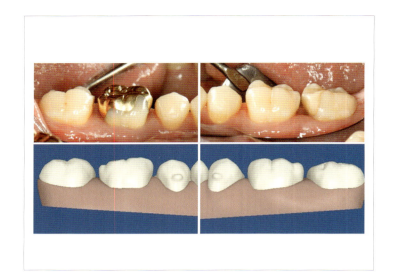

アライナー13枚目の口腔内写真と、クリンチェックによる下顎大臼歯の遠心移動を示す。

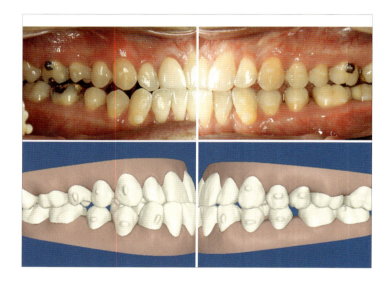

アライナー23枚目の口腔内写真と、クリンチェックによる下顎大臼歯の遠心移動を示す。

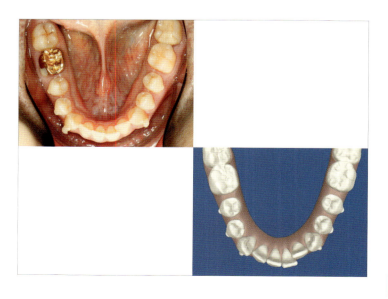

大臼歯の遠心移動が完了し、第一小臼歯が遠心移動を開始した下顎の口腔内写真を示す。クリンチェックと口腔内写真が完全に一致している。

Topic 35 : Intrusion of Upper Molars

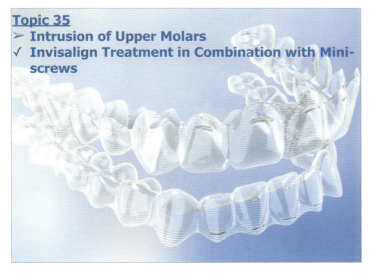

Topic 35
- Intrusion of Upper Molars
- Invisalign Treatment in Combination with Mini-screws

Topic 35：上顎臼歯の圧下
＜ミニスクリューを併用した
インビザライン治療＞

矯正用インプラントあるいはミニスクリューは矯正治療の中でさまざまな使用方法がある。特に最大の加強固定を得る固定式装置との併用において、Yamaguchiは次のように述べている。"Paradigms have started to shift in the orthodontic world since the introduction of mini – implants in the anchorage armamentarium."*（固定源として矯正用インプラントが導入されて以来、矯正の世界にパラダイムシフトが始まった。）このトピックではアライナーとミニスクリューを併用して挺出している上顎臼歯の圧下について述べる。

* Int J Biomater. 2012;2012:394121. doi:10.1155/2012/394121.
Epub 2012 Jun 5."Mini-implants in the anchorage armamentarium: new paradigms in the orthodontics. " Yamaguchi M1, Inami T, Ito K, Kasai K, Tanimoto Y.

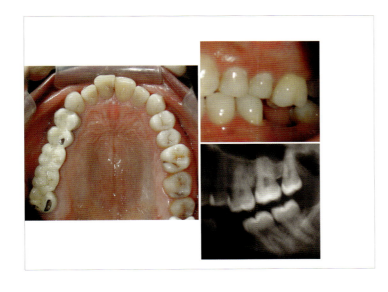

下顎第一大臼歯の欠損により、上顎第一大臼歯が挺出している。#36 相当部の空隙にインプラント補綴治療を計画するために、上顎臼歯の圧下が必要であった。同時に、叢生、前歯部（#12）の反対咬合をアライナーで治療した。

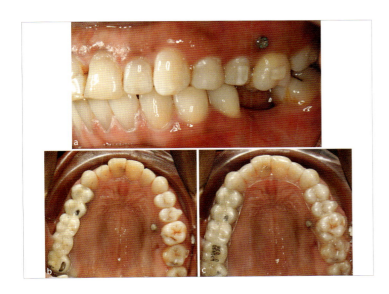

ミニスクリューが #26 の頬側と舌側に埋入された。さらに、#25、#26、#27 にはアライナーをしっかり保持するためのアタッチメントをつけた（写真 a, b）。患者は、アライナーを装着した上で、一方のミニスクリューから反対側のミニスクリューにエラスティックをかけた（写真 c）。

Topic 35 : Intrusion of Upper Molars

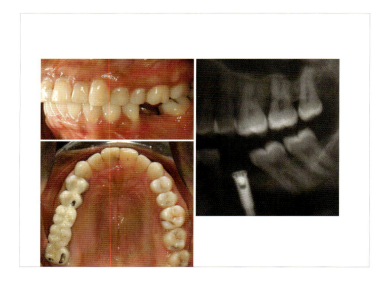

　口腔内写真では、インビザライン治療終了後に #26 が完全に圧下している。X線写真は、#36 欠損部への計画されたインプラント埋入を示す。患者は補綴治療が開始するまで上下顎に保定用アライナーを装着していた。

Topic 36 : Intrusion of Upper Molar

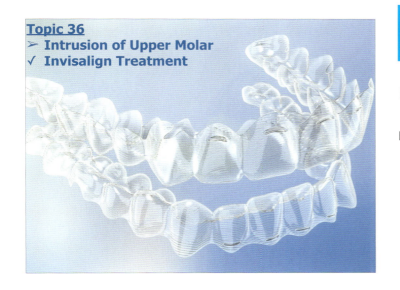

Topic 36：上顎大臼歯の圧下
＜インビザライン治療＞

　前のトピックは、アライナーとミニスクリューを併用し、挺出した大臼歯の圧下を行った例である。

　このトピックでは、インビザライン治療のみで上顎大臼歯の圧下を行った例を示す。

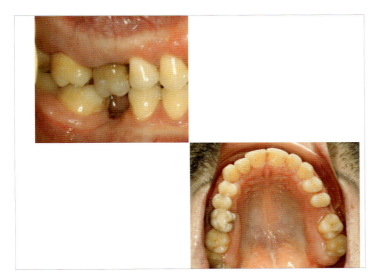

＜診断＞

#16 の挺出

＜治療＞

　#16 の圧下と、#26 と #46 にインプラントを埋入する空隙を作り、上下歯列を配列する。

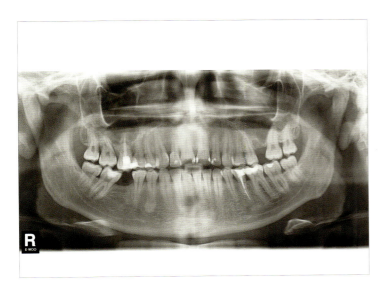

　初診時のパノラマX線写真は、#16 と #35 に根管充填がされていることを示す。

Topic 36 : Intrusion of Upper Molar

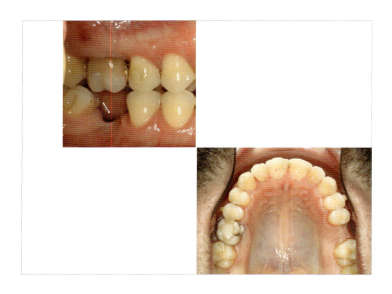

17枚のアライナー使用した8ヶ月後の口腔内写真は、#16が完全に圧下されたことを示す。根管治療された#16はアライナー治療の間、根尖性歯周炎を示し、再治療を指示した。

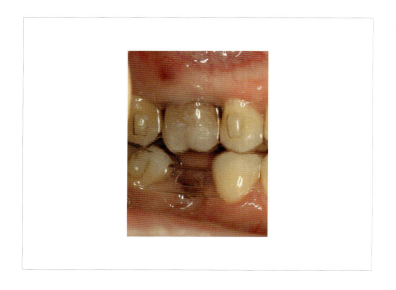

17枚目のアライナーを装着した口腔内写真。アライナー治療8ヶ月後の完璧な適合状態を示している。

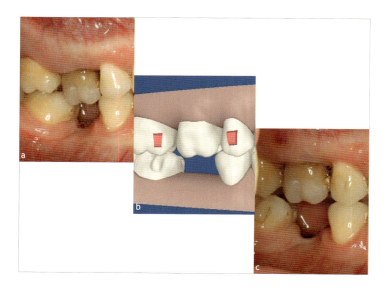

初診時の口腔内（写真a）、17枚目のアライナー終了時のクリンチェック画像（図b）、そして#16の圧下が完了した最終の口腔内（写真c）の比較。

Topic 36 : Intrusion of Upper Molar

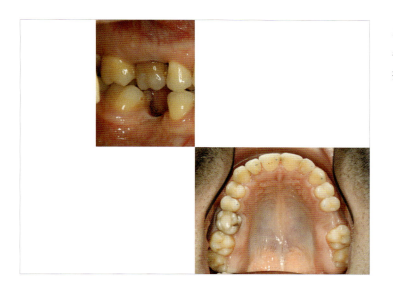

リファインメントが終わり、矯正治療終了後の口腔内写真（上顎10＋3枚、下顎10枚のアライナー）を示す。#16は、インターディシプリナリー治療後に再度歯内治療が行われ、健全な歯肉と歯周状態を示していた。

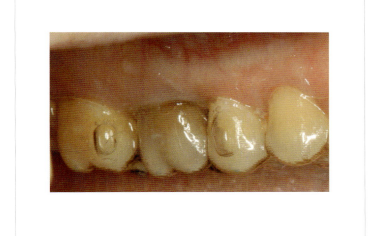

アライナーの適合が完璧な矯正治療終了時の口腔内写真を示す。

Topic 37 : Tipped Molars

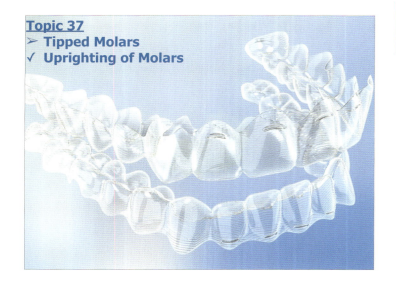

Topic 37：傾斜した大臼歯
＜臼歯のアップライト＞

　もし臼歯が抜歯空隙に傾斜したならば、我々はインビザライン治療でアップライトし臼歯の遠心移動を行って、後のインプラント補綴のための空隙を作ることができる。しかし、傾斜した歯の近心移動をアライナー単独で欠損空隙を閉鎖することは不可能に思える。

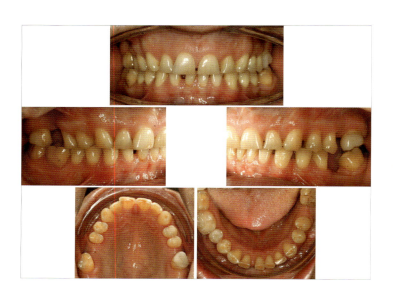

＜診断＞

・Class I

・上下歯列の #16、#26、#36 の欠損による空隙

・咬耗

＜治療＞

　#37 をアップライトして上下歯列を配列し、後のインプラントのために空隙を作る。

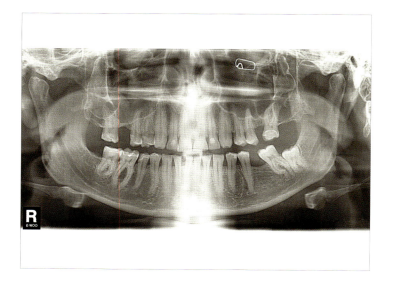

　矯正治療開始時のX線写真を示す。#38 は抜歯をすすめたが、患者の希望により残した。#16、#26、#36 の空隙は、インプラントを埋入するためには十分ではない。

Topic 37 : Tipped Molars

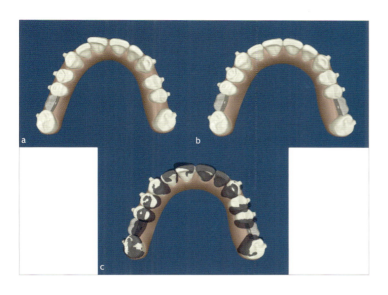

図a：上顎に空隙がある状態の治療開始前クリンチェック画像

図b：#16 と #26 の欠損部に空隙を作り仮想ポンティックを設置した、最終的なクリンチェック画像。計画された歯の移動はファーストフェーズ では 25 枚のアライナーであった。

図c：重ね合わせ画像から小臼歯の近心移動と、第二大臼歯の遠心移動あるいはアップライトが計画されているのがわかる。

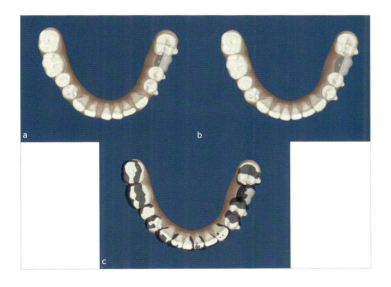

図a：治療開始前のクリンチェック画像。下顎に空隙があり、#36 欠損部にはポンティックが示されている。

図b：#36 欠損部に空隙を作った最終的なクリンチェック画像

図c：重ね合わせ画像。ファーストフェーズ は 25 枚のアライナーで、小臼歯の近心移動、#37 の遠心移動とアップライトが計画されている。

　Align Technology による研究では、抜歯空隙にポンティックを使用する場合と使用しない場合とでは、アップライトのための力に有意差がないとされている。

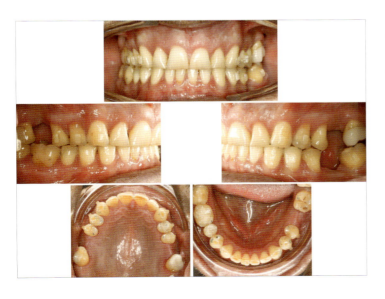

　インビザライン治療のファーストフェーズの最後の 25 枚目のアライナーが終了した口腔内写真を示す。後にインプラント埋入をするためのすべての空隙が十分に開かれている。犬歯だけでなく全ての小臼歯と大臼歯が接触し安定した臼歯咬合が達成されている。切歯は接触せずに Shimstock foil が引き抜ける程度の空隙を残し、生理的な位置にある。

　患者の希望により、正中を配列するためのリファインメントが行われた。

Topic 37 : Tipped Molars

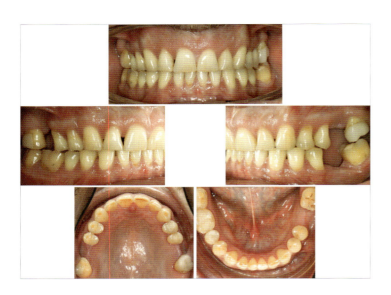

　追加の8枚のアライナーが終了した口腔内写真では、正中が一致し後のインプラントのための空隙が #16, #26, #36 につくられた状態である。
　凸型の歯牙の形態とブラックトライアングルのため、上顎側切歯はコンポジットで形態修正が計画された。

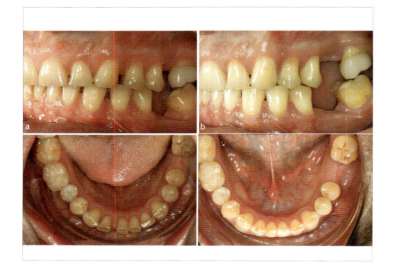

　治療開始前（左）と治療終了時（右）の口腔内写真を示す。すべての小臼歯から小臼歯の空隙閉鎖と、#37 のアップライトにより空隙が作られた。

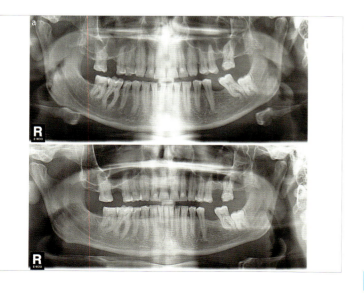

　インビザライン治療前後のX線写真。#16、#26、#36 に、インプラントのための空隙が作られた。
　#38 は、神経に近接していて、患者が抜歯中の偶発症を恐れて抜歯を希望しなかったためそのまま残っている。#38 を抜歯することで、#37 をもっとアップライトできたかもしれない。

Topic 38 : Kids Treatment

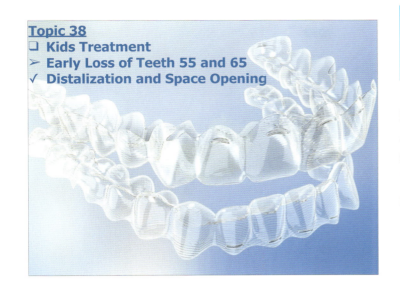

Topic 38
- Kids Treatment
- Early Loss of Teeth 55 and 65
- Distalization and Space Opening

Topic 38：小児の治療
＜#55 と #65 の早期喪失＞
＜遠心移動と空隙の確保＞

　我々が 2001 年にヨーロッパでインビザライン治療を開始したとき、治療の適応は完全に萌出した歯を持つ成人だけであった。特別に FDI の認可を得て、我々は 2003 年にインビザラインで Sebastian（患者）を治療した。そのため、Sebastian はインビザラインで治療を受けた最初の小児となった。

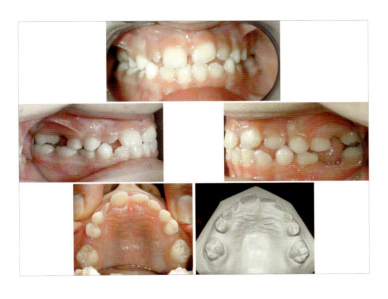

＜診断＞
　乳歯 #55 と #65 の早期抜歯後に近心移動した上顎臼歯。治療した歯科医は、上顎臼歯の抜歯空隙への望まない近心移動を避ける保隙装置を装着していなかった。
＜矯正治療＞
　インビザライン治療で、上顎臼歯の遠心移動、永久歯 #15 と #25 の萌出空隙を確保する。
　Sebastian の症例では、歯科医は口腔内の保隙装置なしに上顎左右の第二乳臼歯を抜歯した。その結果として、永久歯 #16 と #26 は近心移動し、永久歯 #15 と #25 の萌出のための空隙が減少した。
　上顎の咬合面観では、#16 と #26 は明らかに捻転し、近心に移動した位置にあることを示している。第二小臼歯の萌出空隙は全くない。

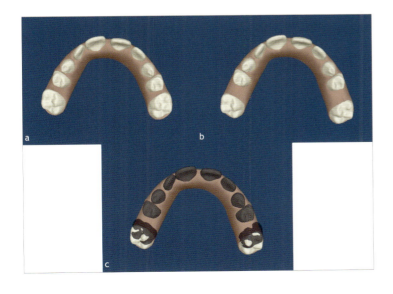

　クリンチェック画像は、治療開始時（図 a）、治療終了時（図 b）と、上顎第一大臼歯の計画された移動の重ね合わせ（図 c）を示している。
　治療は 14 枚のアライナーから構成され、早く結果を得るために、各アライナーの装着期間は例外的に 14 日から 9 日間に短縮された。
　アライナー装着期間を通常の 14 日間から 10 日または 9 日間に減少することは可能であるが、細心の注意を払わなければならず、インビザライン治療の豊富な経験を必要とする。小児や 10 代の、この 1 枚の使用期間短縮は、アライナーの枚数の多い症例でも時々同様に行う。患者がアライナーを交換し、歯にかかる圧力の増加が不快に感じるのであれば、装着期間を再び 14 日間に戻す。

Topic 38 : Kids Treatment

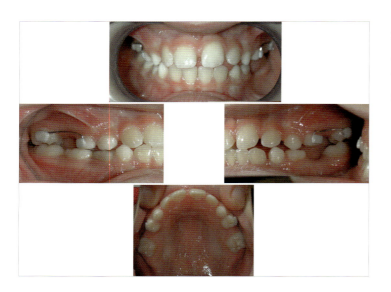

インビザライン治療後の口腔内写真を示す。臼歯が遠心移動し捻転が改善され、#15 と #25 の十分な萌出空隙が確保された。保定のためにステンレススチールのセクショナルワイヤーが上顎第一大臼歯と乳歯 #54 と #64 に接着された。

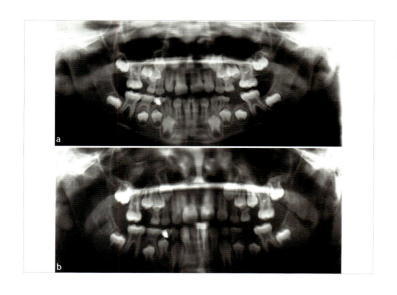

治療前（上）と治療後（下）のX線写真を示す。インビザライン治療後の #16 と #26 は正しい歯軸傾斜を示している。

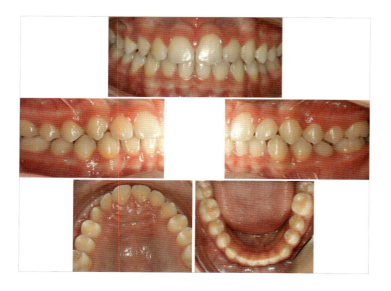

患者はその後の矯正治療は受けなかったが、数年後、写真の撮影のために我々のクリニックを訪れた。

#15 と #25 は完全に萌出しており、患者は調和のとれた Class I を示している。さらなる矯正治療はもう必要なかった。インビザライン治療で行った遠心移動がなければ、この症例では抜歯矯正治療が不可避であっただろう。アライナーによる遠心移動は、どの年齢でも完全に実現可能で予測実現性の高いものである。

歯を遠心移動するのにいかなる副作用もなく、インビザライン治療よりもよい方法はない。

Topic 38 : Kids Treatment

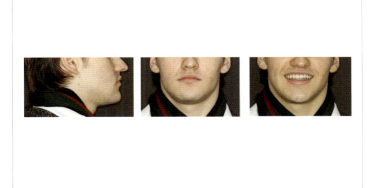

17歳の時点の口腔外写真を示す。患者は事故後数日して我々のクリニックへ来院した。患者は下顎の水平部分を打撲し、X線にて同部にわずかな亀裂が認められた。口腔外写真では同部位に腫脹を認めた。

患者は右側の顎関節の痛みについて述べ、海外の留学先にて事故後、すぐに学校近くの病院で検査を受けるが、その後も右側の顎関節が痛み続けたため、我々のクリニックに再来院した。

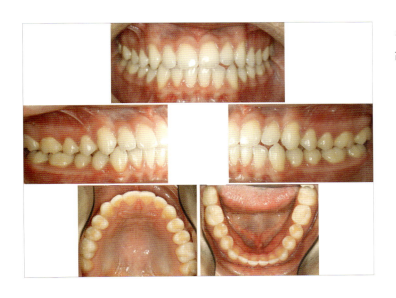

口腔内写真は数ヶ所の歯の非接触で不安定な咬合状態を示している（次の石膏模型の写真を参照）。患者は事故後に咬合が大きく変化したことを訴えた。

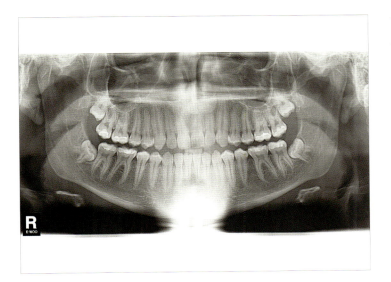

事故後のパノラマX線写真を示す。パノラマX線は下顎頭の診断に利用できないため、患者はMRI撮影を依頼された。CBCTは我々のクリニックで撮影された。
智歯は回復後に抜歯をするよう指示した。

Topic 38 : Kids Treatment

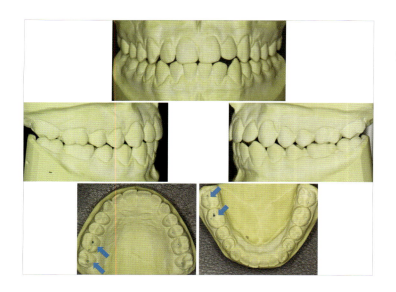

　石膏模型は下顎に衝撃を受けた後の状態を示している。咬合接触は右側臼歯の #16、#17 と #46、#47（青矢印）にのみ存在した。

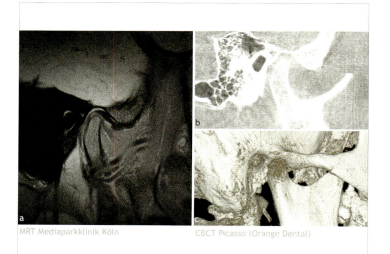

　下顎右側の MRI（写真 a）は関節円板の破壊を示している。バイラミナゾーンは後方領域で破断し、円板は前方転位している。

　CBCT（写真 b, c）は下顎下行枝および下顎頭のどの部分においても骨折は認めなかった。外傷による前方円板の転位による下顎頭の後方偏位が明らかに確認できる。

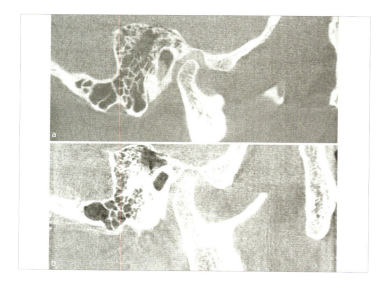

　生理的な顎関節（写真 a）での関節空隙の測定値の平均を以下に示す（Dizidienda, G. 2011）。

Anterior（前方）：2.5mm
Superior（上部）：3mm
Posterior（後方）：2.3mm

　患者の CBCT（写真 b）は後方の関節空隙に 1.2mm の空隙を認める。

Topic 38 : Kids Treatment

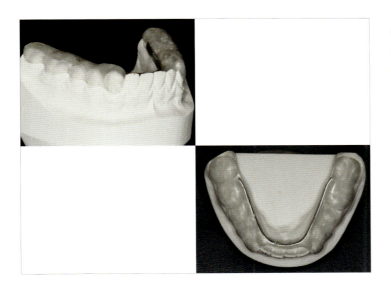

最初のステップとして臼歯高径を獲得し、それにより痛みの少ない下顎頭の位置を得るために、下顎にCOPA Onlayが作製された。さらに、患者は理学療法士による手指整復をすすめられた。
　COPA Onlayは整復治療を行うたびに、変化する咬合状態に応じて調整された。

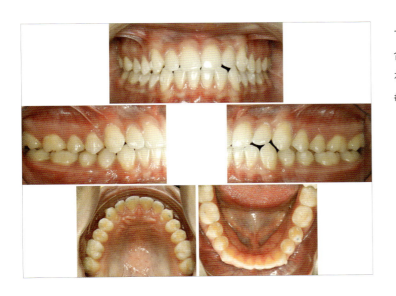

COPAによる前治療終了後、患者は痛みがない状態であった。口腔内写真で外傷性の関節による不安定な咬合を示したため、インビザラインによる治療が計画された。インビザライン治療開始前に#13、#23、#33、#35、#43、#45にアタッチメントを装着した状態を示す。

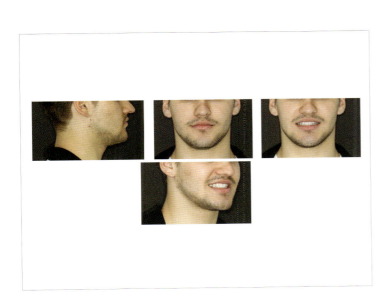

インビザライン治療終了後の口腔外写真では、調和がとれた対称性の顔貌所見を示す。

Topic 38 : Kids Treatment

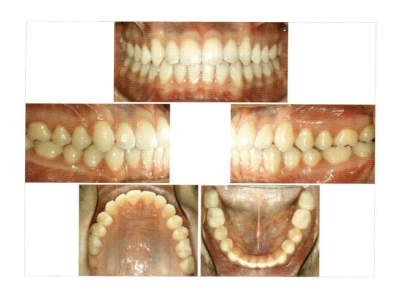

治療終了時の口腔内写真は調和的に上下顎が配列され、安定した咬合状態を示す。

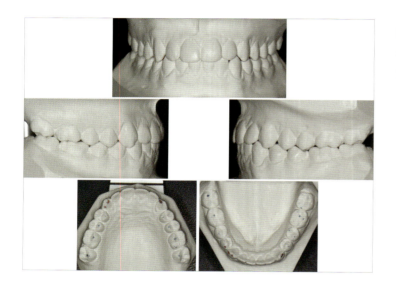

インビザライン治療終了後の模型では全ての犬歯と臼歯ガイダンスによる均等な咬合接触を認める。患者は痛みがなくなったが、右側関節の関節炎による主要な危険はないと考えられる。

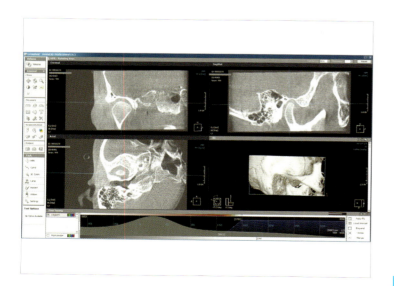

写真は事故後2年9ヶ月経過した骨顆の制御CBCTを示す。皮質骨は関節炎の変化を示してはいない。右側の関節頭はやや遠方に位置し、近心の関節空隙はわずかな減少を示す。

Topic 39 : Teen Treatment

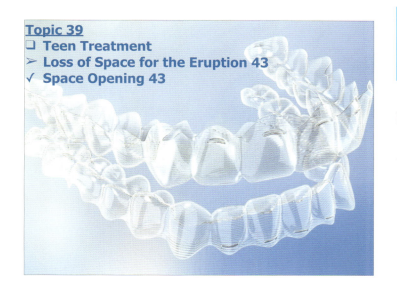

Topic 39
- [ ] Teen Treatment
- ➢ Loss of Space for the Eruption 43
- ✓ Space Opening 43

Topic 39：10代の患者の治療
＜#43 萌出空隙の欠如＞
＜#43 萌出のための空隙の確保＞

このトピックでは、若い患者で萌出中の下顎犬歯の空隙を開けることで抜歯の可能性を回避する治療を示す。

10代の患者の治療において空隙を開けることは、インビザラインで予測実現性の高い治療である。

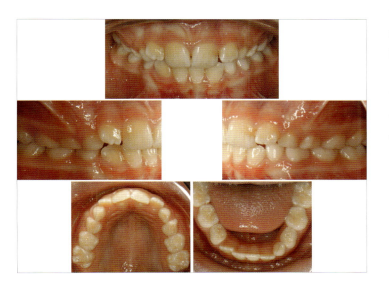

＜診断＞
#42が近心移動した#84と接触し、#43の萌出空隙が完全に不足している。

＜矯正治療＞
インビザライン・ティーンで下顎右側第一大臼歯の遠心移動と#43の萌出空隙を開ける治療

インビザライン治療は8歳6ヶ月で開始した。

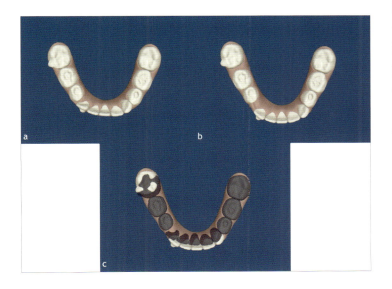

図a：#43の萌出空隙が完全に閉鎖した口腔内のクリンチェック画像
図b：計画された最終的なクリンチェック画像
図c：下顎の計画された歯の移動との重ね合わせを示す。#46は2mm遠心移動し、#42は2.5mm近心移動している。また、下顎前歯もさらなる空隙を開けるために唇側傾斜している。この治療は21枚のアライナーで構成され、この患者は10日ごとに交換した。

Topic 39 : Teen Treatment

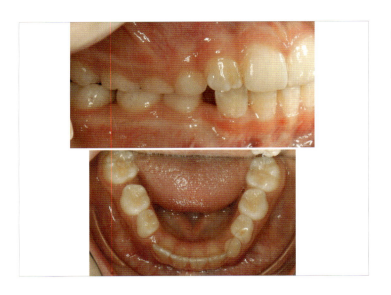

最終的な口腔内写真を示す。#43のための空隙と、#46の近心に空隙が開いており、抜歯の必要性はないことを示している。切歯と犬歯部の歯肉は健全で安定した状態である。

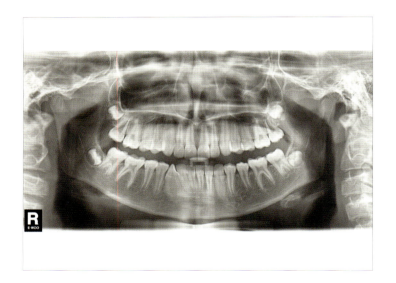

X線写真は、永久歯の萌出を示す。

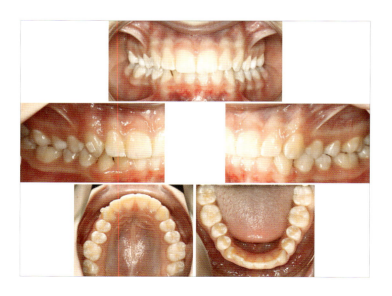

11歳6ヶ月で、すべての永久歯が完全に萌出した後、我々はインビザライン治療のセカンドフェーズを開始した。これは、咬合を精密に治療するための期間である。#43は捻転し萌出したので、改善するために、近心面を舌側へ回転させるオーバーコレクションを加える必要があった。配列のための空隙を得るために、0.2mmのIPRを#32の近心から#43の遠心まで行い、下顎に30枚のアライナーを使用した。

Topic 39 : Teen Treatment

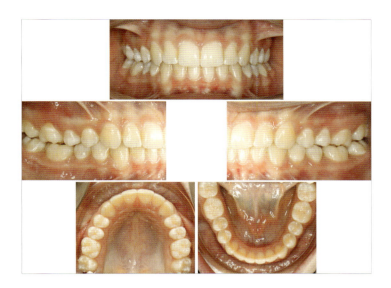

最終的な口腔内写真を示す。下顎は良好に配列され、#43 は完全に回転した。側方面観の写真では、小臼歯は十分な接触をしているが、第一および第二大臼歯はわずかな開咬を示す。患者は、臼歯を十分に咬合させるための臼歯部の挺出を目的としたリファインメントを拒否した。したがって、臼歯が安定した咬合に落ち着くように、犬歯間のリンガルリテーナーが接着された。

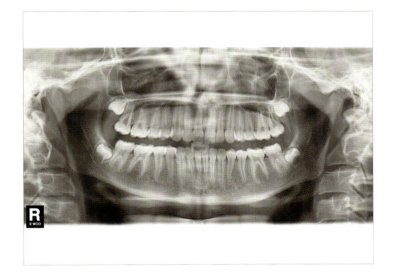

病理所見のない最終のパノラマX線写真を示す。智歯 #18、#28、#38、#48 は抜歯をすすめた。

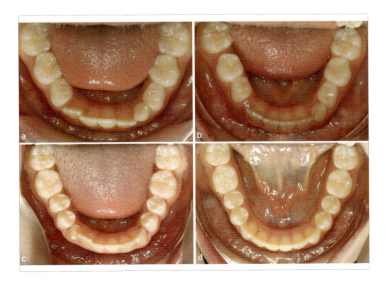

最終的な口腔内写真を示す。#43 のための空隙と、#46 の近心に空隙が開いており、抜歯の必要性はないことを示している。切歯と犬歯部の歯肉は健全で安定した状態である。

Topic 39 : Teen Treatment

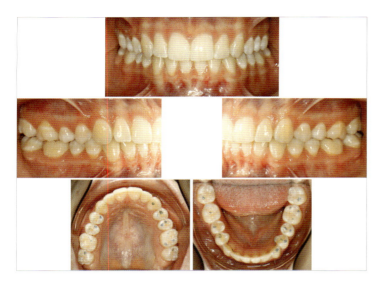

インビザライン治療が終了し #34 から #44 に舌側固定リテーナーが装着された 2 年後の口腔内写真を示す。

患者は夜間、上顎に追加的な可綴式アライナー (Lamitec, Hinz) を使用している。上下顎は犬歯と臼歯に均等な咬合接触が認められる。

Topic 40 : Teen Treatment

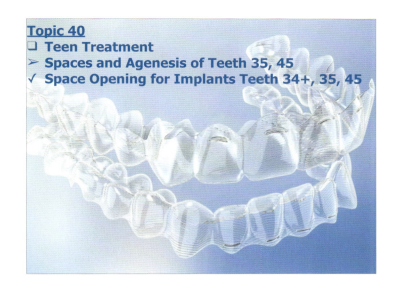

Topic 40
- Teen Treatment
- Spaces and Agenesis of Teeth 35, 45
- Space Opening for Implants Teeth 34+, 35, 45

Topic 40：10代の患者の治療
＜#35、#45の形成不全と空隙＞
＜#34+、#35、#45のインプラントのための空隙を作る＞

　歯の無形成症患者では、後のインプラントまたは補綴のために空隙を確保するか、完全に空隙を閉鎖するかなど、さまざまな治療の可能性について議論する必要がある。空隙確保や空隙閉鎖など、治療オプションを選択する場合は、選択した治療の機能と審美性の有する長所や短所を考慮しなければならない。十分な骨に対するインプラントは、今日では1つのよい代替治療であるといえる。

　特に子供の治療の場合、両親も両方の治療の長所と短所について知らされているべきである。最終的に、患者または、その両親が、空隙閉鎖をするかインプラントのための空隙確保をするかを決定すべきである。

　空隙閉鎖の症例では、TADsの追加的固定源を用いて歯列が非対称に終わることも指摘することが重要である。

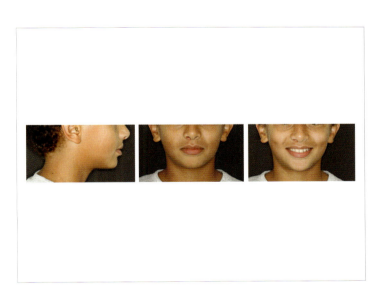

　インビザライン治療開始時の口腔外写真を示す。頤は人中の正中に一致して適切な位置にあり、それゆえ骨格的に調和のとれた正中にある。

Topic 40 : Teen Treatment

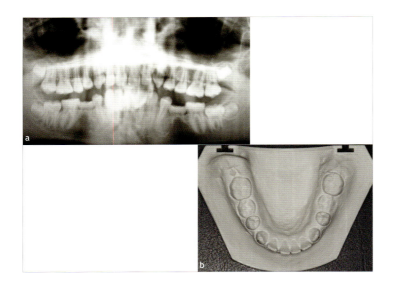

パノラマＸ線（写真 a）では #75、#85 の乳歯が残存し、#35、#45 の無形成を示している。

写真 b は、治療開始時の下顎の石膏模型を示す。

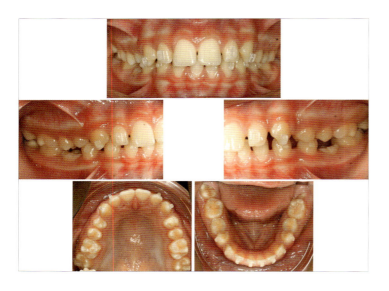

インビザライン治療開始時の咬合関係は、右側 Class I、左側 Class II を示し、下顎歯列の正中は左側に 3mm 偏位している。下顎の第一大臼歯はエナメル質形態異常と摩耗を示している。

#12、#13、#22、#23、#31、#32、#33、#34、#41、#42、#43、#44 にアタッチメントを設置したインビザライン治療開始時の口腔内写真を示す。

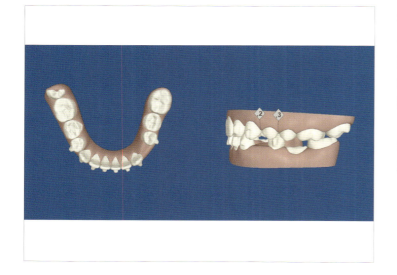

クリンチェック画面は、右側 Class I、左側 Class II を伴うこの無形成の問題に関する治療計画を示している。下顎の正中が左側へ偏位しているため、上顎の正中に合わせて右側へ修正する必要があった。これは、我々がこのかなり安全な方法を計画し、#36、#37 の近心移動を計画しなかった理由である。

結果的に、下顎左側では #34+ と、#75 乳歯を抜歯した後の #35 に、2 本のインプラントが必要であった。矯正治療後の咬合は生理的に最適な状況を示している。

Topic 40 : Teen Treatment

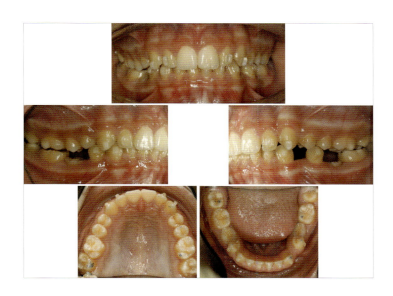

ファーストフェーズで28枚のアライナーを使用した。ケース・リファインメントのセカンドフェーズ開始時の口腔内写真を示す。

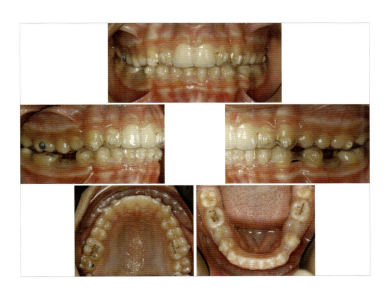

ファーストフェーズで28枚目のアライナーを装着し、ケース・リファインメントのセカンドフェーズ開始時の口腔内写真を示す。

アライナーは最適に適合しており、この患者の治療ではLE30のアライナー素材（Smart Track導入前の試験材料）が使用された。

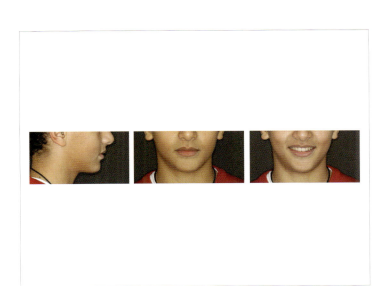

治療終了後に正中が正しく維持され、左右対称の口腔外写真を示す。

Topic 40 : Teen Treatment

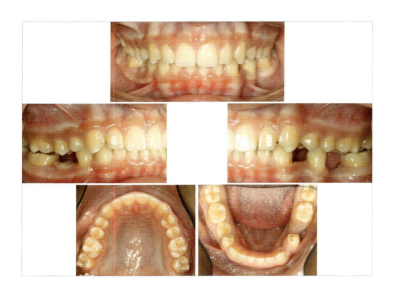

ファーストフェーズ終了時の口腔内写真を示す。
- 犬歯は Class I
- 修正された下顎の正中
- #34 が 1 歯対 2 歯の関係

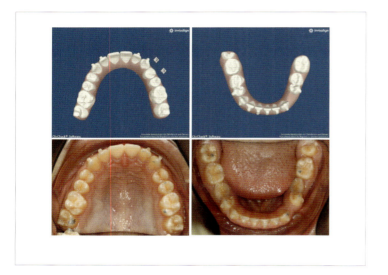

ファーストフェーズ終了後のクリンチェック画像と治療結果の口腔内写真の比較を示す。

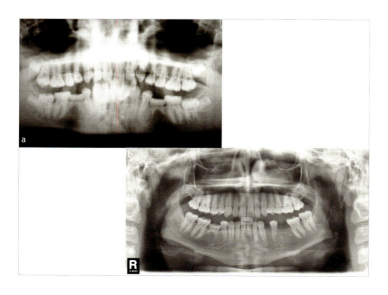

ファーストフェーズ治療前後のパノラマ X 線の比較である。この時点で、患者はインプラント歯科医 (Dr. M. Bäumer M.S.D. (USA), Köln) へ紹介された。#85 乳歯は抜歯され、インプラントに置き換えられた。

Topic 40 : Teen Treatment

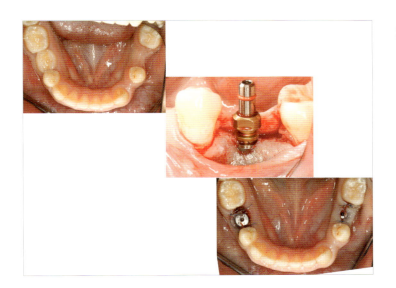

Dr. M. Bäumer M.S.D. (USA), Köln によってインプラントが埋入された。

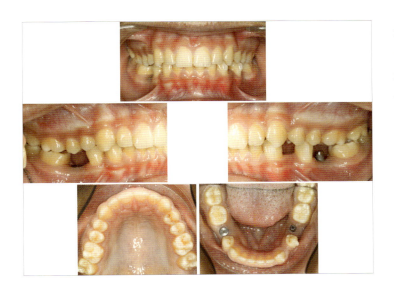

#35 と #45 にインプラントを埋入した口腔内写真を示す。#33 と #34 の歯根はまだ傾斜して、計画されたインプラントのための空隙は不十分であった。垂直長方形アタッチメントが #33 と #34 に追加され、#33 を近心に、#34 を遠心に根を移動させて空隙を確保するためのリファインメントが計画された。

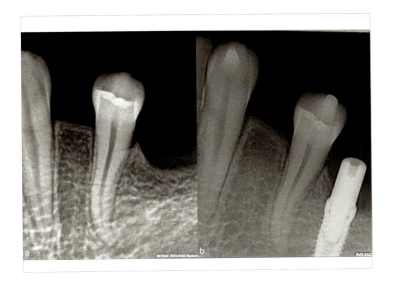

#33 と #34 の傾斜により #33 遠心のインプラントには不十分な空隙を認める X 線写真（写真 a）である。
写真 b は、#33 と #34 の歯根をアップライトさせインプラント配置のための十分な骨を得る目的として、14 枚のアライナーを使用しリファインメントを行った後の状態を示す。

Topic 40 : Teen Treatment

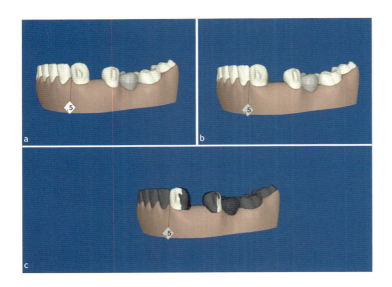

追加的に #33 と #34 の傾斜を改善し、#33 の近心 IPR を行い、#34+ 部インプラントにさらに空隙を広げているクリンチェック画像（図 a）である。図 b は、14 枚のアライナーで #34+ 部に後のインプラント埋入のための十分な骨幅を広げたクリンチェック画像である。図 c は #33 と #34 の計画された傾斜改善の重ね合わせを示す。

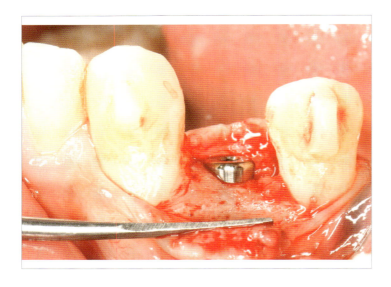

リファインメントの後、#33 の遠心に埋入されたインプラント (Dr. M. Bäumer M.S.D. (USA), Köln) を示す。

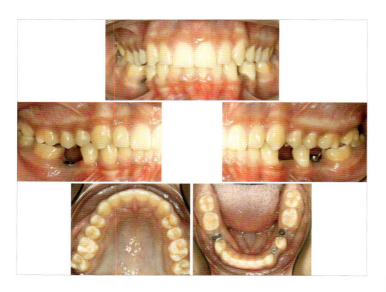

#35、#34+ と #45 部位にインプラントが埋入された最終的な口腔内写真を示す。

Topic 41 : Teen Treatment

Topic 41
- Teen Treatment
  - Agenesis of 14, 34, 44, 45 and Impacted 24
  - Space Closure with Remaining Space for Later Implant 34

Topic 41：10 代の患者の治療
＜ #14, #34, #44, #45 の無形成と #24 埋伏歯＞
＜ #34 の後のインプラントのための空隙を保ちながら空隙閉鎖を行う＞

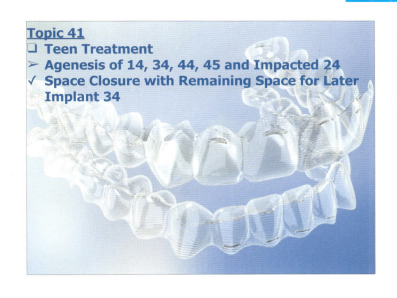

永久歯の歯胚の欠如は、しばしば歯列矯正治療を困難にし、多くの場合は欠損歯の空隙を矯正治療で閉鎖するべきか、後のインプラントや補綴のために確保しておくべきかを判断しなければならない。

最先端のインプラント技術はますます完成度が高くなっているが、永久歯が欠損した若い患者では、いくつかの重要な面を考慮する必要がある。第一の重要事項は、骨の状態と、乳歯欠損したことで負荷が喪失し骨減少を起こす可能性で、第二は審美面である。

インプラント埋入が可能になる 18 歳の思春期になるまでの間、10 代の患者に審美的な笑顔を与えるために、我々に何ができようか。

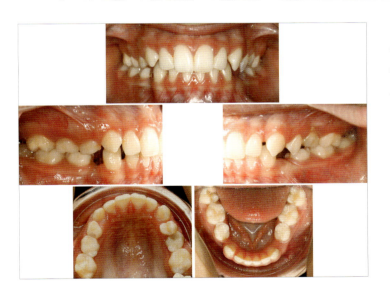

次の患者の例では、いくつかの永久歯の欠損と歯胚の転位を示す。口腔内写真は、#54、#55、#65、#75、#85 の位置と、#34 と #44 の欠損を示す。X 線写真は、以下の診断を示した。

＜診断＞
・欠損歯 #15、#35、#44、#45
・歯胚 #25 の転位
・この時点で #18 と #28 の歯胚は認めない。

＜矯正治療＞
・インビザライン・ティーン治療によって、#44 部位の空隙は残し、それ以外の欠損歯空隙閉鎖のための近心移動を行う。
・歯胚 #25 の摘出

Topic 41 : Teen Treatment

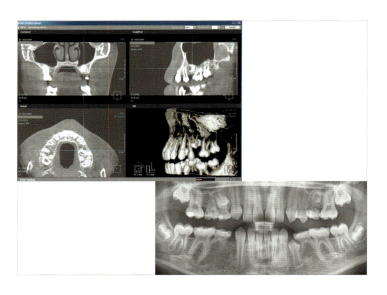

CBCTとパノラマX線写真は、歯胚#15、#34、#44、#45の欠損と歯胚#25の転位を示す。

永久歯#15、#35、#44、#45の欠損と歯胚#25の転位のために、我々は12歳の時点で、空隙を閉鎖して4本インプラントを回避するよう第一および第二大臼歯の最大限の近心移動の治療を開始することを決めた。下顎右側は#44と#45の両方が欠損しているため、完全な空隙の閉鎖は不可能であり、#44の空隙閉鎖はインプラントが計画された。

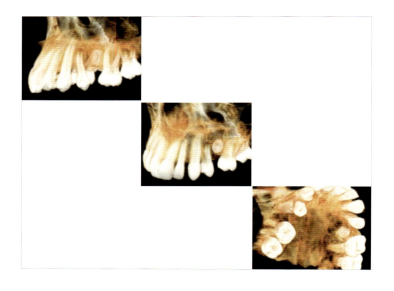

Anatomageの3次元ソフトウェアを用いて、転位した永久歯歯胚#25の正確な位置を示す。複雑な位置にあるため、上顎の反対側に合わせて対称的に空隙が閉鎖するよう歯胚#25の摘出が計画された。

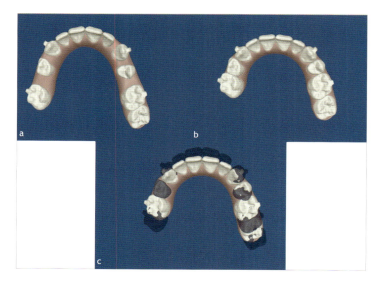

図a：複数の空隙と多数の欠損歯を示す治療開始時の上顎歯列のクリンチェック画像
図b：40枚のアライナーで計画した最終的な結果。
図c：計画された歯の移動の重ね合わせを示す（青：治療開始時、白：計画された最終的な歯の位置）。

#54は乳歯なので移動はせず、上顎前歯を後退させ、すべての空隙閉鎖のために臼歯は近心移動した。この患者では少なくとも5mmの近心移動が計画されているが、それは若年者の骨では可能であるが、成人患者では実行できない。

Topic 41 : Teen Treatment

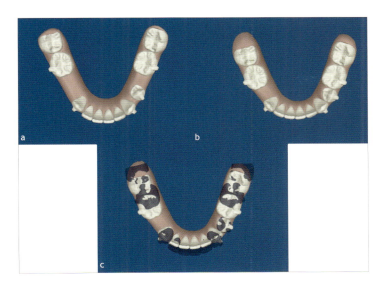

図a：複数の空隙を示す治療開始時の下顎歯列のクリンチェック画像
図b：40枚のアライナーで計画した最終結果を示す。
図c：計画された歯の移動の重ね合わせを示す（青：治療開始時、白：計画された最終的な歯の位置）。

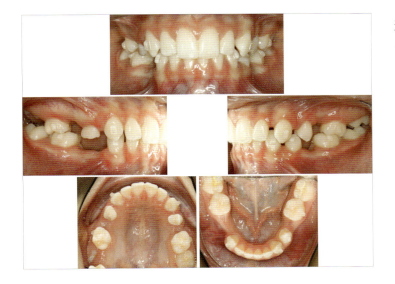

#54（#14は未萌出）を抜歯した後、通常の垂直長方形アタッチメント（G4導入前）を接着してインビザライン治療を開始した。

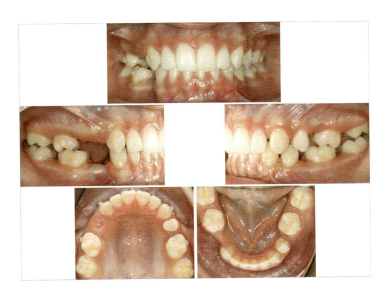

治療計画に基づいて、上下大臼歯の近心移動が行われ、14枚目のアライナーが終了時の口腔内写真を示す。上下のアライナーの適合は最適であった。

Topic 41 : Teen Treatment

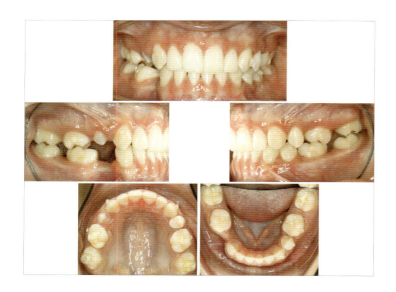

25枚目のアライナーで、#14 が萌出を開始し、第一大臼歯は計画通りの適切な位置にある。

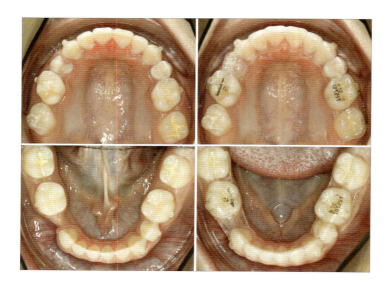

アライナー 31 枚目における上下の口腔内写真。両顎においてアライナーの適合が優れていることを示す。#14 は、萌出タブに誘導されて、乳歯 #54 の形態部分へと萌出してきている。

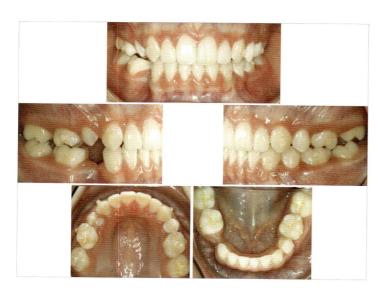

ファーストフェーズの 40 枚のアライナー使用後、リファインメント前の口腔内写真を示す。

Topic 41 : Teen Treatment

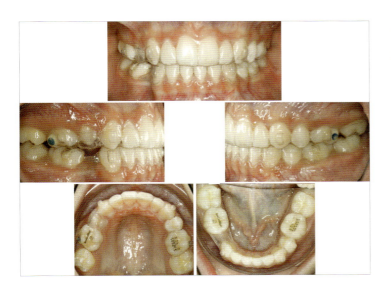

40枚目のアライナーが完璧な適合状態の口腔内写真を示す。エラプションツール*によって以前あった乳歯 #54 のアライナー形態に向かって #14 が萌出中である。ファーストフェーズの治療としてクリンチェックによって計画された全ての移動は、完全に達成された。

*エラプションツール：インビザライン・ティーンでは、完全萌出していない歯牙の過剰萌出を防ぐための「萌出タブ」、永久歯列が未萌出または萌出途中にある歯牙に対しては「萌出スペース」を設定することが可能となる。アライナーは自然萌出に対応するスペースを確保して作製される。

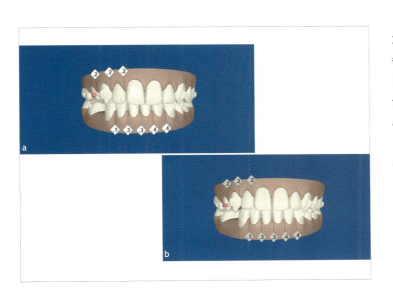

上顎を下顎の正中に合わせて排列し、右側でよりよい犬歯ガイダンスを得るために追加の IPR を #12、#13、#14、#32、#31、#41、#42 に設定したケースリファインメントの前（図 a）と後（図 b）のクリンチェック画像である。ベベル型アタッチメント (beveled shaped attachment) が挺出を計画した #14 に追加された。

ケースリファインメントは上顎で 24 枚、下顎で 10 枚であった。

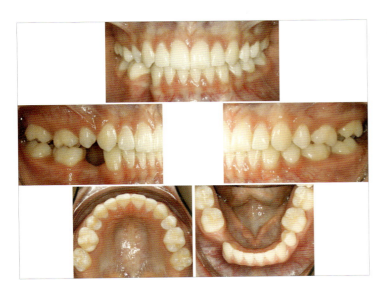

#14、#24、#34、#44 の完全に閉鎖された空隙と、#45 部に後のインプラント埋入のために維持された空隙を示す最終的な口腔内写真を示す。

Topic 41 : Teen Treatment

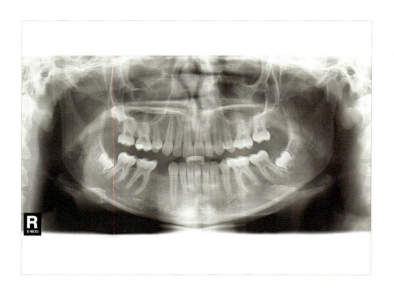

小臼歯の空隙閉鎖と、#45部の後のインプラントのための空隙が作られた最終的なX線写真を示す。#18、#38、#48を抜歯するかしないかの決定は延期された。

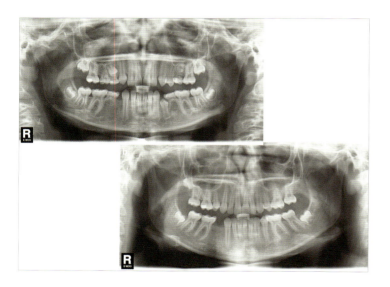

矯正治療前（写真a）治療後（写真b）のX線写真の比較である。

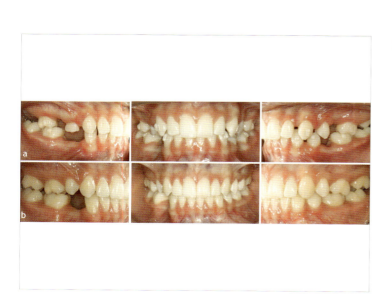

インビザラインによる矯正治療前（写真a）と後（写真b）の比較を示す。

Topic 41 : Teen Treatment

インビザライン治療前（写真 a）と後（写真 b）の上下顎の比較を示す。

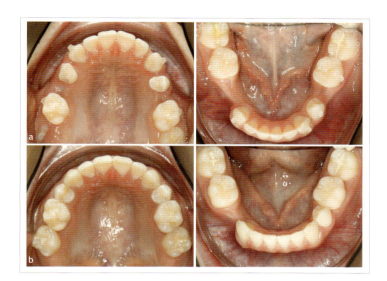

患者の最終的なスキャニング画像からは、空隙閉鎖と #45 の骨の状態がわかる。

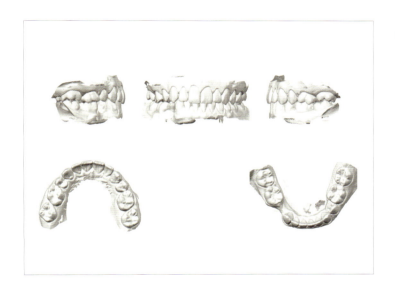

咬合器付着された最終的な石膏模型である。咬合接触を青色で示す。

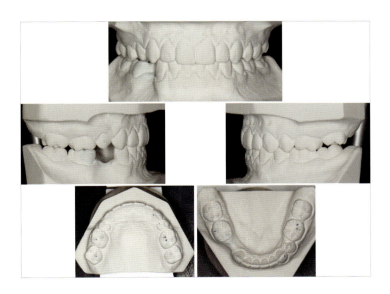

Topic 41 : Teen Treatment

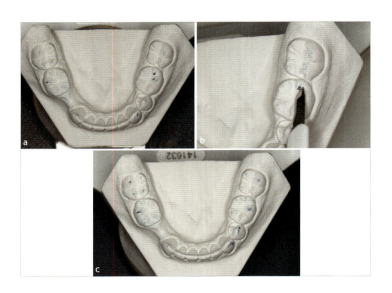

ここでは #36 にあった最初の咬合接触（写真 a, b）を除去し、均等な咬合接触パターン（写真 c）を得るため咬合調整のシミュレーションを行った。咬合器上での石膏模型で咬合接触が修正された後、わずかな咬合調整は患者の口腔内で行った（Topic 61 参照、選択的咬合調整）。

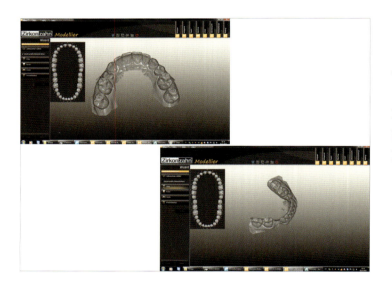

#44 は患者が 19 歳になり成長の大部分が完了してすぐにインプラントに置き換える計画をした。それまでは、後のインプラントのための空隙を維持するために、#43 と #46 に接着性ブリッジを装着することになった。

接着性ブリッジの製作は M. Läkamp の技工所で Zirkonzahn Software によって計画し製作された。画像は、上下顎を iTero スキャニングで記録して Zirkonzahn Software に反映させたものを示している。

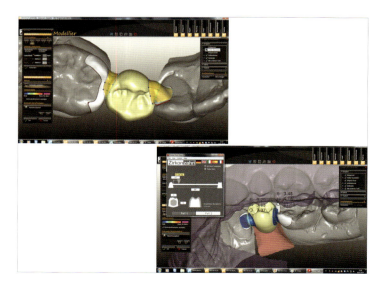

接着性ブリッジは Zirkonzahn Software 上で仮想的に計画された。画像は、過度の負荷を避けるために咬合接触を回避する形態とした #44 の仮想モデルを示している。隣在歯の咬合ベースの計算とモデリングは、咬合面に加わる負荷をも計算し正確に成形することができる。

Topic 41 : Teen Treatment

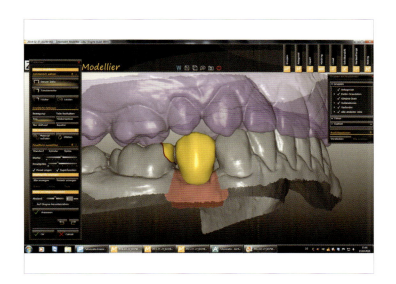

Zirkonzahn Software にて、接着性ブリッジの設計がバーチャル画面上で見られる。

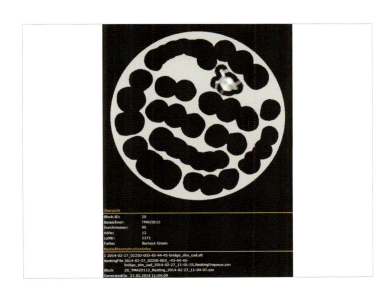

Zirkonzahn Software で計画した後、実際のブリッジは "Burnout green" 材料を焼却し、この患者ではその空間にセラミック、すなわち e-max (Ivoclar) を流し込み、製作された。この過程は独自の着色焼成にて完結された。

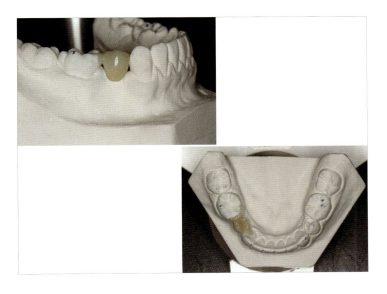

咬合器に付着した石膏模型上の #44 の接着性ブリッジの側方面と咬合面を示す。

Topic 41 : Teen Treatment

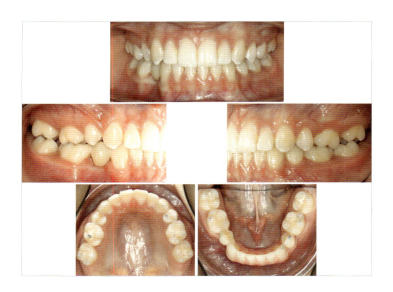

#44 に接着性ブリッジを装着した口腔内写真を示す。上下の咬合面観は、#44 ブリッジは咬合接触から完全に外れており、他のすべての臼歯の咬合接触を認める。

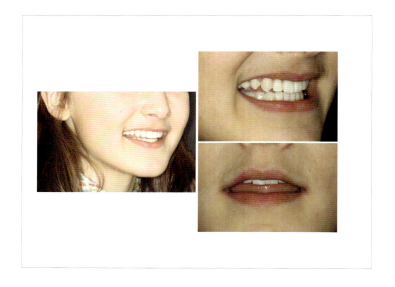

#44 の接着性ブリッジにより審美的に空隙閉鎖された口腔外写真を示す。

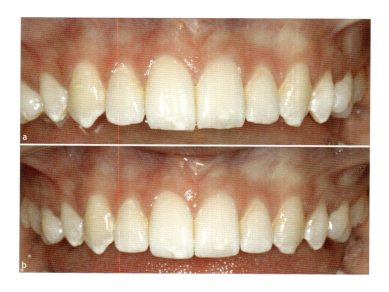

上顎の #12、#11、#21、#22 のエナメル質欠損部の形態修正を行う前（写真 a）と後（写真 b）の最終的な口腔内写真を示す。遠心側の彎曲が維持され、近心側の形態は、審美的な前歯形態の基準よりわずかに角ばっている部分をわずかに形態修正した。

Topic 41 : Teen Treatment

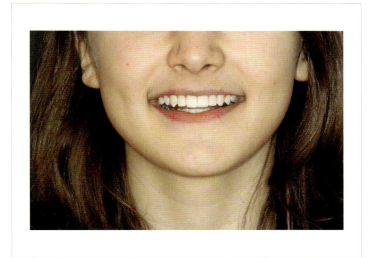

欠損した #14、#24、#34、#44 の空隙閉鎖が完全に行われ、#44 に接着性ブリッジを接着した矯正治療後の審美的な笑顔である。

Topic 42 : Teen Treatment

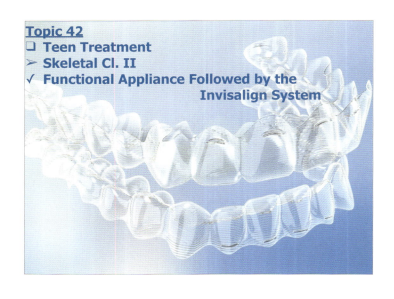

Topic 42：10代の患者の治療
＜骨格性 Class II＞
＜機能的矯正装置に続くインビザライン治療＞

　成長期にある骨格性の Class II や Class III の患者に対して、我々は通常機能的矯正装置を用いて治療を開始する。

　我々は、上顎切歯に重度の舌側傾斜のない Class II の患者にバイオネーターもしくはフレンケル装置を使用する。特に上下の歯列が狭窄している場合、我々のクリニックではフレンケル装置タイプ I とタイプ II がゴールドスタンダードである。フレンケル装置のシールドは、筋肉の力を排除し、骨の成長を促進する骨膜を牽引する。上顎切歯が著しく後方に傾斜した患者では、傾斜した切歯を Ricketts Utility technique を使用しトルク、および／または、唇側傾斜移動を開始する。もしトルク移動の固定源のコントロールとして、舌側傾斜した歯の隣接歯に直接アタッチメントを設置できれば、我々は、時々、パワーリッジを組み合わせたインビザライン治療を行う。Overjet が十分な場合は、直ちに機能的矯正を開始する。Class III の成長期の患者では、我々は下顎切歯の萌出後すぐにフレンケル装置タイプ III で治療を行う。我々のクリニックではフレンケル装置タイプ III は、成長期の Class III 患者へのゴールドスタンダードである。

　機能的矯正装置により治療された症例のほとんどは、後に永久歯萌出後、歯列と咬合を細部まで治療しなければならないが、それが現在ではマルチブラケットだけでなくインビザラインでも可能である。

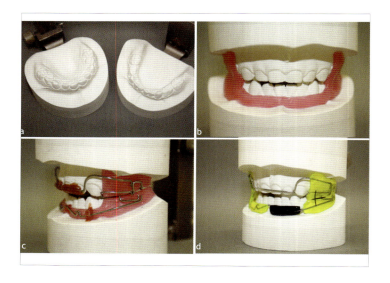

写真 a：模型はシールドの製作のため、頬側および舌側に土台がなければならない。

写真 b：ワックスの張りつけはすべての部位で必要である。そこでは、シールドは筋肉の圧力を排除し、骨膜を牽引する。

写真 c：ワイヤーは細部にベンディングされ、ワックスで固定される。

写真 d：フレンケル装置を作製し、研磨を行う。

　装置は口腔内で慎重に調整することが重要であり、特にシールドの適合状態が重要である。もしシールドが過大な牽引力を与えたり、頬や舌を傷つけるような不快感を生じさせるなら、シールドの形態修正や再研磨が必要である。

Topic 42 : Teen Treatment

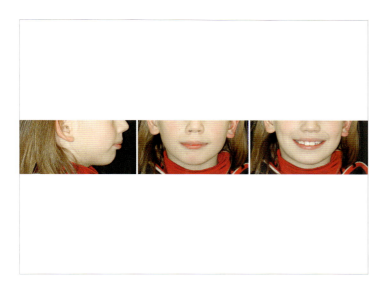

＜診断＞
・叢生を伴う Class II
・過大な overjet
・過蓋咬合
・口腔顔面筋の過緊張

＜治療＞
・口唇閉鎖の機能訓練
・フレンケル装置による機能的矯正
・インビザライン・ティーン治療

　口腔周囲筋（口輪筋、頬筋、口角下制筋、下唇下制筋、オトガイ筋、口角挙筋、笑筋、大頬骨筋）は上顎と下顎の成長に重要な役割を果たす。顔面写真は、これらの筋肉の過度の機能亢進を示している。筋緊張の圧力は、成長障害を引き起こし、下顎は後方位をとる。フレンケル装置は、理想的に初めは1日16時間の着用が必要である。一旦、骨格性 Class I に改善し、歯列弓の改善が見られたら、我々はフレンケル装置を保定のため夜間だけ装着するように指示する。すべての永久歯が萌出後、重要なことは、さらに機能性と審美性の仕上げの治療が必要かどうかを決めることである。

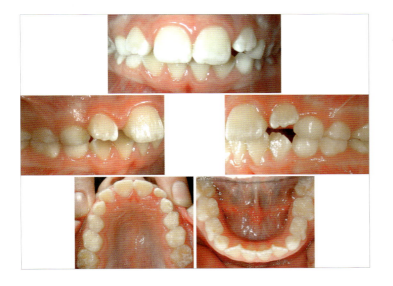

フレンケル治療開始時の口腔内写真を示す。Class II で叢生と狭窄した歯列である。

Topic 42 : Teen Treatment

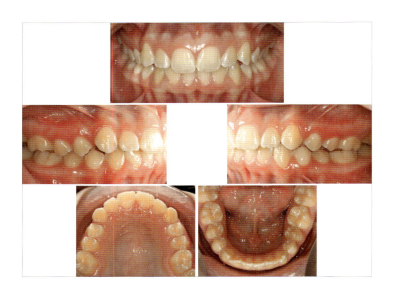

フレンケル治療後の最終的な口腔内写真を示す。軽度の叢生と両側は完全な Class I で、生理的な上下の歯列弓である。

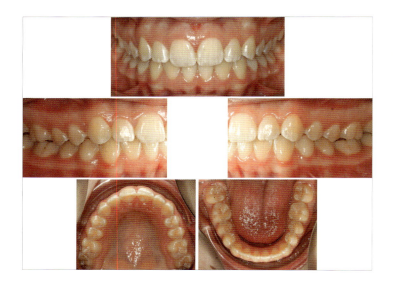

フレンケル治療後、咬合の仕上げと審美性の改善はインビザライン治療で行った。最終的な口腔内写真を示す。21 枚のアライナーで治療期間は 10.5 ヶ月であった。

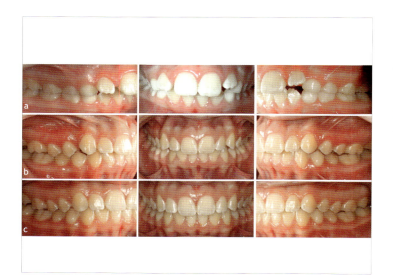

＜治療経過＞
写真 a：上段の写真は年齢 9 歳 6 ヶ月でフレンケル治療の開始前
写真 b：13 歳 6 ヶ月でのフレンケル治療終了時で、インビザライン治療の開始時
写真 c：21 枚のアライナーで終了したインビザライン治療終了時

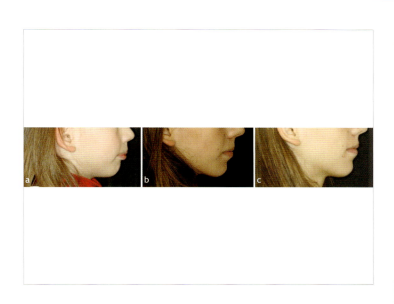

＜治療経過＞

写真a：口腔顔面筋肉の過度の緊張を伴ったフレンケル治療前の口腔外写真

写真b：フレンケル治療が終了し、インビザライン治療開始時の口腔外写真

写真c：インビザラインで仕上げた治療終了時の口腔外写真

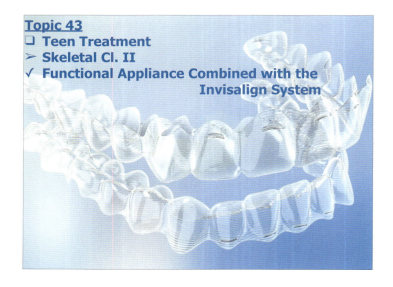

Topic 43：10代の患者の治療
＜骨格性 Class II＞＜機能的矯正装置と併用するインビザライン治療＞

骨格性 Class II や 骨格性 Class III の成長期にある患者では、前のトピックで示すように通常はフレンケル装置で治療を開始する。

成長期の Class II 患者において、アライナーとフレンケル（タイプ I）を同時併用することは好ましい治療方法の1つである。フレンケル装置を作製することは前に記述したが、製作過程における唯一の違いはアライナーを装着した状態で、構成咬合を得て印象採得することである。イタリアの Dr.E.Aquilio が過去に優れた結果を示したように、機能的矯正装置は下顎を骨格性 Class I に誘導し成長させる。

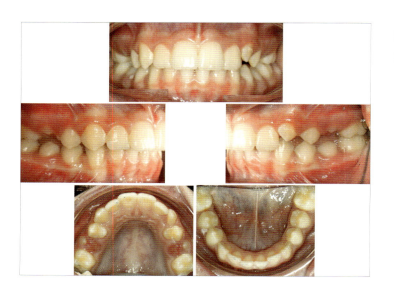

#54（#14 は未萌出）を抜歯した後、我々は通常の垂直長方形アタッチメント（G4 導入前）を接着してインビザライン治療を開始した。

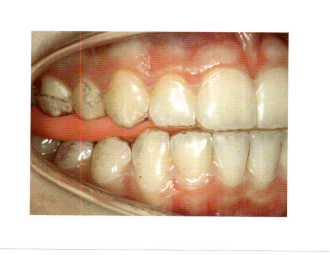

治療計画に基づいて、上下大臼歯の近心移動が行われ、14枚目のアライナーが終了したときの口腔内写真。上下のアライナーの適合は最適であった。

Topic 43 : Teen Treatment

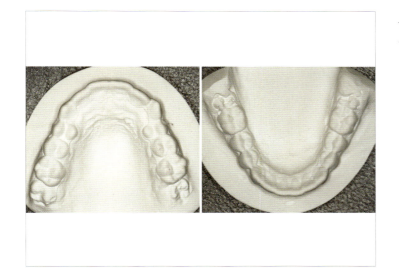

石膏模型の調整は、シールドを延長するため模型の頬舌側を削除する。石膏模型はアライナーを装着した状態で印象されている。

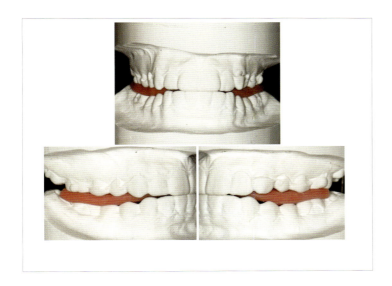

治療用のバイトと模型を示す。

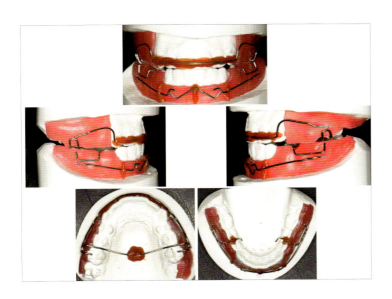

シールドが筋の圧力を排除し、骨膜を牽引するようにすべての領域にワックスを貼りつける。ワイヤーは細部まで屈曲しワックスで固定する。

Topic 43 : Teen Treatment

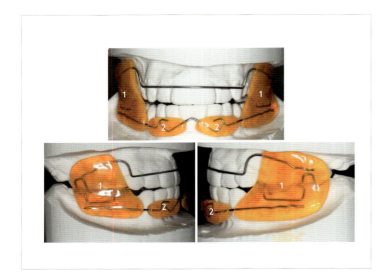

石膏模型上の完成したフレンケル装置。

フレンケル装置はさまざまなパーツから構成される。
1. バッカルシールド
2. ラビアルシールド

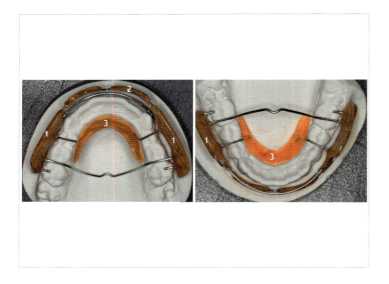

石膏模型上の完成したフレンケル装置

フレンケル装置はさまざまなパーツから構成される。
1. バッカルシールド
2. ラビアルシールド
3. リンガルシールド

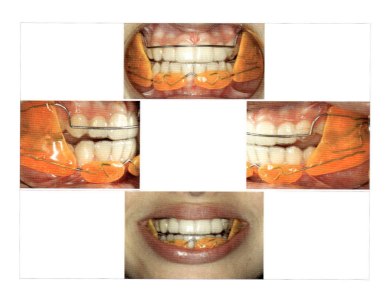

　口腔内でアライナーとフレンケル装置を併用するときは、特にシールドの適合性に注目する。もしシールドが頬を強く引っ張りすぎたり、舌を傷つけるような不快感を生じさせたりすれば、シールドの調整と再研磨が必要である。

Topic 43 : Teen Treatment

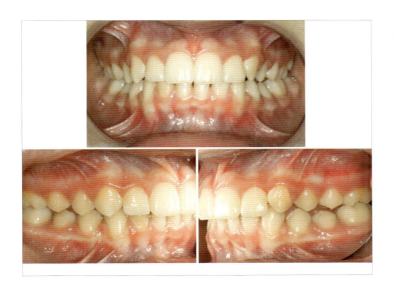

インビザライン治療とフレンケル装置を併用した治療の8週間後の口腔内写真。下顎は既に Class II が改善されて前方位をとっている。

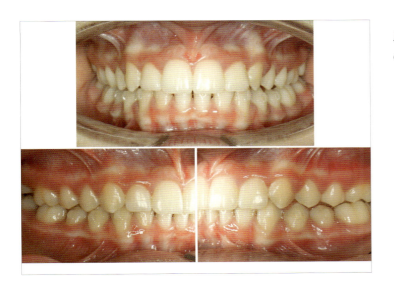

インビザライン治療とフレンケル装置併用による6ヶ月間の治療後の口腔内写真を示す。患者は左右 Class I の臼歯関係を認める。

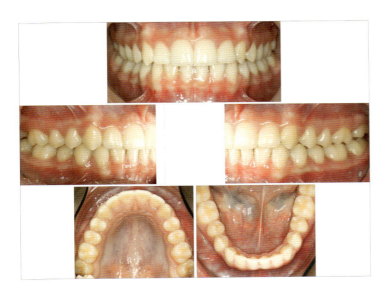

フレンケル装置とインビザライン治療の組み合わせを行った12ヶ月後の口腔内写真を示す。4週間、右側に Class II エラスティックを使用した。

写真は、両側ともに Class I の配列された歯列を示している。下顎の #33 から #43 までに舌側リテーナーが接着され、続く4ヶ月の間、患者は日中のうち3時間は上顎に最後のアライナーを装着し、夜間にはフランケル装置を使用した。この期間の後、下顎に舌側リテーナー、上顎は夜間のみ可撤式アライナーで保定を行った。

Topic 44 : Periodontitis, Bone Loss, Extrusion, Spacing

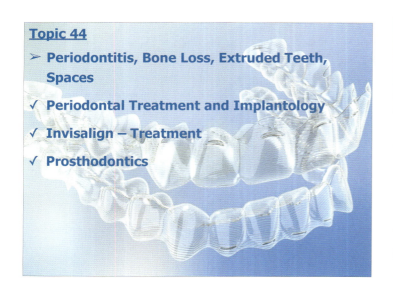

Topic 44
- **Periodontitis, Bone Loss, Extruded Teeth, Spaces**
- ✓ Periodontal Treatment and Implantology
- ✓ Invisalign – Treatment
- ✓ Prosthodontics

Topic 44：
歯周炎、骨吸収、挺出、空隙
＜歯周病治療とインプラント治療＞
＜インビザライン治療＞＜補綴治療＞

　歯周組織に急性炎症がなく健全な状態で矯正治療を開始するのが絶対的な条件であるが、時には重度の骨の吸収を伴う治療を開始することもある。我々の考えは、弱く間歇的な矯正力がかかるシステムは、これらの患者を治療するための最良の方法である。そのため、インビザライン治療が歯周組織の骨吸収が進んだ患者に大いに推奨される。クリンチェックで、アライナーの枚数増加と、より遅いステージングによって矯正力が低減できる。患者は食事とブラッシングのためにアライナーを外すので、いわば、インビザライン治療は間歇的な力のシステムである。アライナーを外している間は、歯根膜（periodontal ligament：PDL）の血流は減少していないため、骨吸収のリスクが最小限となっている。

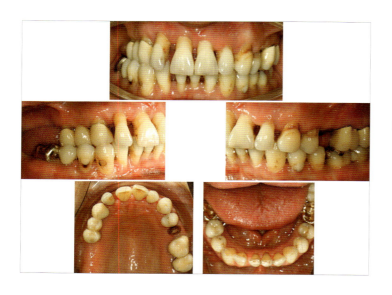

　左の例は、歯周病で進行した骨吸収を伴う成人男性の口腔内写真である。歯周病専門医が矯正前の歯周治療を終えた後、我々はインビザライン治療を開始した。

　歯周治療はDr.F.Bröseler (Aachen)により行われた。患者は、矯正治療の間、歯周治療の定期的なリコールを継続した。

Topic 44 : Periodontitis, Bone Loss, Extrusion, Spacing

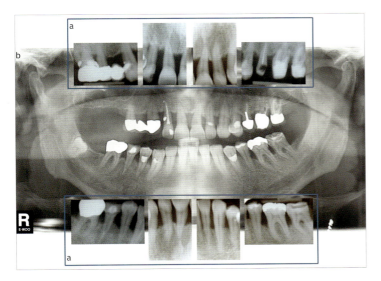

歯周病専門医クリニックのデンタルＸ線写真。臨床的に安定しているが重度の骨吸収を示す。リコールは、歯周病専門医のクリニックで３ヶ月ごとに行われた。

インビザライン治療の１つの大きな利点は、一般歯科で口腔ケアを行うときに、過去のマルチブラケット装置で必要であったアーチワイヤーまたはリンガルワイヤーを取り外す必要がないことである。ワイヤーを外し口腔ケア後にワイヤーを再装着することは、不快であり時間もかかる。インビザラインで治療を受けた患者では、必要なときに歯周病専門医に行くことができ、再びワイヤーを戻すための矯正歯科の追加予約を必要としない。

中央のＸ線写真は、インビザライン治療終了時のパノラマＸ線写真である。骨の状態はインビザライン治療後に改善されたように見える。

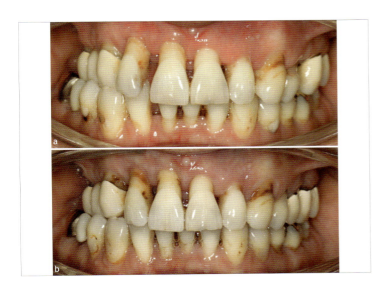

インビザライン治療前後で安定した歯周状態を示す。上下の切歯部に計画された圧下が行われ、空隙が閉鎖された。右側の交叉咬合の改善は計画せず、インビザライン治療終了後もまだ存在している。

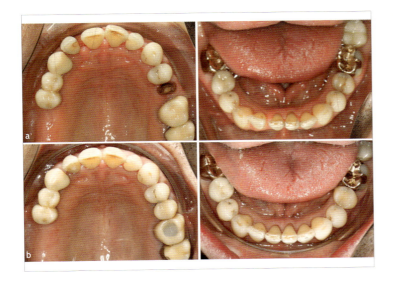

治療前（写真a）と#25にテンポラリークラウンが装着された治療後（写真b）の上下の口腔内写真を示す。

骨吸収を伴う患者の空隙閉鎖は、予測実現性の高い治療である。

Topic 44 : Periodontitis, Bone Loss, Extrusion, Spacing

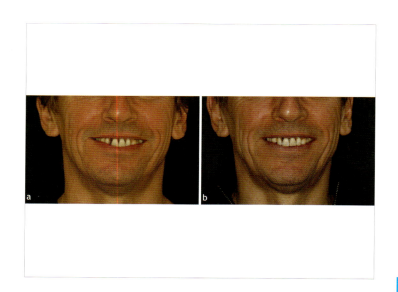

治療前後の口腔外写真。正面の状態は、機能的な関係へ改善した。口腔外の審美性が向上した。

Topic 45 : CMD, Bone Loss, Class II div 2

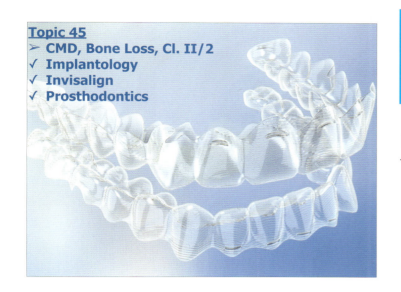

Topic 45：CMD、骨吸収、Class II div 2
＜インプラント治療＞
＜インビザライン治療＞
＜補綴治療＞

　インビザライン治療の最も重要な利点の1つは、クリンチェックにおいて仮想的な最終結果を、口腔外科医や補綴医と連携し一緒に議論できることである。

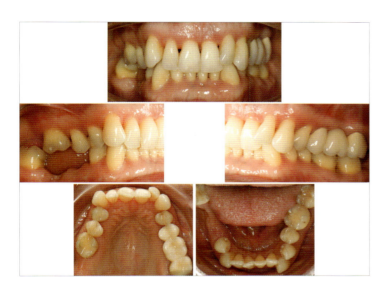

　次の例では、インプラント専門の外科医と補綴医とのインターディシプリナリー歯科治療を示す。

＜診断＞
・復位を伴わない関節円板の前方転位による CMD
・頭痛
・歯周炎
・中心位での過蓋咬合と臼歯部支持の欠如
・叢生

＜治療＞
・インビザライン治療
・インプラント治療 (Dr. Meier)
・補綴治療 (Dr.W.Boisserée)

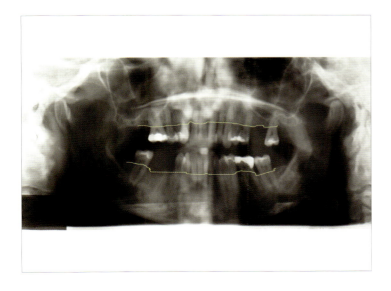

　治療開始時のパノラマX線写真である。上下歯列は、重度の骨吸収と、歯周病により喪失した歯の空隙を示す。

Topic 45 : CMD, Bone Loss, Class II div 2

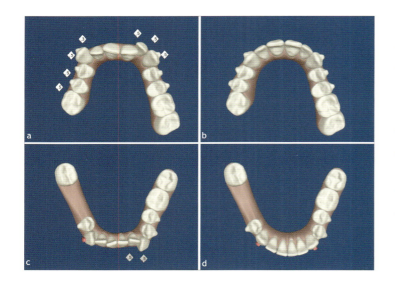

上下歯列のクリンチェック画像を示す。

治療開始時の状態とIPRの必要な部分（図a, c）。上顎が41枚のアライナー、下顎は45枚のアライナーで計画された最終状態（図b, d）を示す。

上顎切歯にはトルクを付与し、上顎右側臼歯部はIPRにより作られた空隙に遠心移動している。IPRは、上顎右側犬歯と小臼歯、左側切歯と犬歯に、また#32と#33も同様に必要であった。

下顎切歯は、スローステージングにして、とても弱い矯正力で唇側傾斜を行った。下顎犬歯は、近心面から舌側にオーバーコレクションを加えて捻転させる計画をした。矯正治療期間中は、上顎の拡大を続けて行った。Overjetは0.5mmに設定した。

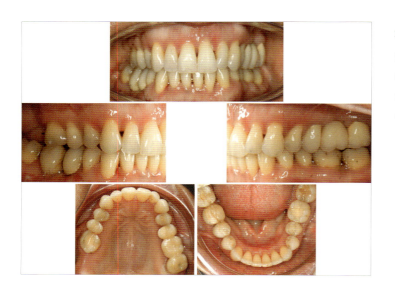

右側咬合は、Class II仕上げの治療終了時の状態。右側のClass IIをClass Iに矯正するには遠心移動量が多くなり、歯肉退縮などの歯周組織の状態に対して余計なリスクを与えることになるため、咬合関係は修正しないこととした。インプラント部分はテンポラリークラウンで補綴している。

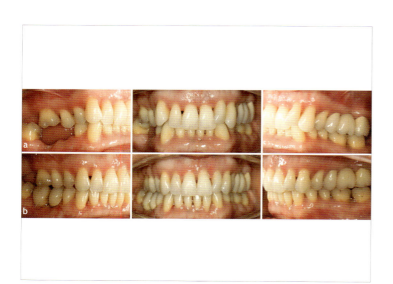

上段は矯正治療開始時、下段は矯正治療終了時を示す。上下歯列で圧下を行うことにより、生理的なoverbiteを確立した。左側はClass I、右側はClass IIが維持された。上下歯列は配列され、叢生が改善された。

現在では、パワーリッジが利用できるので、さらにトルクを入れることが可能である。前歯部にわずかな歯肉退縮が発生した。

Topic 45 : CMD, Bone Loss, Class II div 2

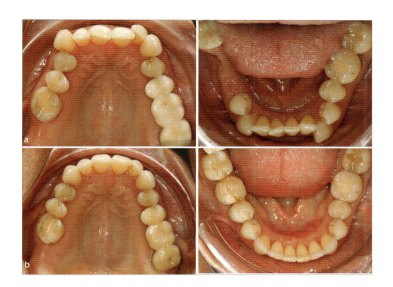

上下の写真では、アライナーのみの矯正治療で上下歯列が配列され、叢生が改善されている。#45と#46にインプラントが埋入され、テンポラリークラウンを装着している。

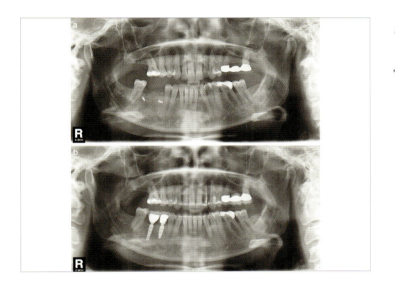

インビザライン治療開始時のパノラマX線写真。#45と#46部の骨造成は既に行われている（写真a）。

矯正治療終了後の骨の状態、インプラント埋入後の骨の状態は安定している（写真b）。

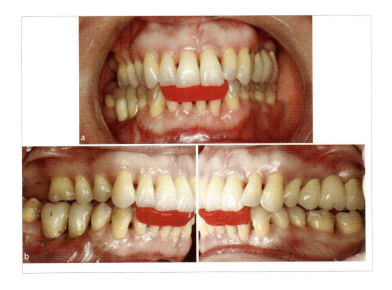

最初の矯正治療計画には、術前矯正治療として修復物や既存の補綴物の除去が含まれていた。多数の不良補綴物のため矯正治療開始時に臼歯の支持不足が懸念されたが、次に必要となる補綴処置を行うことで解決することにした。多くの場合、インビザライン治療は最終補綴のための基礎を確立することができる。

臼歯部の支持を確立するために、Dr. W. Boisseréeによって下顎の犬歯、小臼歯、大臼歯に固定式スプリントを装着して治療を開始することにした。前方のreference bite（赤）は、下顎頭が生理的で、3次元的に整復された位置を再現している（写真a）。

固定式スプリントを除去した後、前方のreference biteを装着し、臼歯部支持の欠如のある補綴治療開始時（写真b）。

Topic 45 : CMD, Bone Loss, Class II div 2

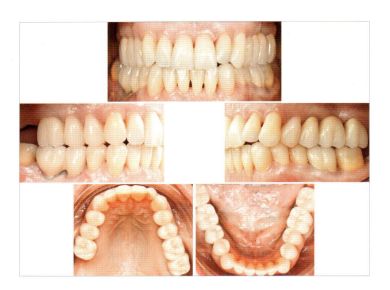

最終補綴物が装着された状態。保定として上下の犬歯から犬歯の舌側にリンガルリテーナーが使用されている。右側はClass IIの関係で保たれ、小臼歯と大臼歯は新しい補綴物により生理的な下顎の位置で、十分な臼歯の支持が確立されている。e-max*(Ivoclar)の修復物、ジルコニアのブリッジとクラウンは、M. Läkamp 歯科技工所で製作された。

ブラックトライアングルが、コンポジットレジン修復(Enamel Plus HFO)により減少している。

以前の痛みは消失して、患者は現在まで痛みのない状態である。

* Ivoclar（http://www.ivoclarvivadent.jp）

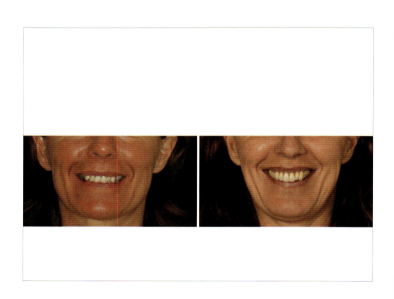

治療開始時と終了時の口腔外写真。審美的に著しく改善されている。

Topic 45 : CMD, Bone Loss, Cl.II/2

Topic 46
- Cl.II
- Invisalign Treatment and Orthognathic Surgery

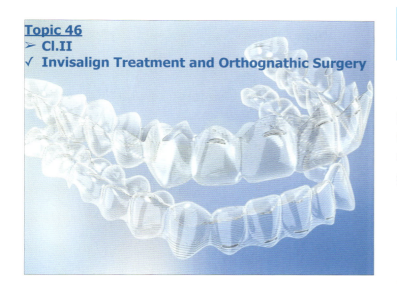

Topic 46：Class II
＜インビザライン治療と顎矯正手術＞

　顎矯正の術前矯正に、インビザライン治療が可能である。クリンチェックにより、上下歯列を調和して配列し、計画された手術のための最適な方法を提供することができる。クリンチェックでは、surgery tool★を利用して、手術後のシミュレーションを行いながら矢状面の変化を把握できる。

★クリンチェック・シミュレーション上で、顎矯正のシミュレーションを行うことができる。

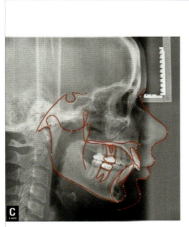 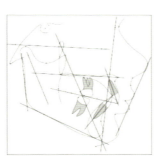

＜診断＞
・骨格性 Class II
・叢生
・過蓋咬合
・側方セファロ分析の値：

Convexity of A :	11.4mm	(Norm 0.0mm)
Facial depth :	86.4°	(Norm 90°)
Lower facial height :	38.2°	(Norm 47.0°)

＜治療＞
インビザライン治療
顎矯正手術 (Dr. U. Meyer, Münster)

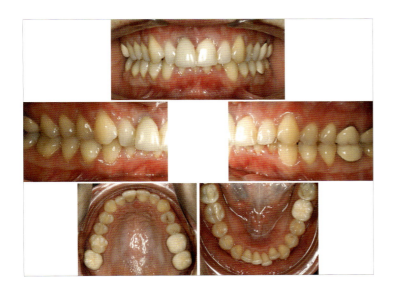

　治療開始時の口腔内写真を示す。左右非対称の Class II、正中線は下顎が左に偏位している。過蓋咬合で上下歯列は叢生がある。患者は重篤な歯肉の炎症、特に上顎前歯について、専門的な歯周治療と口腔衛生指導を受けた。患者の希望は下顎の後退位を改善することである。1つの方法として患者に上顎歯列の遠心移動を行う矯正治療を提案したが、それは拒否された。

Topic 46 : Class II

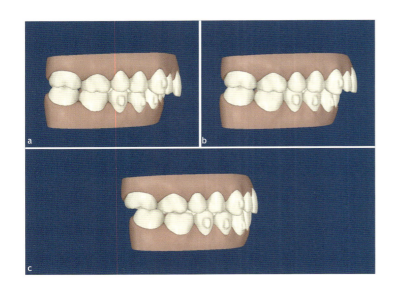

図a：側方面観は Class II で、過蓋咬合、大きな overjet と叢生を示している。

図b：16枚のアライナー終了後、手術のための最適な状態となっている。下顎を前方移動するのに十分な空隙を確保するため、overjet は増加している。

図c：surgery tool を使用して、下顎を前方に移動した状態の最終のクリンチェック画像。

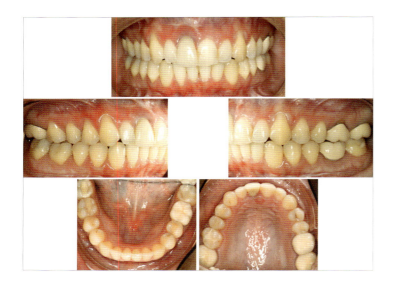

インビザライン治療による術前矯正と外科手術によって、Class I で正中線は改善され、生理的な overjet となっている。

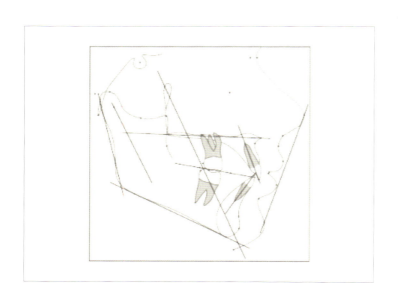

＜術後のセファロ分析の値＞

Convexity of A :	12.3 mm	(Norm　0.0mm)
Facial depth :	85.8°	(Norm　90°)
Lower facial height :	40.8°	(Norm　47.0°)

Topic 46 : Class II

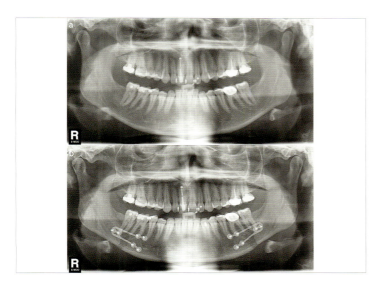

初診時（写真 a）と、下顎前方移動術後の骨接合プレートとスクリュー（Craniofacial Orthognathic Mandibular Fixation Plate, Medartis®*）のパノラマＸ線写真（写真 b）を示す。

* Medartis (http://www.medartis.com)

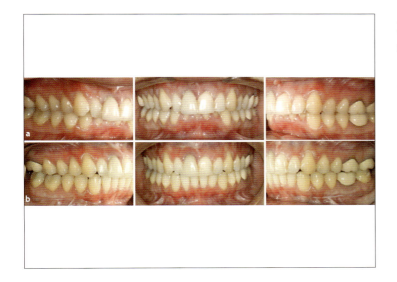

治療開始時（写真 a）、治療終了時（写真 b）。Class I、正中線は上下で一致し、生理的な overbite と overjet となっている。

外科的に位置決めされた骨は、上下顎のミニスクリューにかけたエラスティックで固定された。

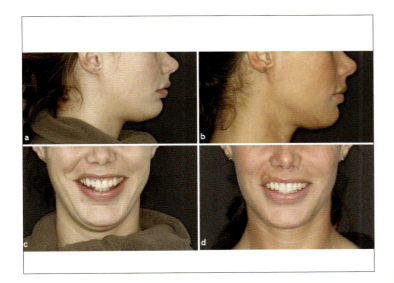

治療開始時（写真 a, c）治療終了時（写真 b, d）を示す。改善された最終的な笑顔と側貌が見られる。不均衡であった下顔面高が、治療後には調和的に改善された。

Topic 47 : Class III

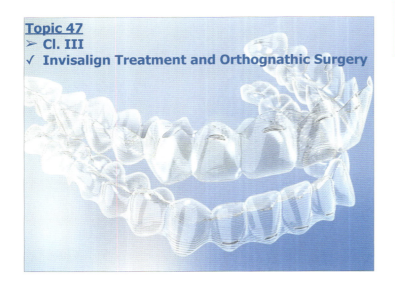

Topic 47 : Class III
＜インビザライン治療と顎矯正手術＞

骨格性 Class III は、骨格性 Class II に比べ、より頻繁に顎矯正手術の必要がある。どちらの場合でも、最初に下顎頭の位置を確認することが必要である。

生理的な下顎の位置が決定されていない限り、外科手術を行うことはすすめられない。

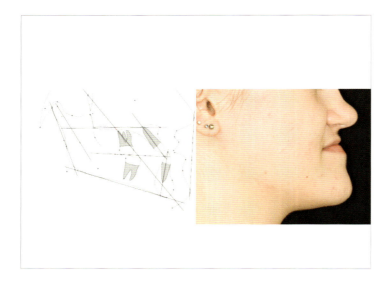

＜診断＞
- 正中偏位を伴う骨格性 Class III
- 側方セファロ計測値

Convexity of A :	−16.2mm	(Norm 0.0mm)
Facial depth :	100.0°	(Norm 90°)
Lower facial height :	36.9°	(Norm 47.0°)

＜治療＞
- インビザライン治療
- 顎矯正手術 (Prof. Dr. Dr. mult. U. K. Joos, Münster)

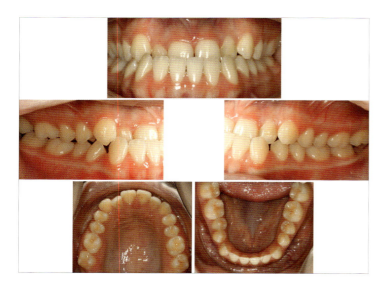

#13 から #22 までの前歯部反対咬合で Class III の治療開始時の口腔内写真を示す。正中線は偏位し、上顎に叢生、下顎 #33、#43 の遠心に空隙がある。

Topic 47 : Class III

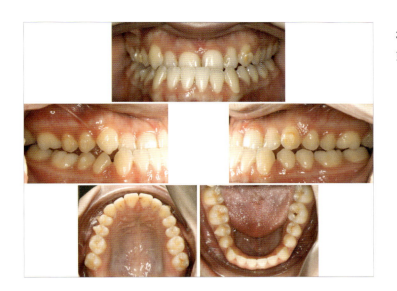

計画した外科手術のために、上顎は23枚、下顎は34枚のアライナーでファーストフェーズを終了した状態である。

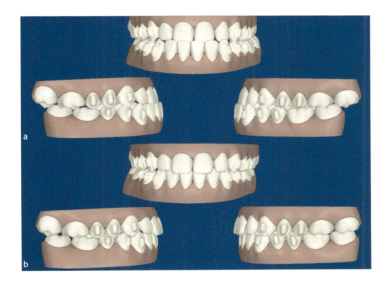

図a：ファーストフェーズ終了時のクリンチェック
図b：サージカル・シミュレーション★で計画した外科手術後の咬合状態

最終的なシミュレーションは、クリンチェックが治療の開始から治療終了までを正確に計画する一助となることを示している。

★クリンチェック・シミュレーション上で、顎矯正のシミュレーションを行うことができる。

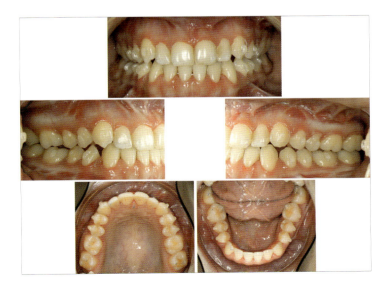

Class Iが確立した直後の状態を示す。細部の修正のためにリファインメントが計画された。

Topic 47 : Class III

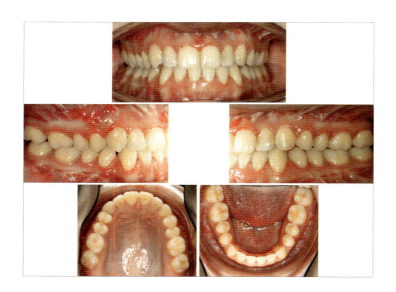

治療終了時の口腔内写真を示す。上下歯列は安定したClass I で、正中線は一致し、生理的な前歯部の関係に改善されている。

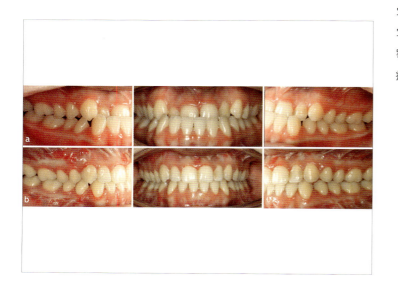

写真 a：前歯部反対咬合 Class III の治療開始時
写真 b：インビザラインによる術前矯正を行った後に顎矯正手術を行い、追加のリファインメントを行った治療終了時

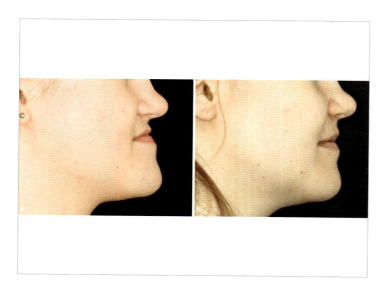

口腔外写真： 初診 (写真 a)、最終 (写真 b)
外科的手順（計測）：
・Maxilla： 　　　　　4mm 前方移動
・Mandible： 　right　　3mm 前方移動
　　　　　　　left　　 2mm 後方移動

外科的に位置決めされた骨は、上下顎のミニスクリューにかけたエラスティックで固定された。

Topic 47 : Class III

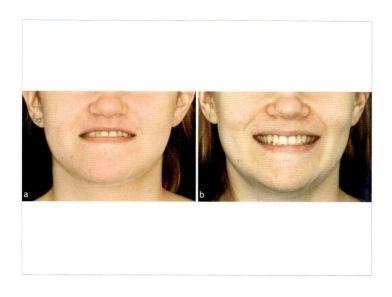

インビザライン治療と手術を組み合わせた治療前（写真 a）と術後（写真 b）の口腔外の正面写真を示す。

患者は短い顔面高が増加し、著しく改善された審美的な笑顔を示している。

Topic 48 : Craniomandibular Dysfunction

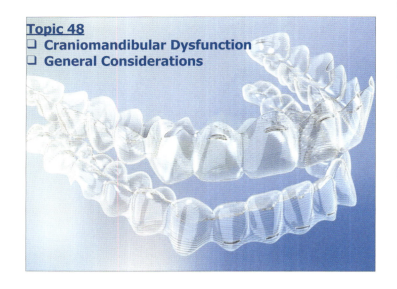

Topic 48：
Craniomandibular Dysfunction (CMD)
総論

　CMDや筋骨格系障害を有するほとんどすべての患者で、我々は可撤式スプリントによる治療を開始する。この特定のアプローチの詳細については、最近出版された書籍、"Kraniomandibuläres und muskuloskelettales System" Wolfgang Boisserée と Werner Schupp の著書（2012年）に記載されている。

　もしスプリント療法後に矯正治療が必要であれば、インビザライン治療により、正確に予測実現性の高い結果を導くことができる。

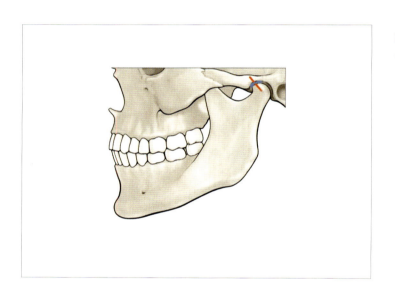

　図は、Class I の生理的臼歯部の支持、下顎頭の生理的な位置と、生理的に位置づけられた関節円板を示している。

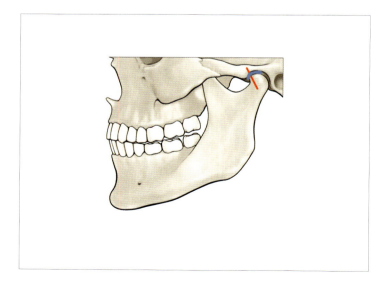

　CMD患者の多くで、臼歯の支持が欠如している状態が観察できる。図からわかるように、生理的な下顎頭の位置で咬合しているのは切歯だけで、臼歯部では開咬となっている。

Topic 48 : Craniomandibular Dysfunction

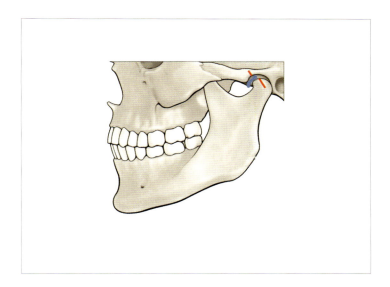

患者が習慣性咬合位をとろうとしているとき、臼歯部で接触しようとする。しかし、下顎頭は後方の位置に移動する。下顎頭が後方に位置すると、関節円板は前方に転位する。顎関節は、習慣的な咬合位で円板とは接触せずにバイラミナゾーンと接触する。バイラミナゾーンは、三叉神経の下核を経由して中枢神経系に対し痛みを伝達する最大の侵害受容器を伴う領域の1つである。

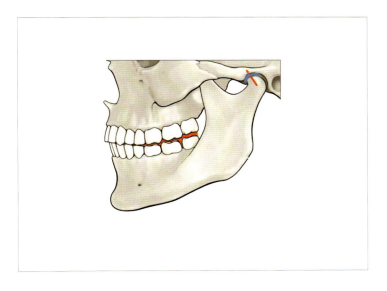

可撤式スプリントの装着により、下顎頭の位置は、中心位に安定させることができる。患者には食事中とブラッシング時を除く昼と夜に、スプリントを着用するように指示する。多くの場合、スプリントと同時にマニュアル療法または理学療法を受ける。

我々は、可撤式スプリント "Craniomandibular orthopedic positioning appliance（顎関節整形ポジショニングアプライアンス）をCOPA★と呼ぶ。

COPAは、下顎頭を治療的、生理的な位置の中心へ位置づけ、筋肉を、ニュートラルで新しく適応した神経学的なバランスへ導く助けとなる。

★ Topic 49 (P.215) にてCOPAの写真を示す。

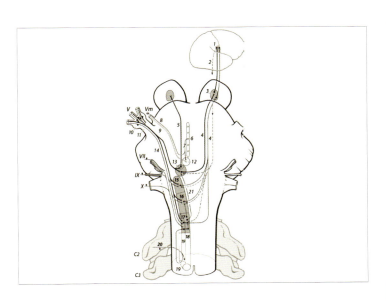

三叉神経下核に集中する神経：
三叉神経、顔面神経、舌咽頭筋神経、迷走神経、脊髄神経C2 - C5

顎関節の機能障害は、常にこれらの顔面や頸部の神経に影響を与えている。非常に頻繁に、"関連痛"を観察することができる。つまり、患者は痛みがある場所と同じ場所ではない痛みの原因に痛みを訴えている。我々は同じような現象を心臓発作で見る。患者が肩や腕の痛みを訴えるも、実際の痛みは心臓の部位に存在しているのである。顎関節の痛みの起源は筋肉がトリガーポイントになる。前頭部と頭頂疼痛（硬膜は前頭部と頭頂部の三叉神経によって支配されている）は、顎関節の機能障害にその痛みの原因を持っているかもしれない。痛みの原因を治療する必要がある。

Topic 49 : Diagnosis and Treatment Planning

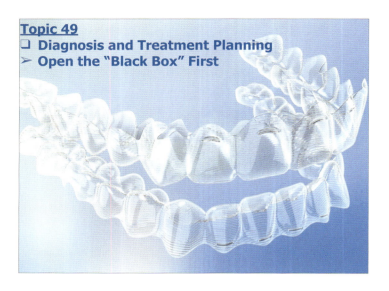

Topic 49：診断と治療計画
＜最初にブラックボックスを開ける＞

　CMDや筋骨格系障害を持つ患者に対しインビザライン治療を開始する前に、このトピックで、これらの患者の診断と治療計画を説明する。垂直方向の高さは、顎関節（TMJ）の最も重要な要素である。

　次の例では、関節円板が前方転位し、逆に下顎頭は後方に位置している患者を示す。患者は重度の頸部の痛みにより我々のクリニックに来院した。

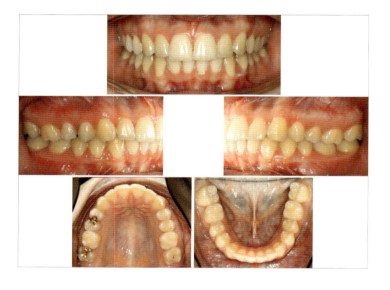

　患者の主訴は頸部の痛みである。
　口腔内写真は良好に見える。安定したClass I で、良好に配列された歯列である。口腔内写真は習慣性咬頭嵌合を示している。

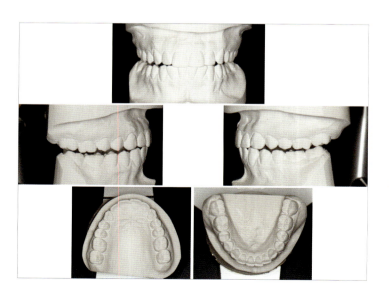

　治療位でマウントした、同じ患者の石膏模型を示す。前の写真では良好に思われるがこれは機能していない！
　マウントされた模型は、診断のための基礎である。また、切歯部のみが接触し小臼歯と大臼歯が開咬している場合、スプリント製作のための作業模型としても役立つ。筋肉の力で顎を閉じるときに、下顎頭は後上方に、中心位から習慣性咬頭嵌合へと移動する。石膏模型を咬合器にマウントしないと、口腔内と同一の状態を示し、実際の問題を明示する役には立たない。

Topic 49 : Diagnosis and Treatment Planning

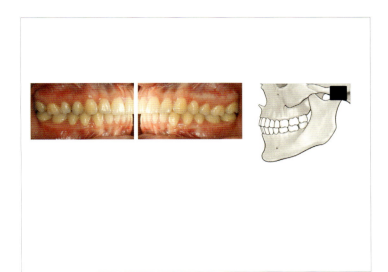

もし、顎関節が「ブラックボックス」の状態で、この治療計画を立てたならば、しばらくしてから、あなたは考え込むことになるだろう。

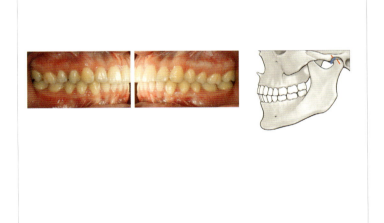

もし、あなたがこのような患者に対し顎関節と筋骨格系を考慮せずに矯正治療を開始したならば、治療の全部を失敗するだろう。

最初に行うことは、ブラックボックスを開けることである。

「ブラックボックス」を開けた後、我々は下顎頭の後方転位と、その結果としての、関節円板前方転位が診断できる。
Harold Gelb 教授の引用を思い出して欲しい。
"Think orthopedic first – then teeth."
「顎の位置の改善が最初で、その後に歯を」

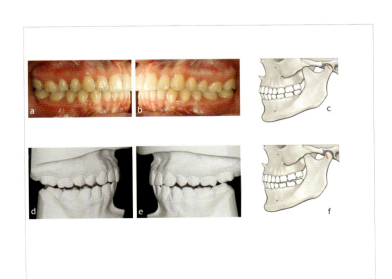

もし、あなたがここに示した状態で治療を計画するならば、この時点までは正しい道を進んでいる。
　上段の写真は、習慣性咬頭嵌合における左右の咬合状態（写真a,b）と、それを図示したもの（図c）である。
　そして顎関節のブラックボックスは開かれた。それにより、我々は前方転位した円板と、後方に位置した顆頭を見ることができた。
　マウントされた石膏模型（写真d,e）が、後方部垂直的支持の欠如を伴う治療位を示している。図fは、下顎頭と関節円板が生理的な位置にある中心位を示している。

213

Topic 49 : Diagnosis and Treatment Planning

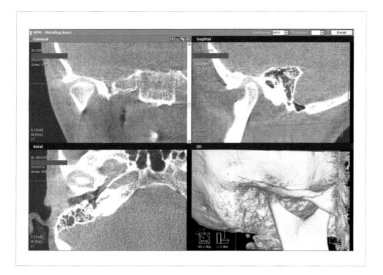

ブラックボックスを開けるのに必要なこと：
・マニュアル診断（Chapter 1 を参照）
・中心位でマウントされた石膏模型

最終的にはマニュアル診断の結果に依存している。
・コーンビーム CT（CBCT）
・磁気共鳴断層撮影（MRI）

右側顎関節の CBCT（Picasso Orange Dental）は下顎頭が後退し接触していることを示している。皮質骨に、病理学的所見はない。

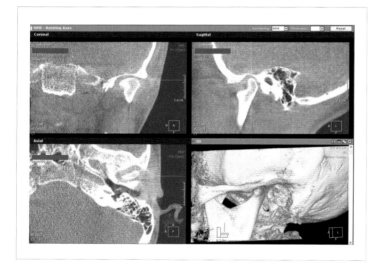

患者の CBCT は、右側顎関節と同様、左側顎関節も下顎後退の位置を示しているが、左側の転位はより重篤である。皮質骨は、病理学的所見はない。

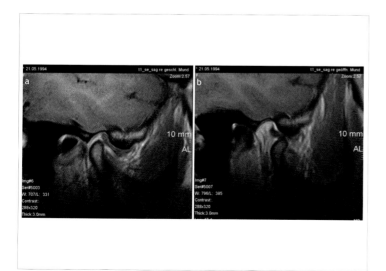

MRI（Mediapark Clinic, Dr. Andersson, Dr. Steimel）により、右顎関節の前方転位した関節円板（写真 a）と、開口位に復位を伴う関節円板（写真 b）を示している。

Topic 49 : Diagnosis and Treatment Planning

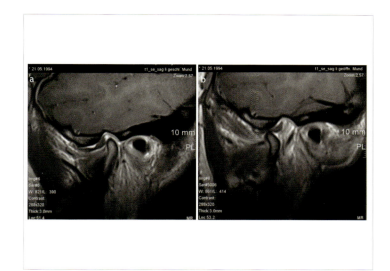

左顎関節のMRIは、関節円板の復位を伴う完全な前方転位を示している（写真a）。開口位（写真b）。前に示した顎関節のCBCTによると、下顎頭は右側に比べて左側でより後方に位置している。

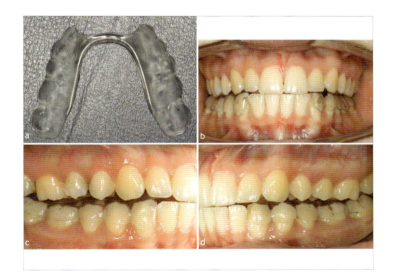

我々は下顎に可撤式スプリント（COPA）を用いて治療を開始した（写真a）。患者はスプリントを歯磨き以外のすべての時間に着用するように指示される。

COPAを装着した治療位の口腔内写真（写真b, c, d）。次の数週間で、顎関節や神経筋の変化に応じてCOPAを削合する。マニュアル療法士や理学療法士の併診治療が不可欠である。まずはじめに、マニュアル療法が行われる。マニュアル療法後、直ちに患者を来院させ、COPAの変化したコンタクトポイントを削合する。

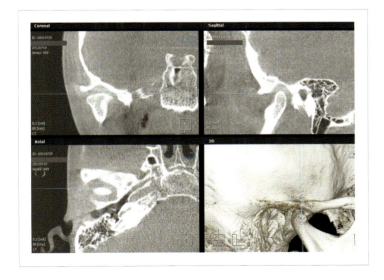

COPAを装着した患者のCBCTは生理的な下顎頭の位置を示している。

治療を開始した当初は、頸部の痛み、脊柱側弯症、脚長差（左 +1.5）、Prien-abduction試験差★（左, 硬い）

顎関節の痛みとクリック音、開閉口時の下顎の偏位を認めた。

COPAとそれに付随する理学療法（理学療法士 M. Becker）による治療の5週間後、患者の背中や顎関節の痛みは消失した。現在、患者は夜間のみCOPAを着用している。患者は現在まで痛みがない状態である。

★股関節の動きの試験。Dr.Schuppの著書 "Kraniomandibulares und Muskuloskelettales System" 参照

Topic 49 : Diagnosis and Treatment Planning

Topic 50：CMD

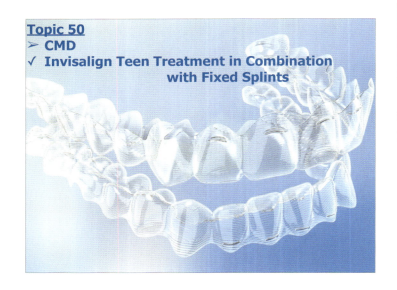

Topic 50：CMD
＜固定式スプリントを併用した
インビザライン・ティーン治療＞

　CMD は、インビザラインで確実に治療可能である。数年前には、固定式装置で行っていた CMD 患者の治療方法と同様に、インビザライン治療でも固定式スプリントを併用する。

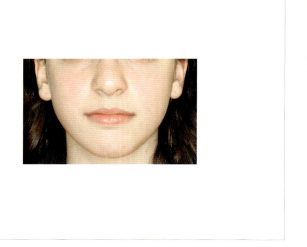

　患者は、頭痛と CMD を訴えて我々のクリニックに来院した。患者は以前に別のクリニックで、アクチベーターによる治療を受けた。

治療開始時の習慣性咬頭嵌合位における口腔外写真：
・下顎が左側に偏位している。
・右側の顔の高さが低い。
・骨格的に下顎の正中線が左側に 2mm 偏位している。

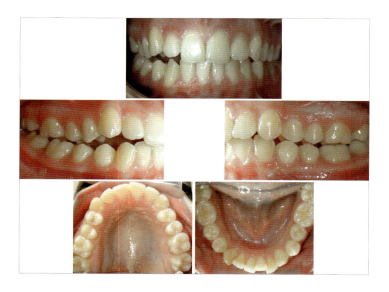

治療開始時の習慣性咬頭嵌合位における口腔内写真：
・側方の開咬
・左側 Class II
・正中線の偏位
・下顎切歯における歯肉退縮
・捻転と前歯部叢生
・上顎小臼歯部の歯列狭窄

Topic 50：CMD

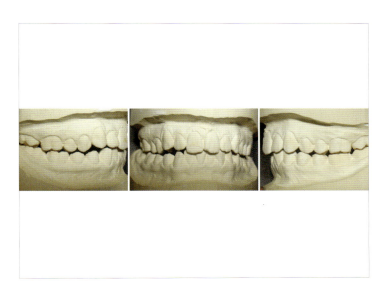

マウントされていない、"手指の保持による"治療開始時の習慣性咬頭嵌合位の石膏模型：
・側方の開咬
・左側 Class II
・正中線偏位

上記石膏模型から治療計画に含まれるもの：
・Class I の関係を得るために、上顎左側の遠心移動と上顎正中線の修正、上顎小臼歯の抜歯の可能性
・上顎歯列の側方拡大
・側方歯の開咬を閉鎖するための臼歯の挺出とスピー彎曲の平坦化のための下顎前歯の圧下
・IPR により下顎前歯の配列と捻転の改善

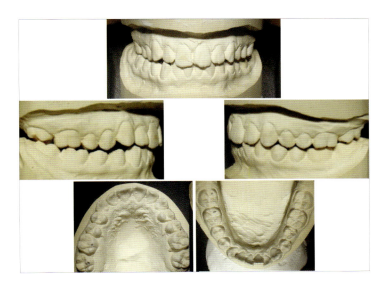

中心位でマウントした模型による治療開始時の所見：
・側方の開咬
・左側と右側は Class I
・正中偏位はない

マウントした模型上で、我々は咬合紙にて中心位の咬合接触点を印記した。接触しているのは、#17、#16 と #46、#47 であった。下顎は、中心咬合位から左側に移動し、習慣的咬合位をとっていた。

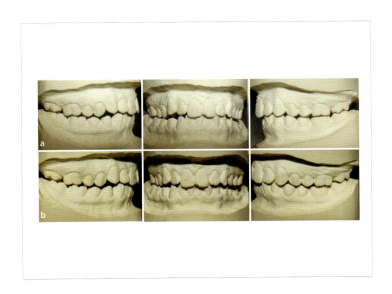

マウントしていない石膏模型（写真 a）と、中心位でマウントした石膏模型（写真 b）の比較から、計画した矯正治療に対しては全く異なるアプローチとなることがわかる。

Topic 50 : CMD

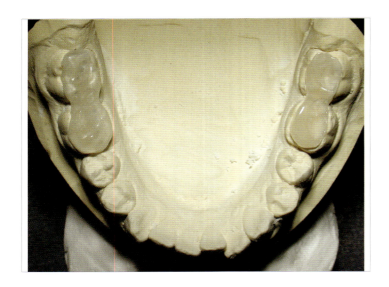

　中心位の治療は、固定式スプリントとインビザラインのコンビネーション治療で可能である。スプリントは、中心位でSAM咬合器にマウントして製作する。固定式スプリントにより、ファーストフェーズの間、下顎頭を生理的な位置に維持する。固定式スプリントは臼歯に接着する。

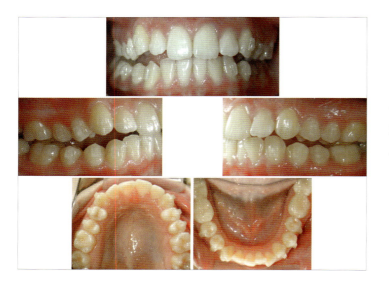

　下顎臼歯に固定式スプリントを接着し、インビザライン治療を開始した。オンラインの治療計画では、挺出移動をするすべての歯にアタッチメントを設定した。
　インビザライン治療の最初の段階で、我々はすべての切歯、犬歯、小臼歯の不正な位置を改善した。上下顎の大臼歯は移動すべきではない。なぜなら、下顎や顆頭を正しい痛みのない状態に維持するからである。

＜生理的中心位における治療計画＞
・固定式スプリントによる生理的中心位の調整
・正しい下顎頭の位置を獲得した後は遠心移動をしない！　患者は、両側ともClass I の関係で正中線も修正された。
・上顎歯列の側方拡大
・臼歯部の挺出により側方歯の開咬を閉鎖し、下顎前歯の圧下によりスピー彎曲の平坦化とIPRにより叢生を改善する。

Topic 50：CMD

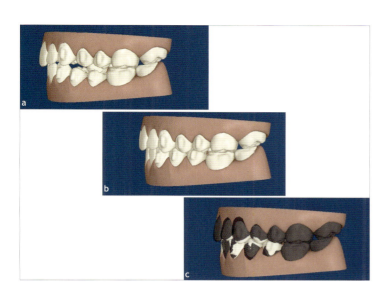

ファーストフェーズのクリンチェック側方面観。
図a：インビザライン治療開始時の状態で、固定式スプリントが第一、第二大臼歯上に確認できる。
図b：ファーストフェーズの治療計画の最終結果
図c：計画した犬歯と小臼歯の重ね合わせ。痛みのない顎位になったスプリントの位置を維持するために、このフェーズでは臼歯は移動していない。

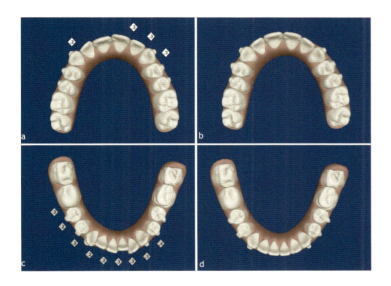

IPRの必要な量を示した治療開始時のクリンチェック（図a, c）を示す。上顎が23枚、下顎20枚のアライナーで歯列の排列と叢生の改善を計画した最終的な歯の位置（図b, d）を示している。

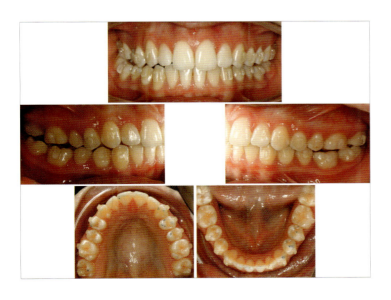

固定式スプリントを除去したファーストフェーズの治療後。移動した犬歯と小臼歯によって、下顎は正しい位置に維持されている。ここで臼歯を正しい位置へ挺出させるため、大臼歯にアタッチメントの設置を指示した。

Topic 50：CMD

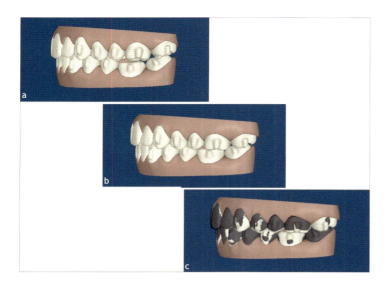

図a：ファーストフェーズのクリンチェックの側方面観。下顎第一、第二大臼歯の固定式スプリントを除去したミッドコースコレクション★開始時の状態

図b：計画されたセカンドフェーズの最終結果である。臼歯が以前のスプリントの位置まで挺出し、しっかりと接触して安定した咬合となっている。

図c：クリンチェックの重ね合わせで臼歯が挺出移動した量を示す。また、十分な接触を得るために、犬歯と小臼歯をわずかに移動させている。セカンドフェーズの治療は、上顎16枚、下顎12枚のアライナーで行われた。

★通常、治療途中でゴールが変更される場合に行うミッドコースコレクションだが、Dr.Schuppはそれを戦略的に治療に取り入れ、治療開始時からミッドコースコレクションを含めた治療計画を立てる。セカンドフェーズの1つ。

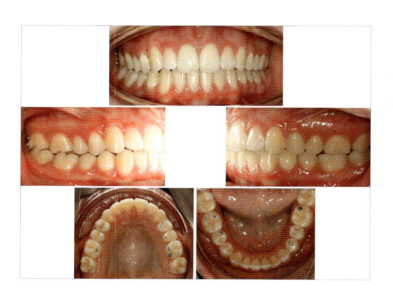

セカンドフェーズ終了時の口腔内写真で、すべての小臼歯と大臼歯が接触している状態である（P.221のマウントされた石膏模型を参照）。咬合紙によるコンタクトポイントから示されるように、上下の歯列で小臼歯と大臼歯が接触していることが確認できる。

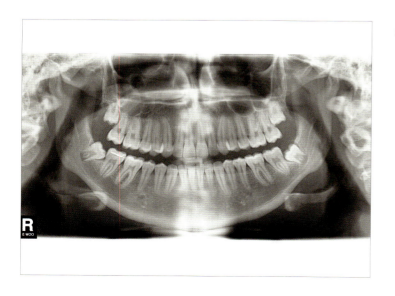

矯正治療後のパノラマX線写真を示す。第三大臼歯を抜歯するように指示した。

Topic 50：CMD

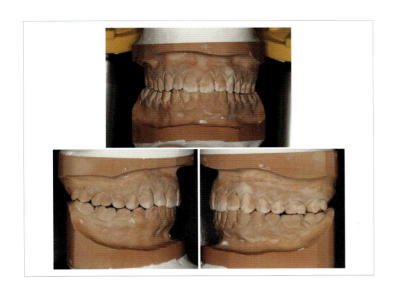

矯正治療終了時、中心位でSAM咬合器にマウントされた最終の石膏模型である。

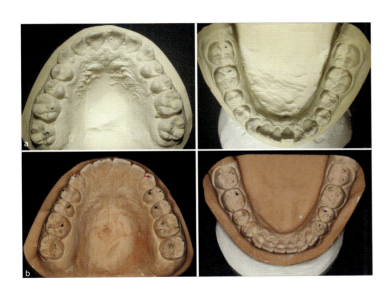

治療開始時（写真a）と、インビザライン治療終了時（写真b）の、マウントされた石膏模型における咬合面コンタクトポイントの比較を示す。治療開始時の上顎模型では右側第一、第二大臼歯のみのコンタクト（写真a）であったが、最終的な石膏模型（写真b）は、犬歯誘導（赤）を伴う安定した咬合状態を示している。

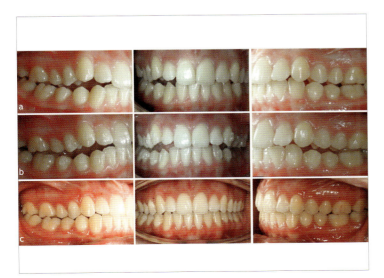

＜治療経過＞
写真a：治療開始時の口腔内写真。側方偏位と側方の開咬状態を示す。
写真b：固定式スプリントにより痛みのない中心位の状態
写真c：ミッドコースコレクションを含むインビザライン治療終了後の最終的な状態。改善された正中線、生理的な前歯の関係と犬歯誘導によって安定した咬合状態を示す。

Topic 50 : CMD

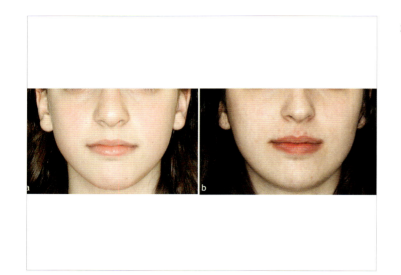

左の写真は、治療開始時の口腔外写真。右は、審美的な治療終了時の最終結果。

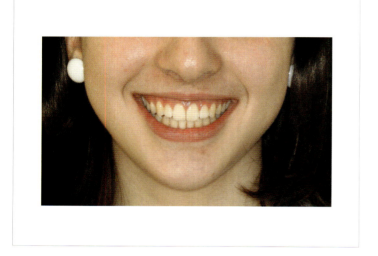

インビザライン治療後の最終的な審美的笑顔の写真を示す。歯肉レベルは垂直的に配列され、上顎歯列は下唇の曲線に調和している。

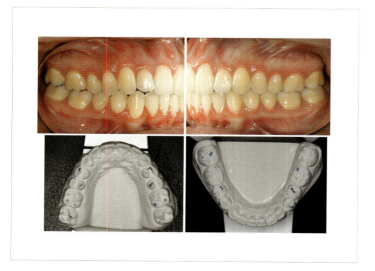

矯正治療が終了し、保定期間（上顎：可撤式リテーナー、下顎：#33 から #43 の固定式リテーナー）の5年が経過した口腔内写真である。側方面は、臼歯で均等な咬合接触（青色で印記）した Class I を示す。

Topic 51 : CMD, Pain

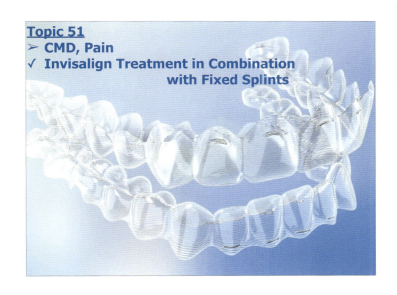

Topic 51
- CMD, Pain
- Invisalign Treatment in Combination with Fixed Splints

Topic 51：CMD、痛み
＜固定式スプリントを併用した インビザライン治療＞

　このトピックでは、低位咬合のCMD患者の処置を段階ごとに説明する。治療は、固定式スプリントとインビザライン治療を組み合わせて行った。

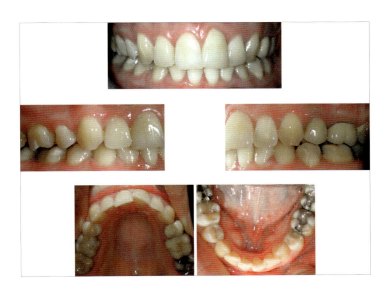

　患者は以下の所見を示した。
＜診断＞
・頭痛、偏頭痛と首の痛み
・患者はペインクリニックから我々のクリニックに紹介された。
・日常的な薬物療法
・後方臼歯部支持の欠如と低位咬合
・上下歯列の叢生と捻転
・後方支持の欠如による顎位の誘導
＜治療＞
・COPAによる治療
・固定式スプリントとインビザライン治療

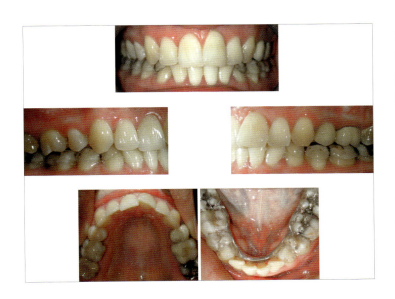

　可撤式スプリント（COPA）が下顎に装着されている口腔内写真。我々が下顎歯列に可撤式スプリントを好むのは、患者がより快適となり、その結果、大きな信頼関係の構築につながるだけでなく、発音障害や、上顎の望ましくないロックを避けることができるからである（Chapter 5 参照）。
　COPAは、舌下にアーチバーがあり、下顎前歯を覆っていないので、発音障害の可能性を最小限まで減らすことができる。患者には、一日中COPAを着用することを指示する。COPAによる治療は、通常、3〜4ヶ月である。この症例では、患者は、8ヶ月間COPAを使用していた。痛みの著しい改善と、安定した中心位の咬合関係を達成した後、インビザライン治療を開始した。

Topic 51 : CMD, Pain

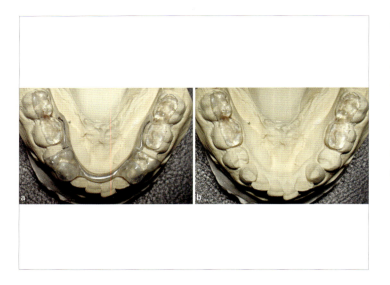

可撤式スプリントにより痛みのない顎位となり、両側で均等にサポートされた咬合を獲得した後、トリミングした咬合面部のスプリントを模型上に正確に移し替えて、矯正治療の計画を行う。このため、使用していた可撤式スプリント（写真a）は、大臼歯上に別々なスプリントとして存在することになる（写真b）。

これらのスプリントは、Maximum Cure®* や、他の流れのよいフローレジンで歯に接着する。フローレジンの接着剤の利点は、接着層の高さを低くすることができ、スプリントを正確な治療位に維持することである。

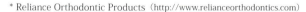

* Reliance Orthodontic Products（http://www.relianceorthodontics.com）

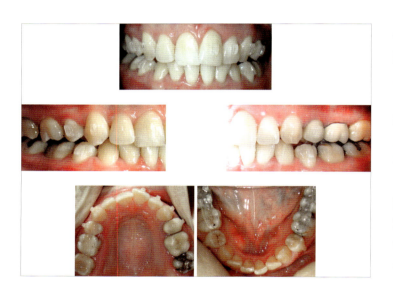

可撤式スプリントによって治療位における下顎頭の位置が決まり、下顎臼歯に固定スプリントを接着した口腔内写真。続くインビザライン治療のために、アタッチメントを接着した。

アルギン酸印象材による保定用アライナー（0.75 Imprelon S®*）は、下顎の歯列にはじめのインビザライン・アライナーが装着されるまでの保定として製作される★。

低位咬合の患者では、可撤式保定用のアライナーや固定式スプリントの上から装着するインビザライン・アライナーは、患者の拒絶につながるものではない。咬合高径を高くすることは、患者の疼痛症状を軽減するため、患者に受け入れられる。

Topic 52 に示される高位咬合のケースでは、アライナーの厚さによる付加的な垂直的高さは、時には患者の苦痛につながり、拒絶されることがある。問題が発生した場合、患者に追加のマニュアル療法と鍼治療の受診をすすめる。

インビザライン・アライナーがクリニックに到着し、患者は治療が開始できるようになるまでの間、夜間のみ保定用アライナーを着用することをすすめられる。口腔内の固定式スプリントを装着したまま PVS やスキャニングを行う。

＜ファーストフェーズのオンライン計画＞
・#15 から #25 と #35 から #45 の前歯部不正咬合の改善
・小臼歯がしっかり咬合接触するように挺出させる。
・術者が必要と思うアタッチメントに加え、挺出を計画する歯にアタッチメントを設定する。
・下顎を治療位に維持するために、このファーストフェーズで上下の大臼歯は移動させない。
・大臼歯以外のすべての歯の移動は可能である。

* scheu Dental tecnology（http://www.scheu-dental.com）
★ここでの保定用アライナーとは PVS、またはスキャニングし、インビザライン・アライナーが到着するまでの間に歯が移動することを防ぐ目的で製作される。

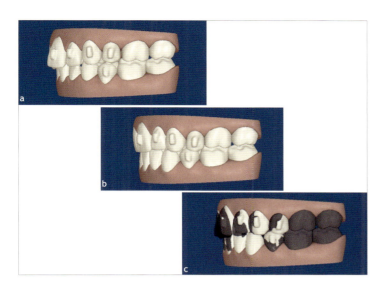

＜ファーストフェーズ・クリンチェックの診査＞
　クリンチェックは、下顎の治療位を維持する下顎大臼歯の固定式スプリントを示している（図a）。このファーストフェーズの治療では、上下歯列の歯の移動は前歯から第二小臼歯まで行われている。治療位を維持するため、上顎大臼歯とスプリントを設置した下顎大臼歯はこのフェーズでは移動させない。図bは、犬歯と小臼歯がしっかりと咬合接触し、歯列が排列されている治療計画の結果を示す。図cは、治療前後の重ね合わせにより歯の移動を示す（白：治療開始時、青：計画されたファーストフェーズ終了時）。ファーストフェーズは、27枚のアライナーで計画された。

＜クリンチェック・ファーストフェーズの評価＞
・下顎に対し上顎が正しくマウントされているか？
・治療位を維持した固定式スプリントに上顎臼歯は十分に接触しているか？
・このファーストフェーズでは大臼歯を移動させないように注意するが、ファーストフェーズ終了時には、小臼歯がしっかり咬合しているか確認する。
・他の歯の移動は適切か？

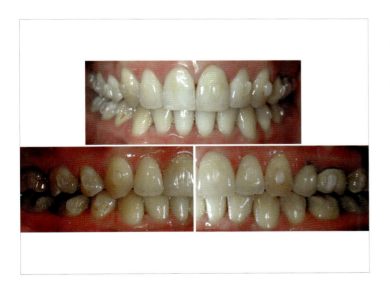

　ファーストフェーズ終了時の口腔内写真。犬歯と小臼歯はスプリントによる治療位の垂直的高さを維持しつつ、完全に咬合接触している。セカンドフェーズは、固定式スプリントを除去した後に、大臼歯の挺出を主体とする目的でPVSもしくはスキャニングを行う（ミッドコースコレクションに移行）。

＜セカンドフェーズ・オンライン治療計画＞
・固定式スプリントが除去された。
・挺出移動を必要とするすべての臼歯に、アタッチメントの設置を計画する。
・患者は毎日、保定用のアライナーを22時間着用するようにする（インビザライン・アライナーが届くまでの間）。
・ミッドコースコレクションのために、新しいPVSやスキャニング、口腔内写真が必要である。

Topic 51 : CMD, Pain

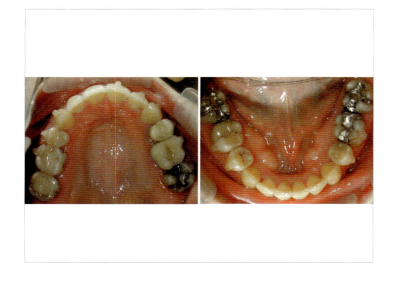

セカンドフェーズ開始時の上下歯列の口腔内写真。下顎臼歯部の固定式スプリントは除去され、上下すべての臼歯に垂直長方形アタッチメントが追加されている。オンライン上の治療計画では、既にファーストフェーズにおいて上下の叢生が改善されている。

＜セカンドフェーズのオンライン治療計画＞
・臼歯の不正咬合の改善、大臼歯がしっかり咬合するように挺出させる。
・臼歯部に挺出用アタッチメントを計画。必要があれば、他のアタッチメントも追加する。
・セカンドフェーズでは、すべての歯の改善が可能である。

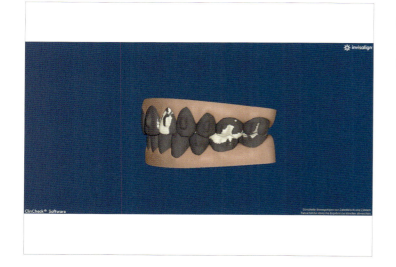

セカンドフェーズのクリンチェックにおける側方面観。大臼歯がしっかり咬合するように挺出を計画している。小臼歯は既に完全な咬合接触となり、その結果、以前の固定式スプリントの垂直的高さが維持されている。

Topic 51 : CMD, Pain

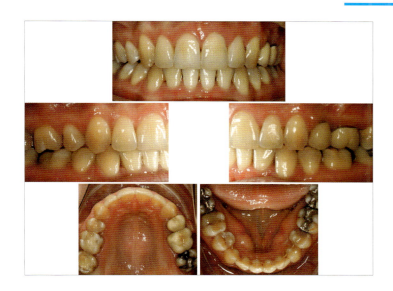

　臼歯部咬合支持が改善された矯正治療の最終結果を示す口腔内写真。可撤式スプリント（COPA）で設定された咬合高径は、完全に咬合上で再現されている。可撤式スプリントで無痛だった患者は、インビザライン治療の終了時も痛みのない状態である。

　上下歯列が十分に配列され、#35 から #45 の舌側は、固定式のリンガルリテーナーでしっかり保持されている。

　上顎歯列は、可撤式の保定アライナーを使用した。患者は、不適合修復物を新しく修復するために歯科医に紹介された。新しく得られた治療位における顆頭と、下顎歯列の 3 次元的位置が、歯科治療によって変化させられないことがとても重要である。

Topic 52：CMD

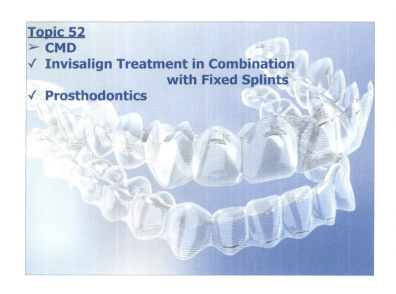

Topic 52：CMD
＜固定式スプリントを併用した
　　　　　　インビザライン治療＞
＜補綴治療＞

　成人およびCMD患者は、しばしばインターディシプリナリーチームでの包括的な治療を必要とする。次に、患者のコンビネーション治療の例を紹介する。
・可撤式スプリント療法
・固定式スプリントを併用したインビザライン治療
・補綴治療

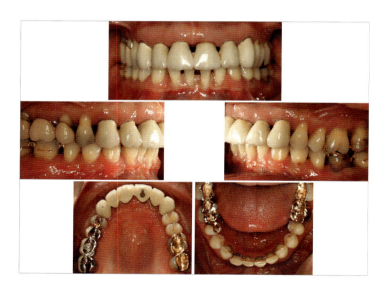

＜診断＞
・左側顎関節の痛みとクレピタスを有するCMD
・主訴：頸部の痛み、緊張性頭痛
・誘発症状：臼歯部咬合支持の欠如

＜治療＞
・可撤式スプリントと、マニュアル療法の併用
・インビザライン治療
　ファーストフェーズとセカンドフェーズ：
　ファーストフェーズに固定式スプリント
・補綴治療

　口腔内写真は、別のクリニックで固定式ワイヤー矯正治療後にリンガルリテーナーが装着されている最初の状態を示す。患者は間違いなく新たな修復治療が必要であった。しかし、CMDと頸部の痛みがあったので、最初のステップは、マニュアル療法と平行して可撤式スプリント療法を行い、その後、下顎にインビザライン治療を行うことにした。上顎は多数のブリッジが装着されているため、移動を行わない計画とした。

Topic 52 : CMD

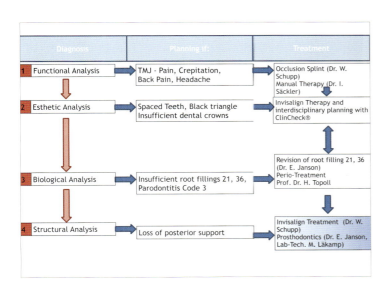

我々は、治療を始める際にいつでも機能分析から開始する。次の患者は、別のクリニックにおいて固定式装置により矯正治療を行った後、我々のクリニックに来院した。患者の主訴は、頸部の痛みである。

診断の過程をフローチャートに示す。治療計画と治療は段階的に行う。

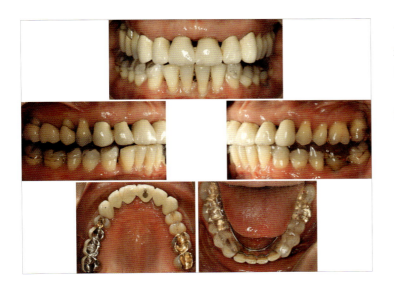

写真は、可撤式スプリントを装着している状態を示す。患者は食事と歯ブラシ時以外は常時スプリントを装着するように指導を受ける。可撤式スプリントの調整はマニュアル療法の直後に行う。

調整は通常2週間ごとに行うが、最初の調整のみ装着後7日以内に行う。

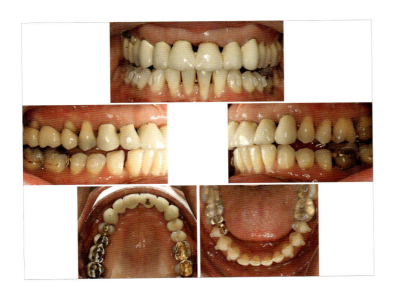

可撤式スプリントによって患者の痛みがなくなり咬合が安定したら、インビザライン治療を開始する。

スプリントによる治療位は、下顎臼歯に接着した固定式スプリントによって再現され維持された。すべての犬歯と小臼歯に対して、挺出力を得るための垂直長方形アタッチメントが追加された。

Topic 52 : CMD

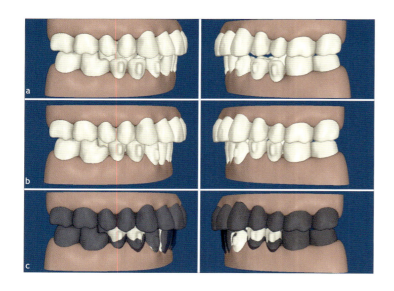

固定式スプリントを接着したままPVSまたはスキャニングを行い、口腔内状態を再現したクリンチェック画像。

図a：インビザライン治療開始時のクリンチェック画像。下顎大臼歯にスプリントを接着し、下顎の犬歯と小臼歯に垂直長方形アタッチメントを設置している。

図b：クリンチェック上で、下顎犬歯と小臼歯を挺出し対合歯としっかり咬合させるために、下顎に25枚のアライナーが計画された。

図c：クリンチェックによる重ね合わせで下顎犬歯と小臼歯の挺出量を示している（青：治療開始時、白：計画されたファーストフェーズ終了時）。上顎は少しも移動させていない。

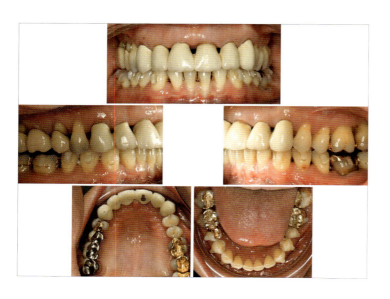

犬歯、小臼歯が嵌合したファーストフェーズ治療終了時の所見。固定式スプリントは撤去され、下顎臼歯部に挺出用のアタッチメントが追加されている。セカンドフェーズのインビザライン治療（ミッドコースコレクション）を開始するために、PVSもしくはスキャニングが行われた。

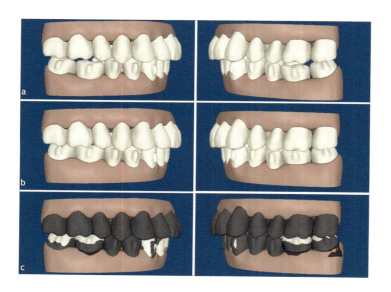

下顎の固定式スプリント除去後のセカンドフェーズ治療開始時の状態。

既に小臼歯は咬合接触している（図a）。治療計画では、12枚のアライナーを追加し下顎の大臼歯を挺出させ、しっかりと咬合接触させた最終結果（図b）と大臼歯の挺出移動の重ね合わせ（図c）である。

Topic 52：CMD

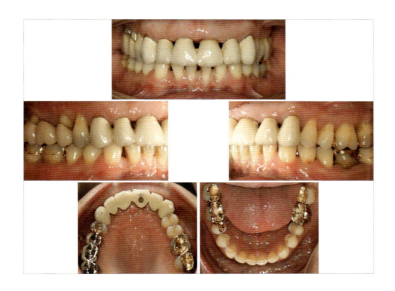

治療終了時の口腔内写真。安定した咬合を示している。

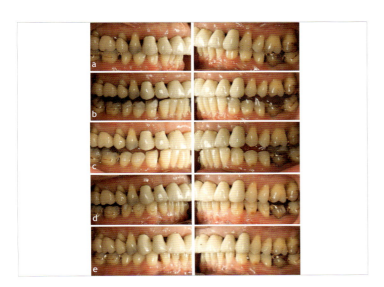

固定式スプリントとインビザライン治療を併用する、Two Phase Treatment を設定したインビザライン治療の手順（★ Two Phase Treatment：p.232 中段参照）：

写真 a：治療開始前
写真 b：下顎に可撤式スプリントを装着した治療開始時
写真 c：下顎臼歯に固定式スプリントを装着したファーストフェーズのインビザライン治療開始時
写真 d：固定式スプリントを撤去したミッドコースコレクション（セカンドフェーズ）の治療開始時
写真 e：治療終了時の咬合状態

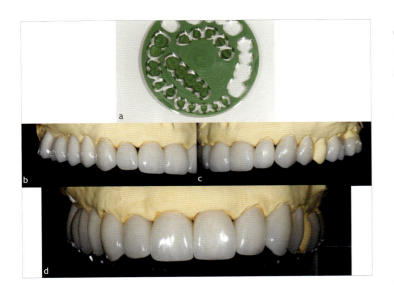

インビザライン治療終了の5ヶ月後に Dr. Janson (Wetter) による補綴治療を開始した。緑のプラスティック製 (Burnout™) のスキャニング用テンプレート＊ (Zirkonzahn™)（写真 a）から修復物を製作した。

下段の写真は、最終補綴の Prettauer ジルコニアクラウンとブリッジ（写真 b, c, d）。

＊ ZIRKONZAHN HEADOFFICE（http://www.zirkonzahn.com）

Topic 52 : CMD

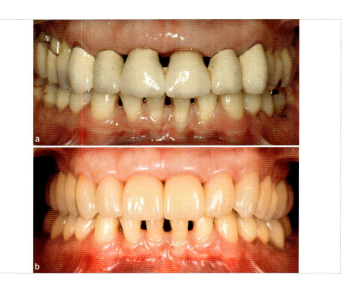

治療開始時と最終補綴時の所見を示す。審美的に改善された結果を示している。下顎切歯は笑ったときと会話時には見えないので、患者はコンポジットあるいはベニア修復による追加の治療を望まなかった。

★ Two Phase Treatment

Dr.Schupp が行う手法。痛みや不快症状を解除した中心位の位置に下顎の顎位を誘導した後インビザラインの矯正治療を行う方法。

ファーストフェーズでは顎位を可綴式スプリントを用いて中心位に導き、顎関症の不快症状を取り除いた後に可撤式スプリントの一部を取り除いて、大臼歯に接着する。その後、固定式スプリントを大臼歯に接着し中心位に顎位を誘導した状態で PVS, スキャニングを行い、インビザライン治療を開始する。スプリントが接着されている大臼歯以外の歯の移動を行い、ここまででファーストフェーズが終了する。

ファーストフェーズ終了後、接着されているスプリントを撤去して、再度 PVS を行い、ミッドコースコレクションを行う。これをセカンドフェーズとして Dr.Schupp は定義している。

Topic 52 : CMD, Invisalign Treatment in Combination with Fixed Splints

Topic 53 : CMD, Headache, Cervical Spine Syndrom

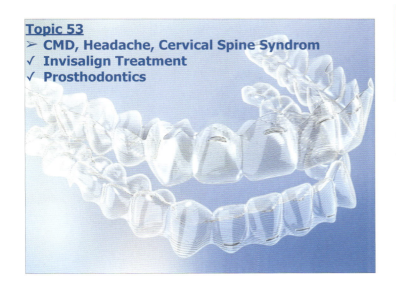

Topic 53:
CMD、頭痛、
頸椎症候群 (Cervical Spine Syndrom)
＜インビザライン治療＞＜補綴治療＞

いくつかの症例では、高位咬合や前方誘導の不足が、CMDの要因となり得る。これらの症例はほとんどの場合において、どのような咬合スプリントでも前方誘導をすることは難しく、同時に、垂直方向の高さを増加させてしまう。

次は、CMD治療、インビザライン治療と補綴処置の組み合わせでインターディシプリナリー歯科治療を行った高位咬合の症例である。

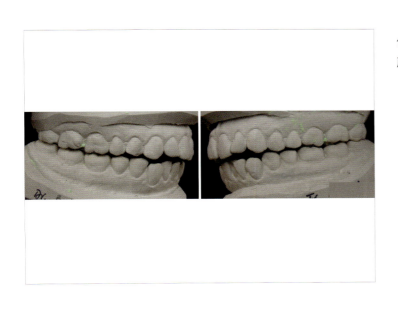

激しい痛みを伴うCMD患者の石膏模型を示す。中心位でSAM咬合器にマウントすると、#28と#38の1ヶ所のみの接触である。

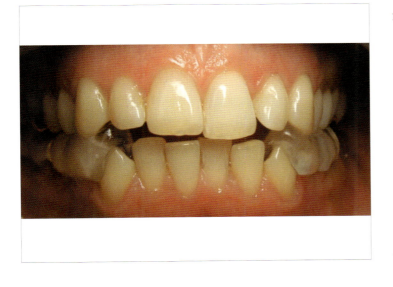

歯科医のDr. W. Boisseréeは可撤式スプリント治療から開始し、患者には1日24時間装着するように指示した。同時にosteopathic therapy★も行った。

★マニュアル療法士による姿勢、骨盤の調整を行い、頸骨の正しい位置に誘導を行う療法。

Topic 53 : CMD, Headache, Cervical Spine Syndrom

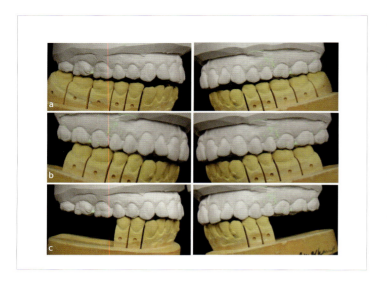

写真a：中心咬合位でマウントした石膏模型。
写真b：#38と#48を除去すると、既にわずかに開咬が減少している。
写真c：臼歯を取り外した状態。小臼歯はClass Iとなり、理想的な垂直的支持を得て前歯の開咬はさらに減少した。

　マウントした石膏模型と、臼歯部を取り外すと前歯の開咬が閉じたことから、この患者の戦略的治療計画が正しい方向を示していることがわかる。臼歯部の咬合高径を減少させる目的で第三大臼歯の抜歯は必要である。

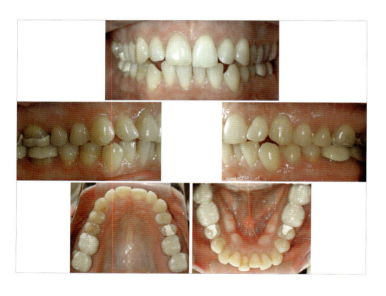

　Dr. Boisseréeは、インターディシプリナリー歯科治療計画を実現するよう治療を開始した。写真は臼歯部の垂直的な咬合高径が減少したテンポラリークラウンを示している。第三大臼歯は抜歯した。
　口腔内写真は、テンポラリークラウンにより垂直的な咬合高径が減少し、Class Iで臼歯が咬合している状態を示している。まだ、患者は生理的な前歯の関係あるいは犬歯誘導の状態となっていない。生理的なoverbite、overjetと犬歯誘導で終了するようすべての犬歯と切歯をコンポジットあるいはセラミックで広範囲に修復・補綴処置するのは不可能に思われる。
　これは、インターディシプリナリー歯科治療のセカンドステップに、「なぜインビザライン治療が含まれているか？」の理由である。

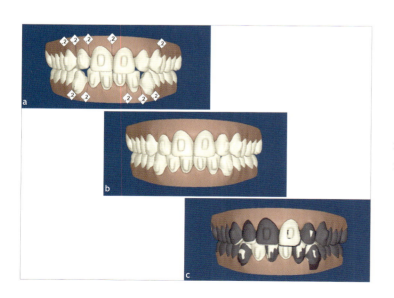

　治療開始時のクリンチェックは、既に上下の切歯と犬歯にアタッチメントが装着されており、下顎犬歯と側切歯と同様に#11、#12、#13、#23に0.2mmのIPRを計画している（図a）。前歯と犬歯部のみの移動を計画した。図bは、上顎9枚と下顎12枚のアライナーを使用して、前歯部開咬の閉鎖と上下歯列の排列を計画した最終結果である。図cは、前歯部の計画された移動を示している。

Topic 53 : CMD, Headache, Cervical Spine Syndrom

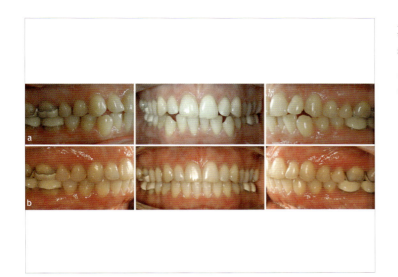

治療開始時（写真a）とインビザライン治療終了後（写真b）の比較では、overbiteとoverjetが調整されて患者は生理的な犬歯位置関係を示している。インビザライン治療中に小臼歯と大臼歯の位置関係は変化していない。

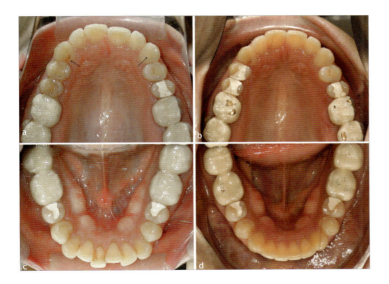

治療開始時（写真a, c）とインビザライン治療終了後（写真b, d）の上下歯列。写真上の矢印は犬歯の不十分なレジン修復を示し、これは次の修復治療時に除去する計画を立てた。18ヶ月後の矯正治療終了時、上下の臼歯に装着されたテンポラリークラウンに咬耗が確認できる。

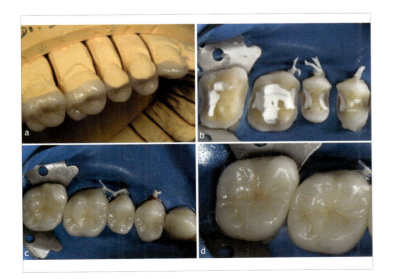

Dr. W. Boisseréeにより、Empress*による修復物をラバーダム・テクニックを使用して合着した。

* Ivoclar（http://www.ivoclarvivadent.jp）

Topic 53 : CMD, Headache, Cervical Spine Syndrom

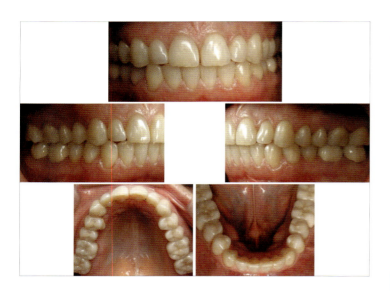

最終補綴物装着後の口腔内写真（Dr. W. Boisserée）。上下の歯列をリンガルリテーナーにて保定を行った。Empress の修復物は M. Läkamp 技工所で製作された。

Topic 53 : CMD, Headache, Cervical Spine Syndrom

Topic 54 : CMD, Crossbite, Centric Contact Only on 17 / 47

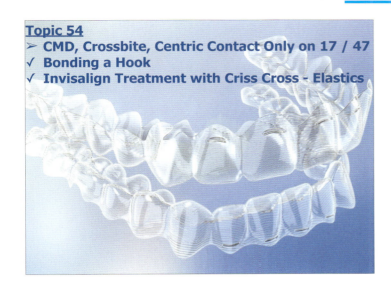

Topic 54
- CMD, Crossbite, Centric Contact Only on 17 / 47
- Bonding a Hook
- Invisalign Treatment with Criss Cross - Elastics

Topic 54：CMD、交叉咬合、中心位で #17 と #47 のみ接触
＜フックの接着＞
＜クリスクロス・エラスティックを併用したインビザライン治療＞

　交叉咬合はインビザライン治療で可能である。隣接歯が交叉咬合ではなく、１歯のみの交叉咬合であれば、アライナーの矯正力で十分解決できる。もし最後方臼歯が交叉咬合の状態ならば、アライナーにクリスクロス・エラスティックを追加することを推奨する。

　クリスクロス・エラスティック*を使用する場合は、歯面にボタンを設置する。以前、我々は金属のボタンやラボで製作したボタンを使用していた。しかし、今では個々にフックを製作している。こちらのほうがより小さくて審美的である。

　我々の個々のフックの製作方法を次の写真で紹介する。

★交叉咬合を改善するためのエラスティック。交叉ゴム。

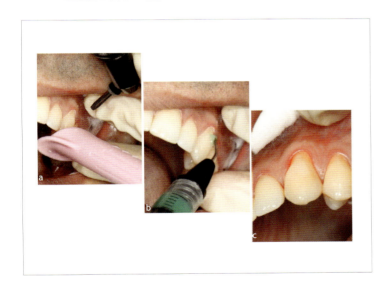

＜フックを歯面に接着するときの歯面処理手順＞
　はじめにエナメル質に酸化アルミニウム 50μm でサンドブラストを行う（写真 a）。その後、リン酸で５秒間エッチングを行う（写真 b）。わずかに表面が酸処理された状態（写真 c）を示す。

Topic 54 : CMD, Crossbite, Centric Contact Only on 17 / 47

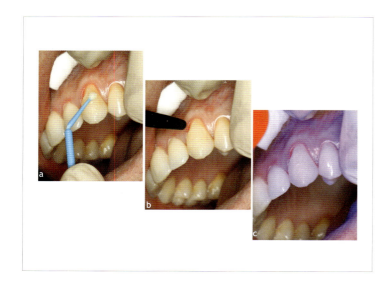

歯の表面をエッチングし、OptiBond™ FL プライマーを使用（写真 a）、エアーにてコーティング（写真 b）、そして光照射を行う（写真 c）。

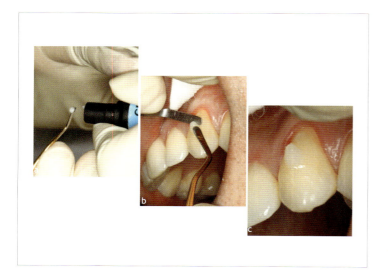

コンポジットレジンの Enamel plus HFO を使用し歯の表面で形を整える（写真 a, b）。フックには、エラスティックをかけるための gingival cut★ を設ける（写真 c）。2個のインスツルメントを使用すると数分で簡単に形態を整えられる（写真 b）。

★ 臼歯にはメタルのボタンを設置するが、審美性が望まれる前歯部ではレジンにてフックを製作する。その際に2本の充填器を使用するとエラスティックをかける部分を容易に製作できる。

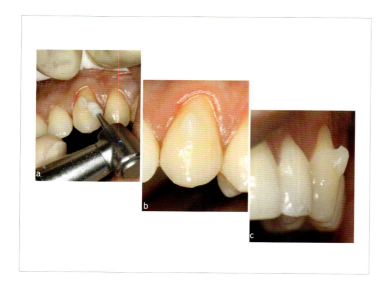

フックの形態修正後に光照射、研磨を行う（写真 a）。最終形態（写真 b, c）。フックはとても小さく、患者にとって快適である。フックの部分のアライナーを削除する必要があるが、その量はとても少なくアライナーと歯の適合も十分確保できる。

Topic 54 : CMD, Crossbite, Centric Contact Only on 17 / 47

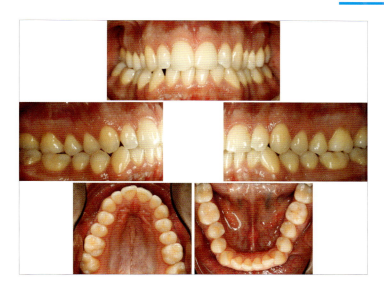

<診断>
・CMD
・中心位から習慣性咬合へ、下顎が右側偏位
・右側は交叉咬合
・軽度の叢生
・過度のスピー彎曲

<矯正治療>
・インビザライン治療とクリスクロス・エラスティックの組み合わせ

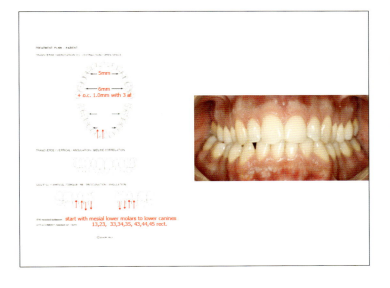

　患者は、右側犬歯から最後方臼歯までのすべての歯が交叉咬合である。このような重度の交叉咬合を十分改善するために、アライナーとクリスクロス・エラスティックの組み合わせを、我々は週の後半に行うことをよく用いている。我々は、クリニックで立案した治療計画（左図）をもとに、インビザライン治療開始時においてクリンチェック上に入力する。

　上顎において、前歯部5mm、臼歯部で6mmの拡大を行うために、追加的に3枚のアライナーを1mmのオーバーコレクションを含め指示した。下顎切歯は1.5mm圧下して重度のスピー彎曲の平坦化を図った。

　次に、犬歯を1mm圧下し、小臼歯を0.75mm挺出させた。

　切歯の圧下と小臼歯挺出の固定源として、下顎犬歯と小臼歯にアタッチメントの設置が必要である。#41、#42は後退させる。

　ファーストフェーズのクリンチェックにおいて、排列に必要な空隙を確保する目的で、下顎犬歯の近心から下顎臼歯の近心までIPRを行った。IPRで獲得した空隙に下顎小臼歯とそれに引き続き犬歯の遠心移動を行い、その空隙で切歯の叢生を改善する。この方法の利点は、ファーストフェーズで切歯のエナメル質の削除をしないので、リファインメントで必要な場合、切歯に追加のIPRが可能であることである。

Topic 54 : CMD, Crossbite, Centric Contact Only on 17 / 47

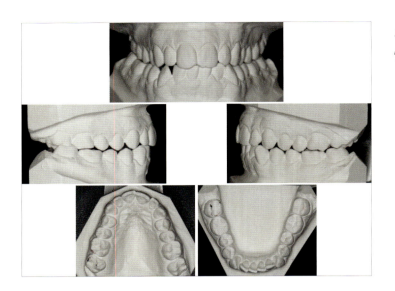

石膏模型を中心位でマウントすると、#17 と #47 のみが接触している。閉口時に、下顎はこの状態から習慣性咬合位に移動する。

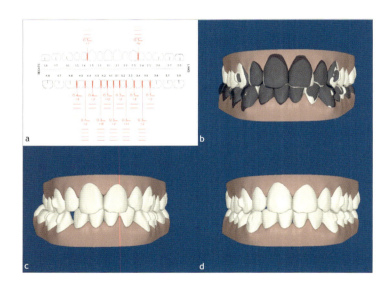

図 a：IPR チャートで下顎の第一大臼歯の近心から、第一大臼歯の近心までのすべての歯と、上顎は犬歯の遠心に空隙が必要である。
図 b：クリンチェックの重ね合わせ。特に、上顎歯列は横方向の拡大を行っている。
図 c：治療開始時のクリンチェック。右側が交叉咬合である。
図 d：計画した最終的なクリンチェック。上顎が 24 枚、下顎が 25 枚のアライナーによって歯列が排列され、交叉咬合は改善されている。

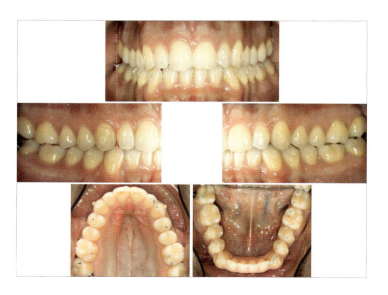

27 枚のアライナーを使用したファーストフェーズ終了後に、咬合の詳細な部分のリファインメントを開始した。この時点で、患者は中心位で、小臼歯と大臼歯が咬合接触している。患者はリファインメントの期間中も、#17 と #47 にボタンを設置し、夜間のみクリスクロス・エラスティックを保定として装着していた。

#33 と #43 にはさらに捻転の改善を必要とし、これらの歯について近心面を舌側に、遠心面を唇側にするオーバーコレクションを行った。#22 は生理的な前歯の関係を得るために、リファインメントにおいて強い咬合接触部分の咬合調整を行った。

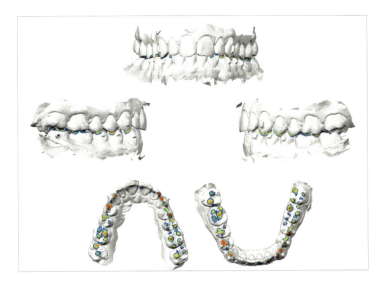

iTero* によるスキャニングは、詳細に咬合のパターンを確認する多くの可能性を有している。赤で表示された接触点は、最初の咬合接触を示す。口腔内の咬合関係を正確にスキャニングで再現するために、はじめに咬合接触で Shimstock foil を口腔内で咬ませて位置を決める。我々は中心位を基準点とし、中心位の咬合接触で Shimstock foil を咬ませて StoneBite** で固定する（Topic62 参照）。

この手順を行うことで、中心位をそのままスキャニングし、クリンチェックで再現することができるため、以前行われていた習慣性咬合位におけるインビザライン治療に比べ、正確で生理的な治療が可能となる。

* Align Technology（http://www.itero.com）
** Dreve（http://dentamid.dreve.de）

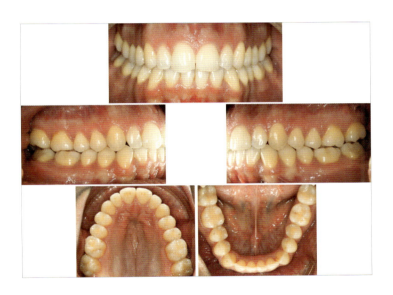

最終的な口腔内写真を示す。右側の完全な交叉咬合の改善と、横方向にオーバーコレクションを含め拡大した歯列で安定した咬合を示している。

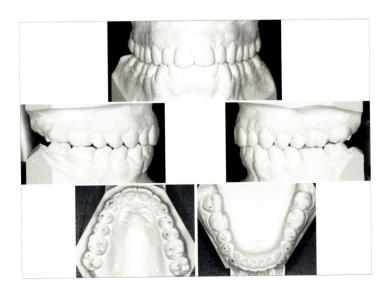

咬合器にマウントされた最終石膏模型を示す。中心位での咬合接触を示している。
青：静的咬合
赤：犬歯誘導時の動的咬合

Topic 55 : CMD, Centric Contact Only on 17 / 47

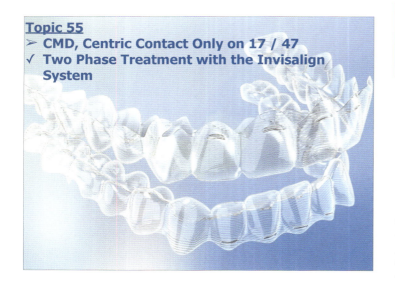

Topic 55
- CMD, Centric Contact Only on 17 / 47
- Two Phase Treatment with the Invisalign System

Topic 55：
CMD、中心位で#17と#47のみの咬合接触
＜インビザラインのTwo Phase Treatment＞

　早期接触が取り除かれたときに、特に有用となるであろう下顎の蝶番軸で閉じる動きを、残念なことに、現在クリンチェックではシミュレートすることができない。これはバーチャルな咬合器でのみ可能で、クリンチェックでは現状、ここまでは提供されていない。

　不安定な早期接触の除去が治療の一部となっている患者では、我々は最終的な結果に近づくために、時々2つ以上のフェーズを必要とする。まず最初に、我々は不正な早期接触を解消し、その後、新しい中心位の状態でミッドコースコレクションを行う。

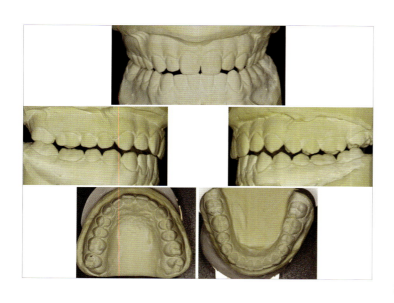

　左の患者は#17と#47のみの咬合接触で、それに誘導され#11と#41が接触することが、マウントした石膏模型からわかる。

　痛みの概要ー患者が記入したアンケート：
・頭痛
・顎関節症
・首の痛み
・肩の痛み
・筋肉の痛み
・患者は2年半前から痛みを訴え、痛みと筋力低下のため学校を休んだりした。

以前の他院での矯正治療：
1. マルチブラケット治療
2. バイオネーター

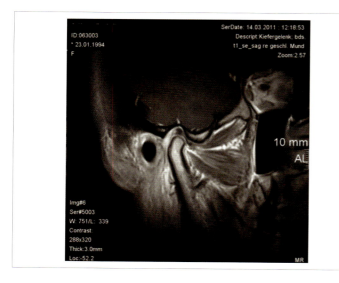

　MRI画像 (MediaPark Klinik Köln, Dr. M. Andersson, Dr. T. Steimel) は、習慣性咬頭嵌合において右側顎関節では生理学的にわずかに前方に転位した関節円板を示している。

Topic 55 : CMD, Centric Contact Only on 17 / 47

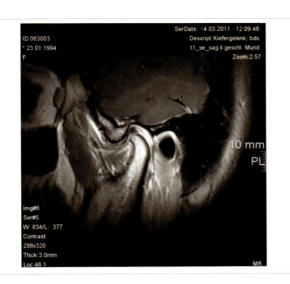

MRI画像は、左側顎関節の習慣性咬頭嵌合において関節円板が生理的にわずかに前方に転位していることを示している。

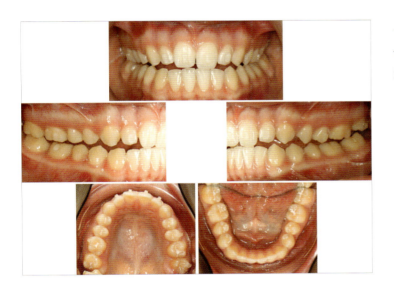

口腔内写真はマウントされた石膏模型と同じ状態を示す。治療計画では、アタッチメントを上顎の中切歯、側切歯に設置し、臼歯には上顎前歯を移動する大きな固定源として設置した。

さらに、患者は筋機能療法を受けた。

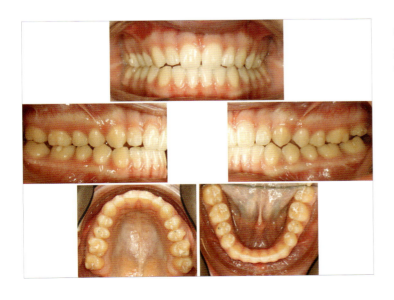

ファーストフェーズ治療終了時の口腔内写真である。Overjet が 0.5mm 増加し、以前の #11 と #41 の早期接触が取り除かれている。早期接触が取り除かれると、下顎は解放され自由に前方まで回転するようになった。この時点でセカンドフェーズ治療のためのスキャニングが行われた。

Topic 55 : CMD, Centric Contact Only on 17 / 47

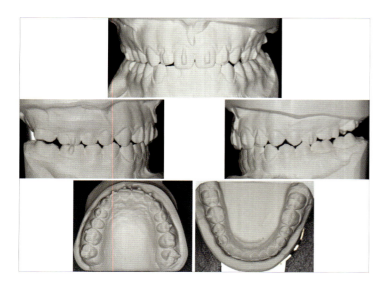

インビザライン治療のセカンドフェーズ開始時においてマウントされた石膏模型では、切歯が全く接触していないことがわかる。下顎は前方に回転して以下が咬合接触している。

・#13、#14、#16 と #43、#44、#45、#46
・#23 と #33
・#25 と #35、#36

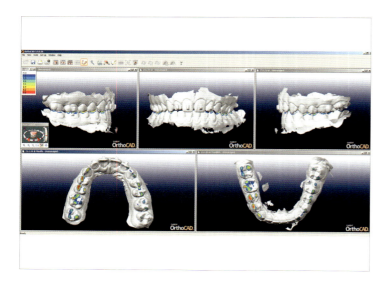

スキャニングすると、カラーマーカーにより咬合接触状態の詳細がわかる。

最初の接触点（赤）は #14、#15 と #44、#45 である。

iTero スキャニングは咬合のカラーパターンにより完全に静的咬合を診断することが可能で、口腔内の状況やマウントされた石膏モデルと直接比較することができる。

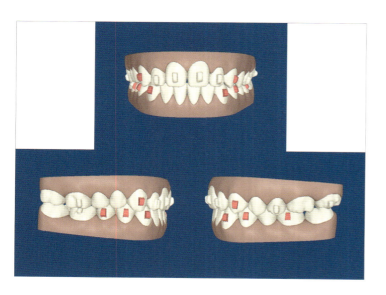

治療のセカンドフェーズでは、15 枚のアライナーを追加して上下の歯列を排列し、臼歯部のしっかりした咬合接触と、生理的な切歯の関係となるようにした。挺出移動を計画するすべての歯に垂直長方形のアタッチメントを追加した。

クリンチェックは計画した治療結果を示している。

Topic 55 : CMD, Centric Contact Only on 17 / 47

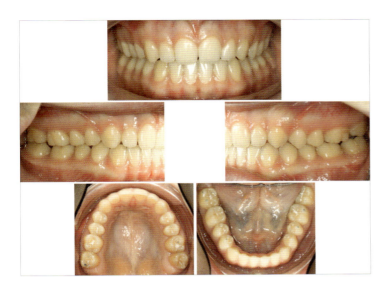

治療終了時の口腔内写真。安定した咬合状態で、すべての小臼歯、大臼歯が咬合接触している。上下歯列は配列され、生理的な前歯の関係が達成された。患者はほぼ痛みがなく、快適な日常生活を過ごしている。

下顎歯列は、固定式リンガルリテーナーが #33 から #43 に接着されている。

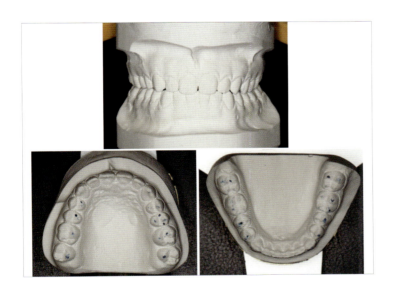

中心位でマウントされた最終の模型は、すべての小臼歯と大臼歯に垂直的な咬合支持があることを示している。下顎はリンガルリテーナー、上顎は可撤式のアライナーで保定された。

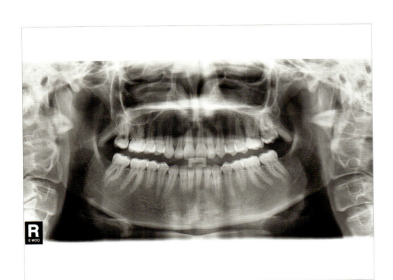

インビザライン治療後の問題のないパノラマX線写真を示す。

Topic 55 : CMD, Centric Contact Only on 17 / 47

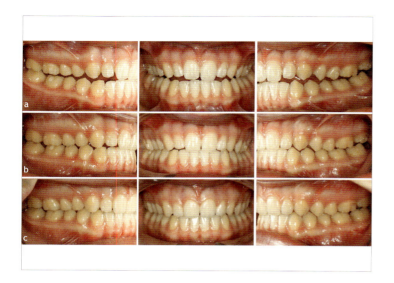

初診時（写真 a）、セカンドフェーズの開始時（写真 b）と、治療終了時（写真 c）を示す。

インビザライン治療は Tow Phase Treatment で行われた。切歯の切端咬合を最初に改善しなければならなかった。この最初の接触を解消後、新しい状態を分析するために、新しくスキャニングと、石膏模型の咬合器へのマウントが行われた。これに基づいて、セカンドフェーズのための治療計画が立てられた。写真 c は、治療終了時の状態で、十分な垂直的支持が確立され、痛みのない状態を示す。

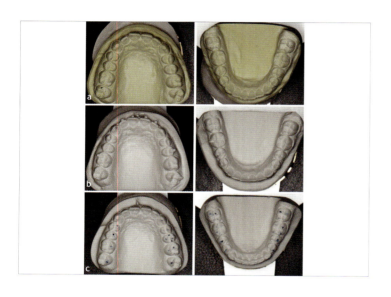

咬合器に石膏模型をマウントした治療開始時（写真 a）、ファーストフェーズ終了後（写真 b）、セカンドフェーズ治療終了時（写真 c）を示す。

治療開始時の石膏模型からわかることは、#17 と #47 の咬合接触と、前歯部が切端咬合していることである。セカンドフェーズは新しい中心位で overjet 0.5mm で開始された。治療終了時は、臼歯部で十分な垂直的支持があることを示している。

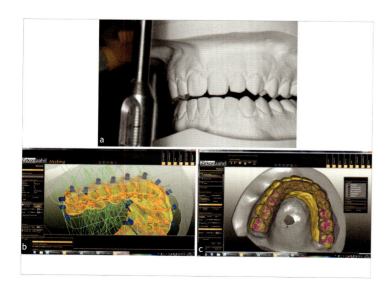

保定は下顎の犬歯から犬歯を固定式のリンガルリテーナーで行った。ブラキシズムにおけるストレスハンドリングの記憶は、矯正治療後にも考慮しておく必要がある。そのため、患者に上顎歯列に保定用 milled splint ★ を夜間のみ使用してもらうことにした。

写真は milled splint の製作のためにマウントされた石膏模型（写真 a）と、コンピュータ・シミュレーションの画面（写真 b）。写真 c はスプリント上の咬合接触点と、Zirkon Zahn™ のソフトウェア * による仮想のセットアップの過程。

* Zirkonzahn Worldwide（http://www.zirkonzahn.com）

★コンピュータ・スキャニングの後、CAD/CAM のミリング（削り出し）により製作されるスプリント。対合歯の形態も計測して正確に作成されるスプリント。

Topic 55 : CMD, Centric Contact Only on 17 / 47

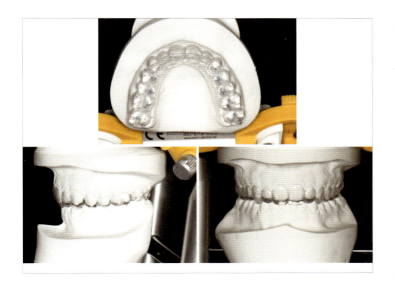

写真は咬合器に付着した milled splint である。咬合紙により等しくバランスがとれた咬合パターンと、犬歯誘導時の状態が示されている。スプリントの材料は、Temp Premium Flexible Transparent* を用いて、歯科技工所の M. Läkamp, Ostbevern で製作される。

* Zirkonzahn Worldwide：(http://www.zirkonzahn.com)

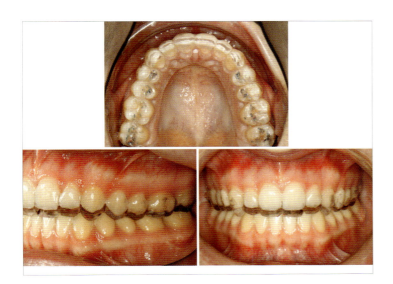

Milled splint が装着されている口腔内写真を示す。口腔内の咬合パターンは、マウントされた石膏模型と同じである。

Topic 55 : CMD, Centric Contact Only on 17/47

Topic 56 : CMD, Centric Contact Only on 17/47

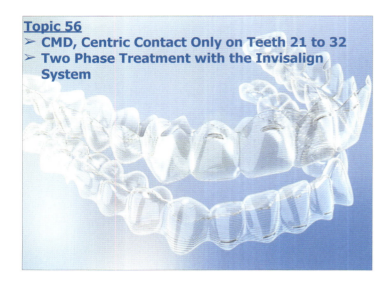

Topic 56
- CMD, Centric Contact Only on Teeth 21 to 32
- Two Phase Treatment with the Invisalign System

Topic 56：
CMD、中心位で #21 と #32 のみ咬合接触
インビザラインの Two Phase Treatment

　次の患者は、CMD で苦痛を訴え、中心位において #21 と #32 のみ咬合接触している。

　前述したように、クリンチェックで蝶番軸（ヒンジアキシス）における下顎の閉口をシミュレーションすることは不可能であり、早期接触が排除されたときに特に有用となるだろう。これはコンピュータ上のバーチャルな咬合器でのみ可能であるが、クリンチェック ソフトウェアではここまでは提供されていない。

　それゆえに、この患者においてもインビザラインの Tow Phase Treatment が必要であった。

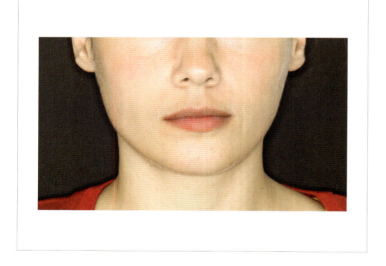

＜診断＞
・CMD
・首の痛み
・頭痛
・開口時の痛み

＜治療＞
・咬合スプリント（Dr. S. Kopp 教授）
・インビザラインの Tow Phase Treatment

　この患者は CMD、首の痛み、頭痛と開口時に痛みがあるため、Dr. S. Kopp 教授による咬合スプリントを用いた前治療が行われた。診断は、下顎頭の後方転位と、バイラミナゾーンに炎症を伴う関節円板の前方転位を示していた。患者はケルンに移り、Kopp 教授から我々のクリニックに転院した。

　可撤式の咬合スプリントによる中心位の設定は、我々の矯正治療計画の基本となるものである。

Topic 56 : CMD, Centric Contact Only on 17/47

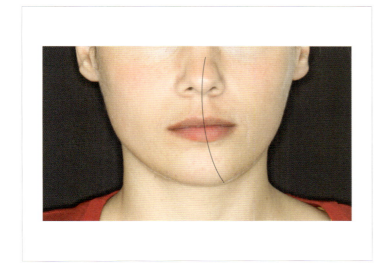

咬合スプリントを装着していない最大咬頭嵌合位、頤が明らかに左側へ偏位しているのがわかる。顔貌は、左側は短縮し右側が突出を示している。

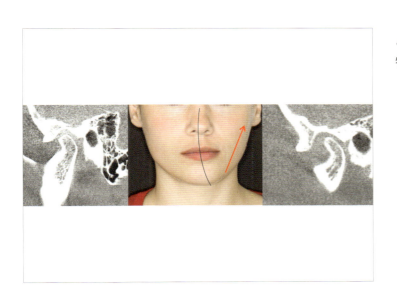

最大咬頭嵌合位における下顎の偏位により、下顎頭はより後方、頭蓋側へ移動している。左側のCBCTは、特に左側下顎頭の偏位を示す。

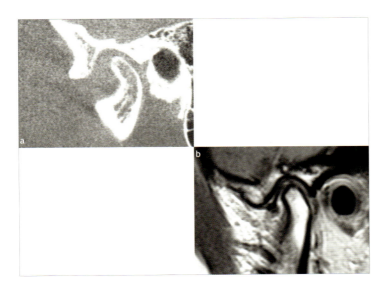

左側顎関節のCBCT（写真a）とMRI（写真b）は、下顎頭の後方、頭蓋側への偏位を示す。

　MRI撮影から数ヶ月経過後、CBCTを撮影した。MRIは関節円板の前方転位を詳細に示している。

Topic 56 : CMD, Centric Contact Only on 17/47

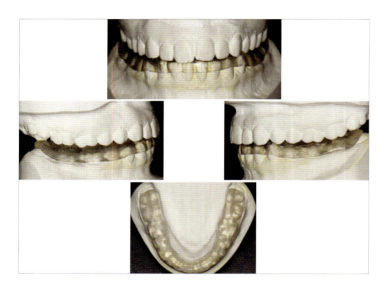

　咬合スプリント（Dr. S. Kopp 教授 による治療）は患者の痛みが完全になくなるまでの間、著しい除痛効果があった。写真は咬合スプリントを装着した石膏模型である。その後の矯正治療を計画するため、咬合スプリントの位置は咬合器の模型上に再現された。

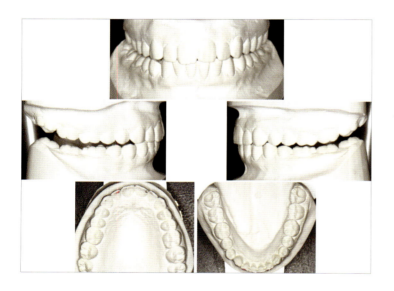

　マウントされた模型は、臼歯部の開咬と切歯のみの咬合接触を示す。石膏模型のマウントは Dr. S. Kopp 教授による咬合スプリントから設定され、痛みのない生理的な下顎の中心位が再現されている。
　治療は咬合器の模型を基本にして計画する。上顎と下顎の正中は一致している。

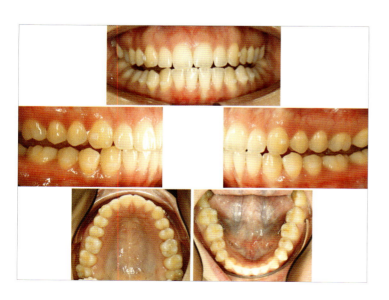

　インビザライン治療開始時の口腔内写真は上顎中切歯と #12 の接触を示す。#13、#23、#33、#34、#35、#43、#44、#45 にアタッチメントが接着された。
　マウントされた模型に対する口腔内写真は、咬頭嵌合位において下顎が左側に偏位していることがわかる。

Topic 56 : CMD, Centric Contact Only on 17/47

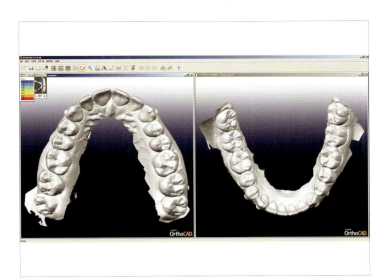

#21 と #32 のみの接触（赤でマークされた部分）を示す中心位のスキャニング画像。スキャニングされた #21 は口蓋側のエナメル質が咬耗していることを示す。

患者はこの習慣性咬頭嵌合位から左側にスライドしている。

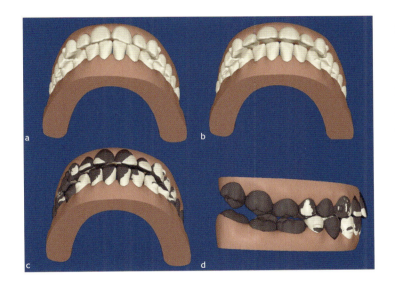

ファーストフェーズのクリンチェックは、下顎切歯の圧下と同様に上顎切歯の配列とトルクが含まれていた。治療開始時のクリンチェック（図 a）、計画した最終のクリンチェック（図 b）、治療前後における移動量の重ね合わせ（図 c、青：治療開始時、白：治療終了時）を示す。ファーストフェーズのインビザライン治療では、移動は、前歯部の非生理的な早期接触の除去が計画された。少しの臼歯部の移動も計画されていない（図 d）。

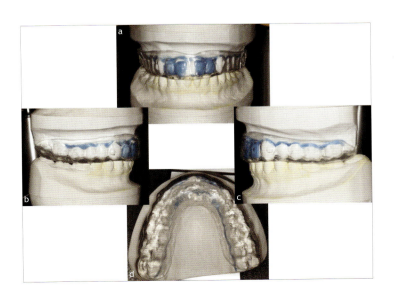

インビザライン治療中の数週間、"Speed up" を製作し（図 a～d）、患者は臼歯部の支持を得るためにアライナーの上から重ねて装着した★。"Speed up" 装置により追加された臼歯部の支持を示す（図 b, c）。

★その目的は、前歯部の圧下のみを行い、臼歯の予測されない挺出を回避するために、追加的にスピードアップを使用し、臼歯部のいかなる移動も行わないようにすることである。

Topic 56 : CMD, Centric Contact Only on 17/47

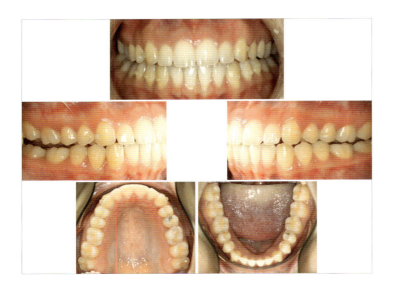

　11枚のアライナーによって上顎切歯のトルクと捻転、下顎切歯の圧下により切歯の接触が改善された口腔内写真を示す。下顎の正中は改善され、生理的な下顎位を示す。左側下顎頭の不正位置は改善され、痛みは生じていない。この状態から、次のクリンチェックを作製するためにスキャニングが行われ、セカンドフェーズ治療を開始した。

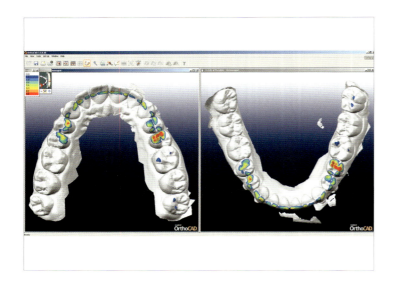

　ファーストフェーズ 終了時のスキャニングでは、切歯の適切で均等な接触と上下左右における小臼歯の咬合支持を示す。

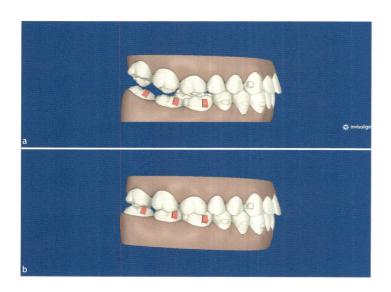

　生理的な中心位でセカンドフェーズ治療を開始した。このとき、早期接触による下顎の偏位は見られない。図aはセカンドフェーズ開始時において、右側臼歯部の開咬を示す。開咬改善のための挺出中の固定源として、従来の垂直長方形アタッチメントがすべての大臼歯に設定された（図a, b 赤）。
　患者の痛みは消えたが、アライナーの常時装着と夜間のSpeed upの装着は継続した。治療のセカンドフェーズは、臼歯部の咬合接触のための挺出移動を行った（図b）。

Topic 56 : CMD, Centric Contact Only on 17/47

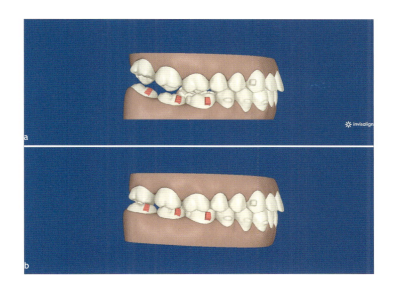

生理学的中心位でセカンドフェーズを開始するときには、もはや下顎が余計な接触点によって左側に偏位するということはない。

図 a は、臼歯開咬を伴うセカンドフェーズ治療開始時の右側を示す。従来の垂直長方形アタッチメントが、挺出する間の固定源となるすべての臼歯に接着された（図 a, b：赤）。患者は痛みがない状態であったが、常時アライナーを装着し、夜間は Speed up の装着を続けた。セカンドフェーズには、臼歯の接触と支持のための挺出が含まれていた。

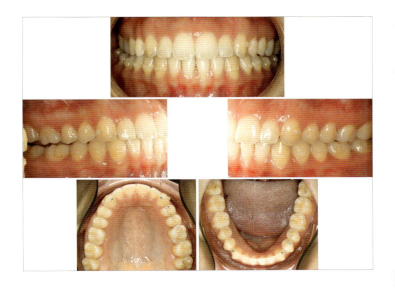

18 枚のアライナーを使用した後の口腔内写真を示す。右側臼歯はまだ開咬であったので、臼歯のフルコンタクトを得るために、続くリファインメントでは #35、#36、#37、#45、#46、#47、#48 の追加の挺出を行った。

Topic 56 : CMD, Centric Contact Only on 17 / 47

Topic 57 : CMD

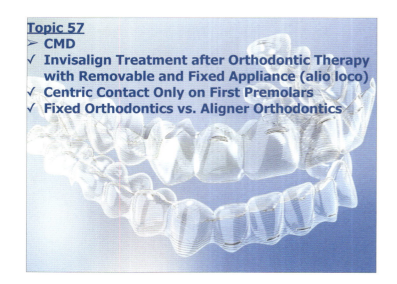

Topic 57：CMD
＜他院での固定式装置による矯正治療後のインビザライン治療＞
＜中心位で第一小臼歯のみ接触＞
＜固定式装置による治療 vs アライナー治療＞

詳細なフィニッシングは、インビザライン治療で可能なのか、また固定式装置よりよいのか？ インビザライン治療において、審美面と機能面を詳細なところまで計画し、仕上げることは可能なのか？ 固定式メカニクスの副作用は何なのか？ インビザライン治療で副作用があるのか？

次の患者は我々のクリニックでインビザライン治療を開始する前に、他院で可撤式、その後、固定式装置で治療された。

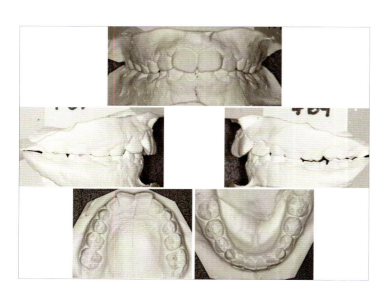

＜患者の矯正治療歴＞

当院に、患者が矯正治療ではじめて来院したのは 9 年前である。石膏模型は、Class II、叢生、増加した overbite と overjet を示す。

その後、他院にて、アクチベーターによる治療が開始された。

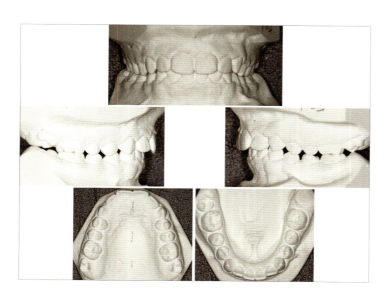

＜他院の矯正歯科クリニックで行われた治療内容＞

12 歳時の石膏模型では、Class II、叢生、増加した overbite と overjet を示す。アクチベーターの後、固定式マルチブラケット治療へ移行した。

Topic 57：CMD

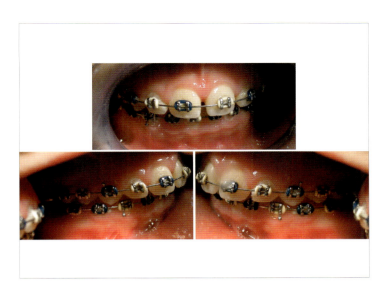

この写真は、他院にて固定式装置による矯正治療開始後、数週間して母親が撮影した写真である。#11 と #21 間の空隙が開いている（写真 a）。我々のクリニックでは、この写真のような青や黄のエラスティックによるリガチャーの使用は完全に禁止している。

我々の考えでは、ブラケットを結紮する弾性のリガチャーとブラケットは細菌が非常に繁殖しやすい環境を作り出し、そのため劇的に矯正治療中の脱灰やカリエスのリスクを高める。この理由により、固定式装置は金属の結紮線のみを使用するか、セルフライゲティングシステム（Damon System*）を使用するようにしている。

* ormco（http://www.sds-japan.com/ormco/）

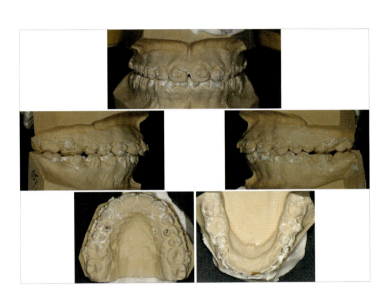

固定式矯正装置を使用して 2 年後、この患者は我々のクリニックへ来院した。年齢は 13 歳になっていた。写真は SAM 咬合器にマウントした石膏模型で、ブラケットとバンドが装着されている。詳細な検査の後、非常に広範囲の脱灰と数歯にカリエスがあったので、我々は同日に固定式装置を外すことを決断した。

＜ディボンディング後の所見＞
・部分的に転位した円板と痛みを伴う CMD
・犬歯 Class I、増大した overbite と overjet
・正中離開
・#27 のバンド除去後に遠心頬側面に重度のカリエス
・8 本の歯にホワイトスポットと脱灰
・中心位にマウントすると、咬合接触は第一小臼歯のみで、臼歯部支持が完全に欠如している。

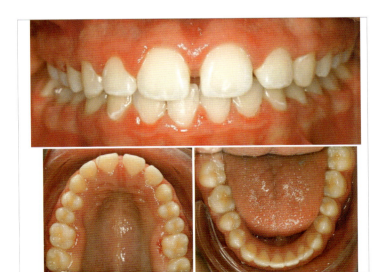

＜ディボンディング後の口腔内写真＞
・下顎歯列は若干の捻転を伴うが十分に配列された歯列
・上顎前歯部に空隙
・増加した overbite と overjet
・臼歯部支持がなく、第一小臼歯にわずかな咬合接触
・#27 の遠心頬側が大きく崩壊し根管治療が必要
・7 ヶ所のホワイトスポット
・歯肉の腫脹および炎症

Topic 57 : CMD

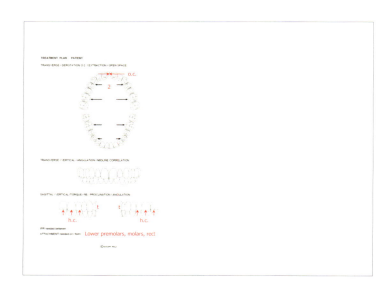

固定式矯正装置を除去し、カリエス治療を行った後、インビザライン治療を計画した。

＜インビザライン治療計画に含まれる処置＞
- 歯根を近づけながら、パワーチェーン効果で正中離開を閉鎖する（左図 o.c. : open close）。
- 上顎前歯の後退とトルクコントロールで、空隙閉鎖を行う（左図 パワーリッジ、t : torque）。
- 下顎小臼歯と大臼歯の挺出でスピー彎曲を平坦化し、しっかりと咬合させ（左図 h.c. : hard collision）、側方歯の開咬を改善する。
- 上顎歯列は挺出させない。
- 上顎小臼歯間を 2mm 拡大する。
- overjet を 0.3mm で仕上げる。
- 下顎のすべての歯に垂直長方形のアタッチメントを設置し、挺出移動を計画する。

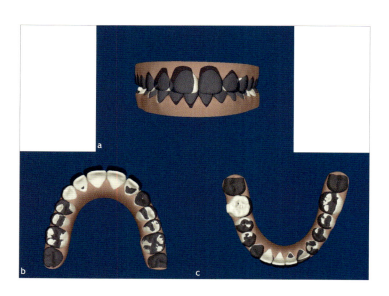

クリンチェックの重ね合わせを示す。正中離開の閉鎖（図 a）、上顎前歯部の後退（図 b）、上下歯列の側方拡大（図 b, c）がわかる。

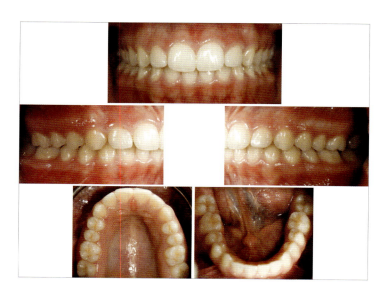

最終的な口腔内写真である。インビザライン治療後にすべての咬合面が接触して、臼歯部の垂直的支持が確立し安定した咬合状態を示す。患者は痛みがなく生理的な CMS を示す。切歯は咬頭嵌合で Shimstock foil 分だけ空隙があり、生理的な前歯の関係にある。

上下の歯列はすべての空隙が閉鎖し、調和がとれて配列されている。

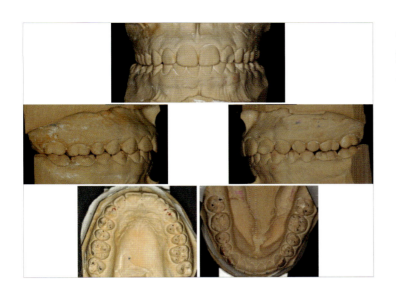

中心咬合位でマウントされた最終石膏模型を示す。すべての小臼歯と大臼歯が咬合接触し、安定した垂直的支持がある。赤は、選択的に犬歯誘導を示している（犬歯と第一小臼歯）。

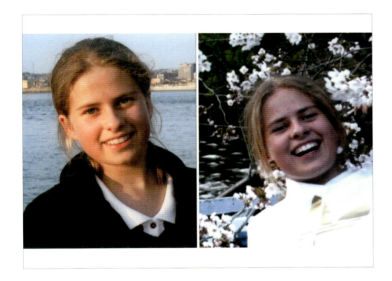

これらの美しい笑顔の写真は患者の母親が送ってくれたもので、インビザライン治療が完全に終了した後のハッピーで痛みのない状態を示す。インビザライン治療によってマルチブラケット治療のような、さらなる副作用の可能性は避けられた。

Topic 58 : CMD

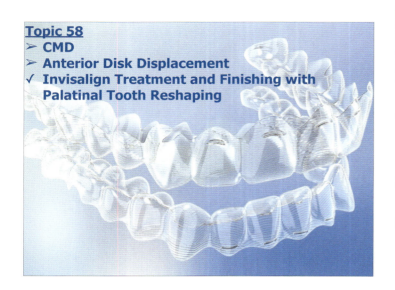

Topic 58：CMD
＜円板前方転位＞
＜インビザライン治療と仕上げの形態修正＞

　Ricketts は以前、矯正治療のフィニッシュは常に、習慣性の咬頭嵌合時に切歯のコンタクトがない状態で終えるべきだと教えている。静的咬合時に切歯部が少しでも乱れがあると、神経筋疾患や下顎骨の機能不全につながる。

　次の患者例は、CMD 療法のインターディシプリナリー歯科治療、インビザライン治療と修復治療を紹介する。

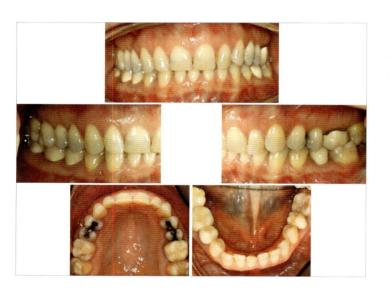

　治療開始時の口腔内写真。左側は Class II で、正中線が偏位し右側は Class I。上顎の正中線は正しいが、下顎の正中線は #36 が欠損することで左に偏位している。歯列は十分に配列していて、上顎側切歯は小さい。

　左側は、Class II で 1 歯対 2 歯の関係で安定している。咬合状態から見て、左側の Class II を改善する必要はない。

　一見するとすべてに問題はないように思われるが、どこに治療が必要なのだろうか？

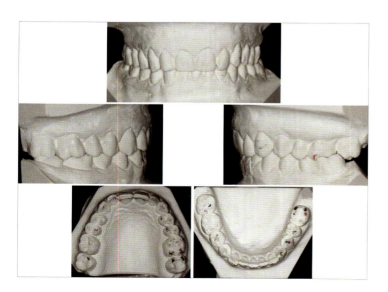

　マウントされた石膏模型は実際の問題を示す。

　舌側に傾斜した #11 と #21 と挺出した下顎切歯は接触している。上下切歯のエナメル質は、下顎の中心位を示唆する証拠として強く摩耗している。

Topic 58：CMD

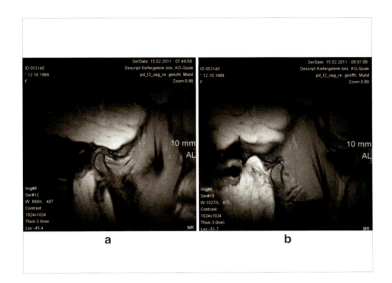

MRI 画像で右側の顎関節の関節円板の位置を示す。
写真 a：習慣性の咬頭嵌合時
写真 b：開口時に復位を伴う円板

外科的な円板の復位術は、変形した円板では困難または不可能である。我々の考えでは、関節円板の位置よりも、下顎頭の 3 次元的位置がさらに重要である。

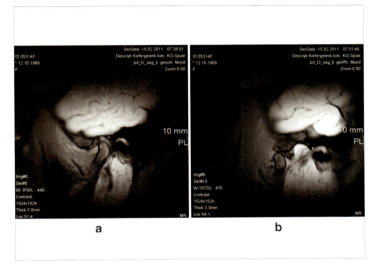

左側顎関節の MRI 画像を示す。
写真 a：習慣性咬頭嵌合時
写真 b：復位を伴う関節円板の前方転位
が観察できる。

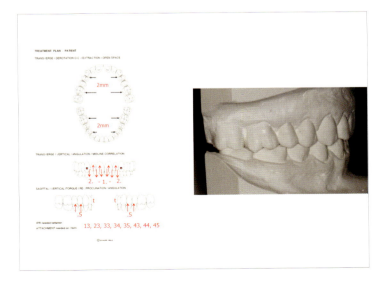

＜インビザライン治療の詳細な治療計画を示す＞
・上下歯列の 2mm の側方拡大
・パワーリッジで上顎中切歯にトルク
・上顎切歯を圧下
・下顎切歯を圧下
・下顎小臼歯を 0.5mm 挺出
・overbite を 1.5mm に仕上げる
・overjet を 0.3mm に仕上げる
・圧下と挺出のため #33、#34、#35、#43、#44、#45 にアタッチメントを設置し、同時に上顎切歯にトルクを効かせる間の固定源として #13 と #23 にも設置した。

Topic 58 : CMD

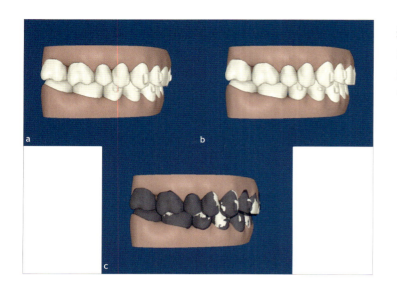

治療開始時の右側クリンチェック（図 a）、計画した最終的なクリンチェック（図 b）と、上顎中切歯に付与されたトルクを示す重ね合わせ（図 c、青：治療開始時、白：計画された最終的な歯の位置）。上顎 24 枚、下顎 17 枚のアライナーを使用した。

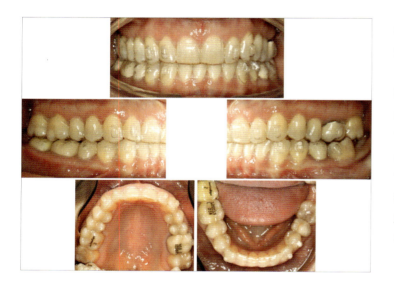

24 枚目の最終アライナーを装着している口腔内写真を示す。新素材のアライナー "SmartTrack®" は、優れた歯との適合性があり、患者にとって快適な装着感が増した。#11、#21 のパワーリッジの適合が良好で、切縁は少しの隙間もなくアライナーで覆われている。最近の研究で、インビザライン治療とパワーリッジによってトルクコントロールが達成可能であることが示され、これらが上顎切歯のトルクコントロールに有効な手段の1つであることが示された (T. Castroflorio, F. Garino)。我々は、パワーリッジによるトルクを与えるために、主たる固定源として隣在歯にアタッチメントを使用する。

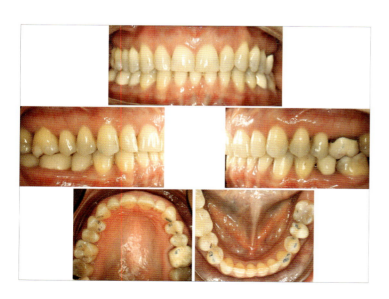

最終的な口腔内写真。咬合接触点をマークしている。インビザライン治療が終了したときに、小臼歯と大臼歯は十分な垂直的支持を示している。切歯部は、#21 の遠心面の接触を除いて、Shimstock foil が引き抜ける程度の隙間が開いている。

Topic 58 : CMD

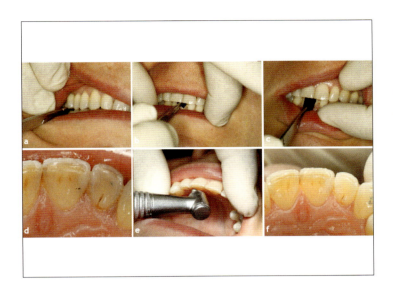

写真 a～c は、8μm の Shimstock foil で咬合の確認を行っている。小臼歯と大臼歯は、Shimstock foil が保持される必要がある（写真 a）。切歯は Shimstock foil が抜ける必要がある。検査時は、患者の立座位において、習慣性咬合時の切歯部で Shimstock foil を引き抜けることが重要である（写真 b, c）。

写真 d～f は、#21 と #22 の小さな咬合接触（写真 d）と、早期接触を除去するためにエナメル質の形態修正を行う手順を示している（写真 e）。写真 f は、形態修正で切歯のコンタクトが解決された治療終了時を示している。

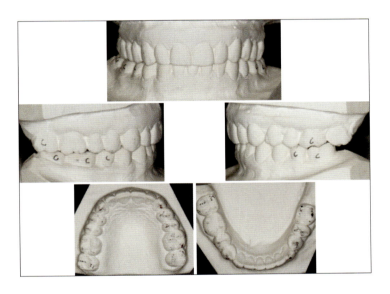

マウントされた最終の石膏模型は、小臼歯と大臼歯の咬合接触点（黒）と犬歯誘導（赤）を示す。切歯部は、インビザライン治療が終了時に "Shimstock foil が抜ける状態"（左図中 c= 補綴歯 Crown のこと）にある。

Topic 58 : CMD

Topic 59 : Interdisciplinary Dentistry

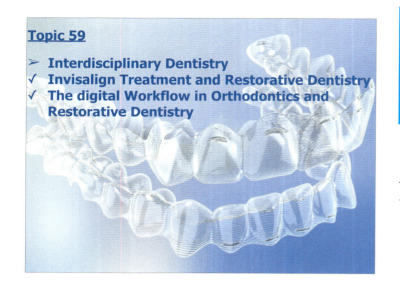

Topic 59:
インターディシプリナリー歯科治療
＜インビザライン治療と修復治療＞
＜矯正治療と修復治療における
**　　　　　　　　　デジタルワークフロー＞**

インビザライン治療において、CAD/CAM システム（Zirkonzahn-System®）によって製作されるジルコニア修復物で修復治療を行う場合、すべての工程をデジタルワークフローで行うことができる。

このトピックでは、デジタルワークフローの詳細について示す。以前は、矯正治療の診断のために SAM 咬合器に石膏模型をマウントする必要があった。将来的には、このような石膏模型も必要なくなるだろう。

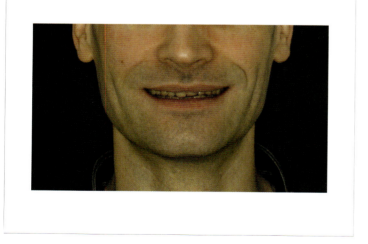

＜診断＞
・ブラキシズム
・トリガーポイント、首の痛み、背中の痛み
・咬耗
・#18、#28 は咬合していない。
・前歯切端咬合
＜治療＞
・う蝕のために #16, #25, #26, #35, #36, #46 に一時的な充填 (Dr. W. Boisserée)
・クリスクロスエラスティックを #18 と #48、#28 と #38 に使用する。
・インビザライン治療
・修復治療 (Dr. W. Boisseré, Lab: Manfred Läkamp)

　科学的観点から、咬合や咀嚼機能不全があると、筋活動を増加することや長時間咬合することができない。さらに、精神的ストレスが決定的な誘発因子や強化因子となり、口腔の筋機能増加やクレンチングやブラキシズムにつながっていく。これらの増加した筋機能メカニズムは、ストレスを減少させる生理学的な方法（アロスタシス）として考えることができ、筋活動の顕著な増加と CMD へつながるかもしれない。個々の適応能力に応じて、このことは、顎口腔系の一つまたは複数の構成要素への過負荷になると思われる。

　Meyer によれば、このことは咬合の機能障害ではなく、しかし「咀嚼筋の機能亢進、触診における柔らかさ、顔面と頭部の筋は、神経筋協調の失調と CMD の兆候と重要な相関関係がある。」と述べている。

Topic 59 : Interdisciplinary Dentistry

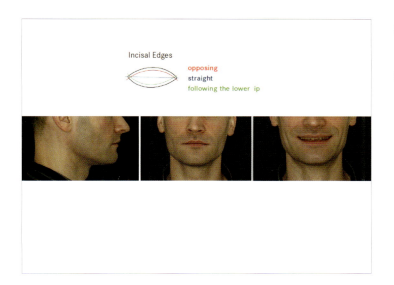

エナメル質の重度な咬耗により、上顎切歯の切縁は下唇の曲線に対し直線的である。

笑顔のときと同様に口唇の安静位では、上顎にほんの少しだけ歯がみえる。

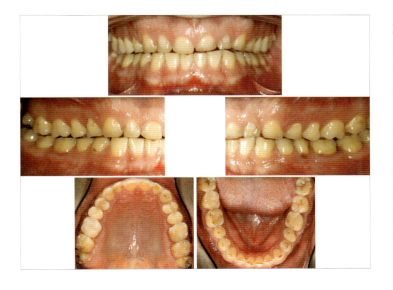

口腔内写真ではブラキシズムの結果として、上下に過大なエナメル質の欠損が見られ、多くの場合、筋肉の過緊張にもつながっている。この筋肉の過緊張はほとんどの場合、筋肉内のトリガーポイントが原因であり、特定の治療法で解消することができる。

今日では注射療法に加え、Gautschi によるトリガーポイント療法のようなマニュアル療法を行うことがある [(Gautschi, R. 2010: Manuelle Triggerpunkt-Therapie, Stuttgart, Thieme) or the Myoreflextherapy according to Mosetter (Mosetter, K., Mosetter, R.: Myoreflextherapie: Muskelfunktion und Schmerz, Vesalius Verlag, Konstanz 2006)]。

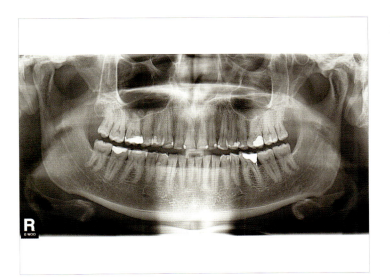

初診時パノラマ X 線写真では、#36 の遠心に深い充填物のマージンがあり、それにより軽度の垂直的な骨欠損が見られる。#16、#26、#25、#35、#36、#46 にう蝕を認める。すべての矯正治療の前に、適切にう蝕処置をする必要があり、#36 遠心の骨欠損も同様である。

Topic 59 : Interdisciplinary Dentistry

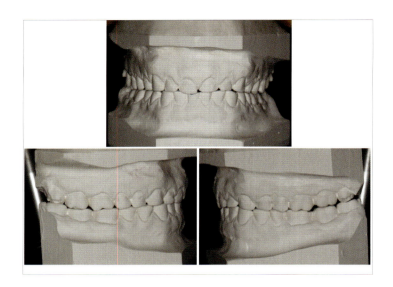

初診時の石膏模型のマウントでは前歯の切端咬合を伴い、わずかに Class II を示している。#18 と #28 の頬側はわずかに咬合していない。

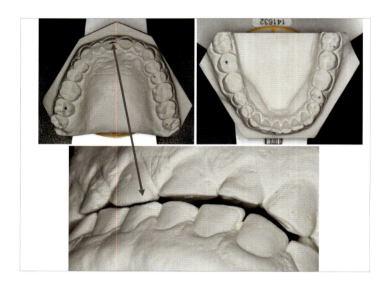

上下の咬合面観では、中心位において #17 と #47、#11 と #41 のみが拮抗的に接触している。#11 と #41 の接触点は下顎を後方に押し込むように誘導している。

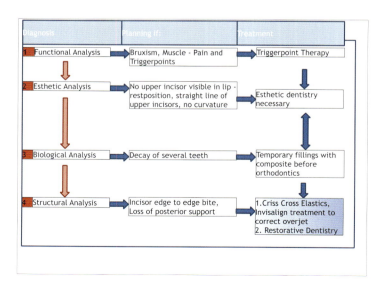

いかなる患者においても、我々は機能分析から開始する。痛みとトリガーポイントを伴う筋肉の過緊張により、患者はマニュアルトリガーポイント療法をすすめられた。最初の来院時には、審美分析、X 線検査と石膏模型のマウントが予定されていた。X 線検査は、いくつかのう蝕に充填治療が必要なことを示した。

構造分析は、矯正治療に続いて、修復治療が必要なことを示した。

Topic 59 : Interdisciplinary Dentistry

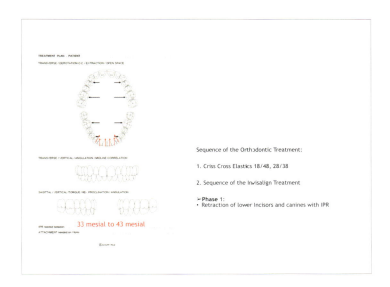

最初の矯正治療は、#18 と #28 の頬側と、#38 と #48 の舌側にボタンを設置し、クリスクロスエラスティックによりすべての智歯を頬側で咬合させることであった。

インビザライン治療は Tow Phase Treatment で行った。ファーストフェーズは下顎を中心位に位置づけるために十分な overjet を得ることにした。そのため、矯正治療計画では、左図の赤矢印で示された下顎切歯と犬歯の後退が予定された。

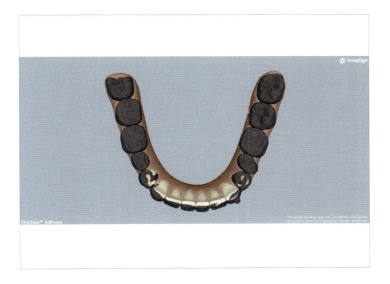

クリスクロスエラスティック（#18 と #48、#28 と #38）使用後に続くインビザライン治療（移動を部分的に分けたインビザライン治療）を示す。

ファーストフェーズ：より overjet を大きくするために下顎犬歯と切歯を後退させた。クリンチェックの重ね合わせは、治療開始時の下顎（青）と、計画された下顎切歯と犬歯の後退（白）を示す。

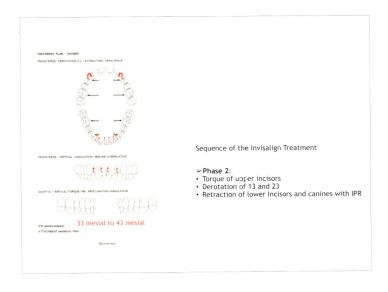

ファーストフェーズの治療後、切歯部の早期接触が解決され、中心位が決定した。中心位の咬合をスキャニングするために、stone bite® (Dreve) を用いて中心位で固定した。中心位の接触関係をスキャニングし、中心位を直接クリンチェックに移行させる。

セカンドフェーズの治療は、上顎切歯のトルク、#13 と #23 の捻転改善、下顎切歯と犬歯の後退と IPR からなる。

Topic 59 : Interdisciplinary Dentistry

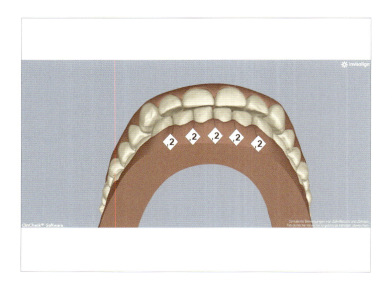

セカンドフェーズ：インビザライン治療のセカンドフェーズ開始

クリンチェックはインビザライン治療のセカンドフェーズ開始時の状態を示す。Overjet を増加させるため、#33 近心から #43 近心まで追加の IPR によってさらなる下顎切歯の後退が必要であった。

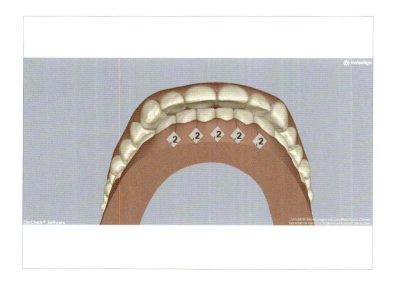

セカンドフェーズ：インビザライン治療セカンドフェーズで計画された最終結果。

クリンチェックはインビザライン治療のセカンドフェーズで計画された移動の最終結果を示している。この overjet は極めて非生理的のように見えるが、歯科医 Dr. W. Boisserée と歯科技工士 M. Läkamp とのインターディシプリナリー治療において計画された。この増加した overjet は、実際には矯正治療後に計画された上下の切歯の修復処置を行うために十分なスペースを得る必要があった。

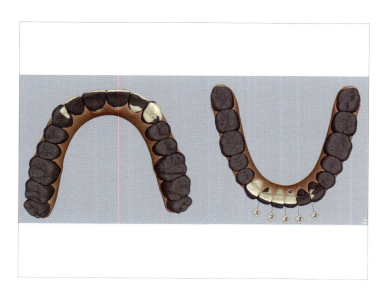

セカンドフェーズ：インビザライン治療セカンドフェーズの上下顎における重ね合わせ

重ね合わせのクリンチェック画像は、ファーストフェーズ後の実際の上下顎を青色で示し、#33 近心から #43 近心まで IPR が追加され、上顎切歯の後退が行われたセカンドフェーズの結果を白色で示す。

Topic 59 : Interdisciplinary Dentistry

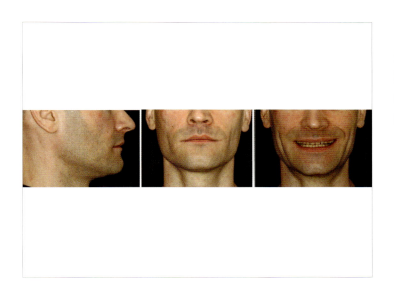

インビザライン治療後の口腔外写真を示す。
　少しの垂直的な変化もなく、審美性の改善はほとんど見られていない。垂直的な関係は後の修復治療のみで変更することにした。それゆえ、結果として歯科医と歯科技工士によるインターディシプリナリー治療後に審美性が改善された。

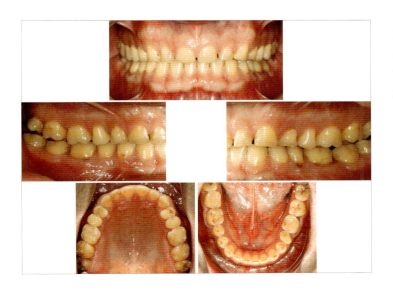

インビザライン治療後の口腔内写真は、次に計画された前歯の修復治療のために、上顎前歯間に等間隔の空隙と、十分なoverjetを伴って配列された歯列を示す。臼歯部の咬合支持はまだ十分な高さではない。このため、次の修復治療によって解決する計画が立てられた。

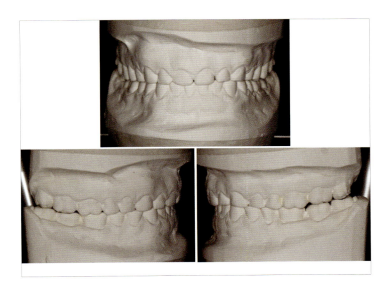

上顎の遠心移動ではClass IIからClass Iへの改善は得られなかったが、生理的なoverjetの調整によって下顎の生理的な位置への前方移動を達成した。

Topic 59 : Interdisciplinary Dentistry

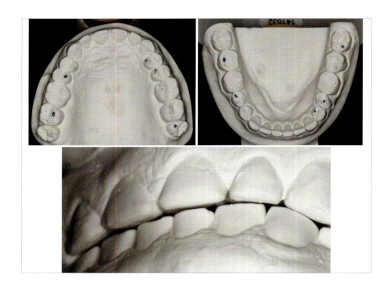

Occlusal foil で接触点をマークした最終の石膏模型の写真である。中心位での #11 と #41 との接触はなくなり、歯科医と歯科技工士のインターディシプリナリー治療が計画され、overjet が増加した。

臼歯部の咬合支持は小臼歯から第三大臼歯までとし、臼歯部の垂直的関係は続く Dr. W. Boisserée とのインターディシプリナリー治療の計画に従い修復処置によって改善される計画が立てられた。

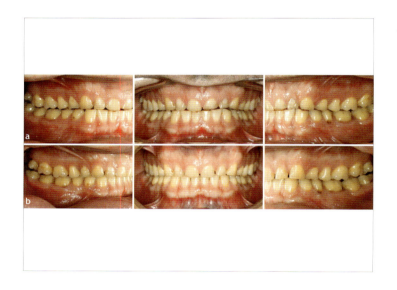

治療開始時（写真 a）と、クリスクロスエラスティックとインビザライン治療終了時（写真 b）の比較を示す。

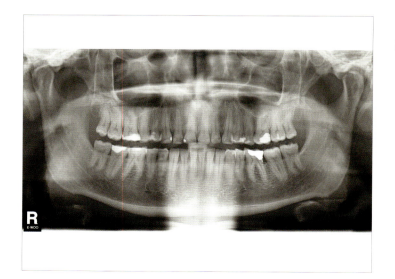

治療終了時のパノラマ X 線写真は、Dr. W. Boisserée による歯周治療によって #36 遠心の骨の状態が十分に改善され安定していることを示す。

Topic 59 : Interdisciplinary Dentistry

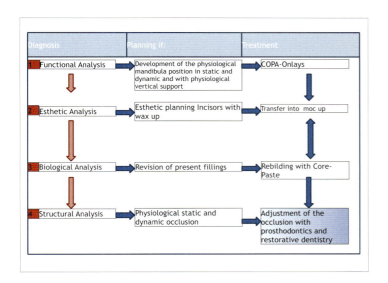

矯正の前治療が完了した後、次に計画された修復治療がDr. Boisseréeの歯科医院で完了した。

垂直的支持の不足により、機能分析が行われた。可逆的で生理的な垂直方向の高さを再構築するため、第一ステップとして固定式スプリント（COPA Onlays）が接着された。

その後、審美的、生物学的、構造学的な分析と治療が行われた。審美分析のためにワックアップが製作され、段階的にモックアップとして口腔内に移された。生物学的構造（歯と歯周組織）の改善は、歯列を上下左右4分割して行う修復の基礎であり、続くモックアップの形状と構造に対応したテンポラリーに移行される。

最終的に補綴物の修復は、CAD / CAMで計画され製作された。

すべての治療期間にわたって、治療咬合位を正確に維持するよう注意を払う必要があった。

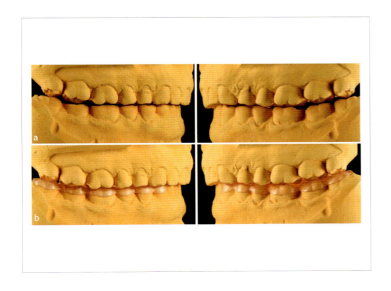

筋骨格系を含む新しい機能分析の一部として、新しい正確な石膏模型が中心位においてマウントされた。咬合の垂直的な問題は、将来の補綴処置を考慮して調整された（写真a）。この顎位において、固定式COPA Onlayは技工所で製作された（写真b）。

COPA Onlayは下顎の左右に、薄く流動性のある矯正用接着材（Reliance Orthodontic Products）で接着された。その後、さらなる不可逆的な補綴処置が行われる前に、治療用咬合を実際にテストすることができる。同時に、これは治療用顎位を後の最終補綴のリハビリテーションに正確に移行する基礎となっている。

摩耗による変化を避けるため、装着時間は4〜8週間を限度とするべきである。

Topic 59 : Interdisciplinary Dentistry

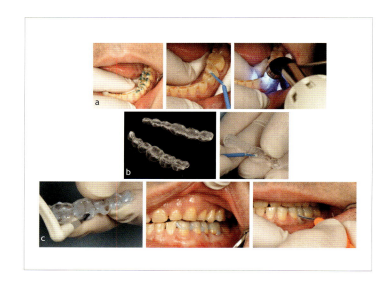

＜COPA Onlay の接着＞

　COPA Onlay は下顎の両側にスプリント機能を持たせ接着される。接着の手順で、我々は矯正用ブラケットと装置の接着にも使用される化学硬化型接着材 (Reliance Orthodontics, Itasca/IL, USA) を使用する。

＜接着手順＞

・歯をクリーニングした後、咬合面に 50-micron の酸化アルミニウム粉をサンドブラストし、5秒間のエッチング (phosphor acid 35%) を行い、その後水洗し乾燥する。

・歯の表面はボンディング (Reliance Bonding Resin) で処理する（写真a）。

・Onlay底面の表面もまた酸化アルミニウム粉でサンドブラストし、続いて60秒間Monobond S*で表面処理した後、乾燥する（写真b）。

・その後、Excell Recular Blue (Reliance Ortho, Itasca, USA)** の指示書に従い、Onlayを接着する。
・過剰な接着剤は 筆や歯間ブラシで硬化前に除去する。

* Monobond S: http://www.ivoclarvivadent.us/en/competences/all-ceramics/cementation/monobond-plus

** http://www.relianceorthodontics.com/Excel-Regular-Set-for-Herbst-Kits-p/excel-herbst-kit.htm

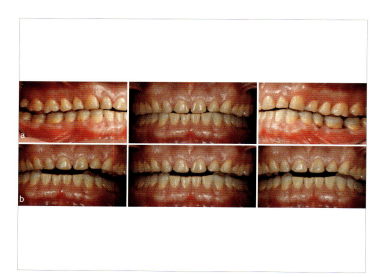

写真 a：COPA Onlays を装着した静的咬合
写真 b：COPA Onlays を装着した動的咬合（左右側方運動）

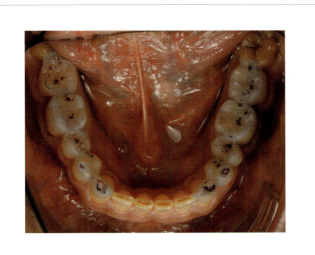

静的咬合において均等に接触している COPA Onlyas（黒）と、動的咬合（赤：側方移動、前方移動）。切歯の咬耗により overjet が最小のため、犬歯誘導を実現する唯一の方法が COPA Onlays であった。

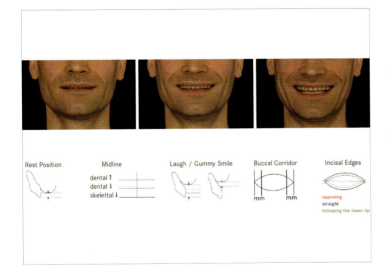

精密な補綴による修復治療には、特に複雑な治療において、後の補綴による構築計画を予定する必要がある。このため、終了時を予測した診断のために、正確な3次元のワックスアップが作られる。目標は、治療位に加え、特に審美性を求める患者に対しては、最終の機能回復だけでなく、見た目もよく、そして個々の患者の要望に合わせることである。したがって、続く補綴計画は審美分析から始める。

分析の基礎は写真資料であり、患者の口がわずかに開いたものと、上唇の安静位（いわゆる B. Zacchrisson に従い"エマ"写真と呼ぶ）、側貌と同様に微笑と笑顔である。

Topic 59 : Interdisciplinary Dentistry

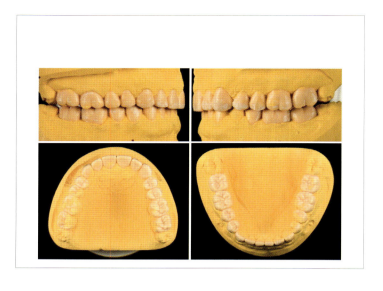

　ワックスアップの製作は、技工所で咬合器で現在の治療咬合において、自由に組み込まれる新しい模型上で行われる。

　写真は H. M. Polz の咬合概念に従ったワックスアップを示し、上下の歯列において完璧に適合している。この患者において、後方臼歯の再建は、保存的で機能的な理由により必要であった。したがって、上下前歯の著しい咬耗と歯質の損失は、補綴計画に含まれていた。前歯部の再構築をコンポジットのみで行うのは治療計画から問題外であった。全般的な石灰化障害のため、すべての歯に対しては、う蝕予防の点からクラウンによる補綴が好まれる。後に、#17 と #27 に対する咬合再築のための部分的なクラウンの設置はできないことがわかった。智歯は補綴の再構築から除外された。内側側方運動中（バランス側）に将来の修復物が接触することを避けるため、ワックスアップではスピー彎曲をフラットに維持するように注意が払われた。

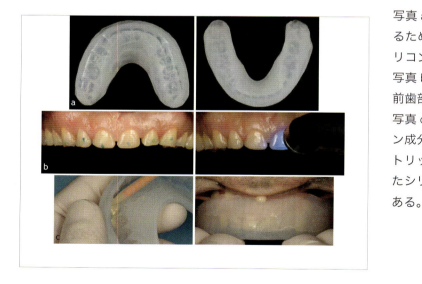

写真 a：ワックスアップをモックアップに正確に移行するために、歯列に確実で正確な適合を保証する透明なシリコンで特別なモルディングの形態が作られた。

写真 b：モックアップの永久的な固定源のために、上顎前歯部は時間どおりにエッチングされ、接着された。

写真 c：ワックスアップのモックアップへ移行はシリコン成分と Luxatemp (DMG) を使って行われ、これはカートリッジを用いてシリコン成形体に盛られる。調整されたシリコン成形体は歯へ正確に位置づけることが可能である。

Topic 59 : Interdisciplinary Dentistry

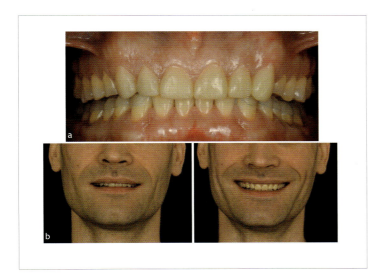

　計画の審美性を確認するため、上顎切歯は既にモックアップへ移行された（写真 a）。

　治療のさらなる過程は、臼歯の処置を含んでいるので、前歯部のモックアップは最初から治療位の咬合を確実にすることも、同時に寄与するよう維持するべきである。臼歯部のおいて接着された COPA Onlays による治療開始位置は保たれていた。

　写真 b は、前歯部の位置におけるモックアップによる顔面の審美性を示す。

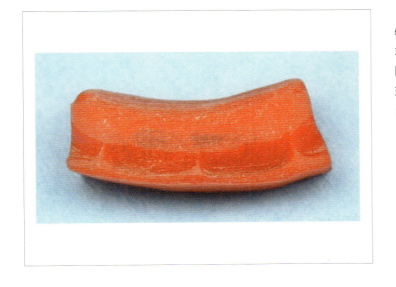

　臼歯部修復のために接着されたスプリントは撤去する必要があるため、その際に治療位が変化してしまう危険がある。ごくわずかな咬合の変化でさえ、新たに抹消の障害を誘発し、全体の治療結果に影響しうる。これらの理由から、変化のない最終補綴物へと安全に置き換えるために、次のルールに従う必要がある。
・最初、前歯は未治療のままとし、治療位を前方部リファレンスバイトで確保する。
・後方歯の治療は上下顎の歯列4分の1ブロックずつ行われる。

　修復されたブロックに咬合安定と正確な材料との適合が一時的に得られ、正確な治療位の咬合が安定してから、次のブロックの処置を開始する。補綴治療開始時に、麻酔をする前であっても、可撤式前方部リファレンスバイトはパターンレジン (GC Germany, Munich) を用いて直接患者の口腔内で製作され、それを治療位の咬合に正確に一致させる必要がある。

　写真は、下顎切歯にセット可能な #12 から #22 の切縁を記録したリファレンスバイトを示す。

Topic 59 : Interdisciplinary Dentistry

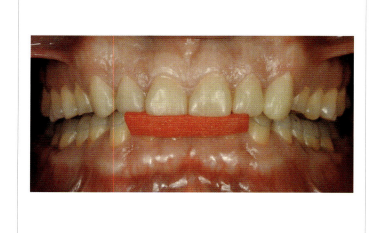

リファレンスバイトが正確に製作された場合、患者は治療位（COPA Onlays により決定された）における閉口時、上顎切歯が記録されたバイトと自然にかつ正確に咬合する。

リファレンスバイトは、プロビジョナルレストレーションの製作時や、修復の過程で COPA Onlays による臼歯部支持を外す際の位置決めのために使用される。つまり、前方リファレンスバイトは、治療過程の治療位を決定するのに不可欠でシンプルな装置である。

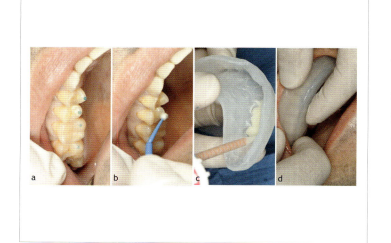

目的とする歯冠形態を製作するために、モックアップは Luxatemp (DMG) で作られたシリコンマスクを用いて、上顎と下顎の片側臼歯部ごとに行われる。写真は上顎右側臼歯部のモックアップの製作過程を示す。

歯は接着力を増すために5秒間選択的にエッチングされ（写真 a）、その後ボンディングが塗布される（写真 b）。Luxatemp をシリコンマスクに流し込み、それを歯に圧接する（写真 c,d）。咬合は前方リファレンスバイトと一致しているかをチェックする。治療位に一致させた後、一時的にシリコンバイトを採得する。

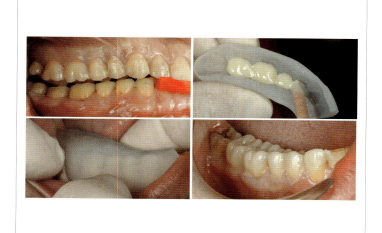

また、予め定めた下顎の位置を、計画した歯の形状へ正確に移し変えるため、前方リファレンスバイトを用いて下顎のモックアップが製作された。このとき、COPA Onlays は事前に取り除かなければならない。

Topic 59 : Interdisciplinary Dentistry

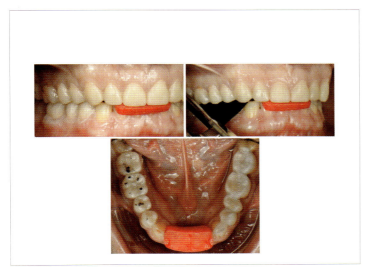

口腔内写真は下顎右側に試適されたモックアップを示す。前方リファレンスバイトと反対側に残された COPA Onlay は、モックアップを正確に削合する基準となり、正確に治療位を維持することができる。

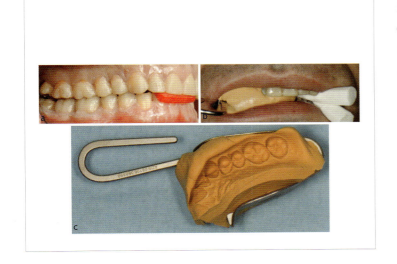

写真はモックアップと右側のリファレンスバイトを示す（写真 a）。リファレンスバイトは除去され、A. Gutowski 教授に準じたテンポラリー製作法をもとに、印象トレー (George Dental; Silicone: affinis, Coltčne) によってシリコンが挿入できる（写真 b）。シリコンの硬化後、トレーは右側上顎のモックアップの正確な形態を示す（写真 c）。

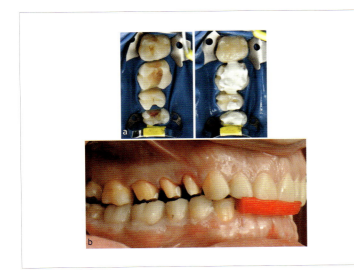

写真 a：臼歯部は歯列の 4 分の 1 ブロックごとにラバーダムテクニックにて修復する。築造材料として我々は GD Exactocore (George Dental) を使用する。象牙質接着性コンポジットは snow white 色を示し、天然歯との視覚的な区別をする助けとなる。接着性コンポジットは象牙質と同じ硬さを示す。
写真 b：支台歯形成はモックアップと同一側でのみ行い、上下反対側の顎は最終補綴物に直接関連させて行われる。これにより、歯科医師は治療ゴールをいつも正確に直視することができる。写真は支台歯形成された上顎右側を示す。前方リファレンスバイトは、反対側のスプリントに加えて、正確な咬合の位置決めに有用である。

Topic 59 : Interdisciplinary Dentistry

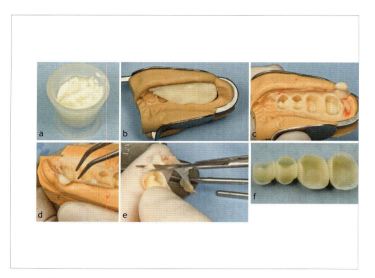

1つの歯列ブロックの支台歯形成後、プロビジョナルレストレーションは正確に正しい咬合高径を維持したまま移行するよう、前方リファレンスバイトにおいて製作したシリコントレーから作られる。特に PMMA レジン (Tempron, GC, Leuven, Belgium) はプロビジョナルレストレーションを作製するのに有用である。材料は非常に硬く耐性があり、その他のメタクリレート (eg, Super T, George Dental) に交換することができ、容易に追加や調整ができる。得られたプロビジョナルレストレーションは、前方リファレンスバイトおよび反対側の咬合と一致するまで咬合修正をする。

＜調製するための手順＞

　PMMA レジンの液体は弾性容器内 (Resimix cup, George Dental) で粉末と混ぜられ、粘性状態になるまで容器内に水を追加する（写真 a）。粘性状態になったレジンを印象トレーに充塡し、支台歯形成された歯列に圧接する（写真 b）。患者に咬むよう指示する。約 20 秒後、印象用トレーを外し（写真 c）、レジンにまだ粘性度があるうちに取り除く。プロビジョナルレストレーションの損傷を避けるため、シリコン部分のみを金属トレーから外し、その結果、変形せずにプロビジョナルレストレーションは安全に取り出すことができる（写真 d）。プロビジョナルレストレーションは取り出した後、まだ柔らかいので鋏でトリミングをして、口腔内に再度戻す（写真 e）。プロビジョナルレストレーションは前方リファレンスバイトを入れて咬合を維持した状態で患者の口腔内で硬化させる。最後に、口腔内から取り出し、技工所で細部にわたり入念に研磨する（写真 f）。

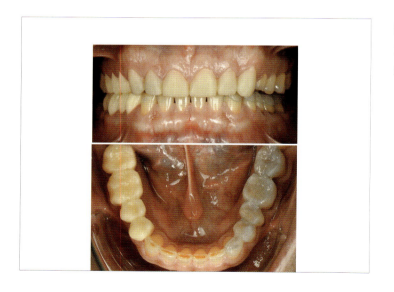

いったん終了したら、以前説明したように咬合の微調整が行われる。右側の臼歯部に既にテンポラリークラウンが装着された上下の口腔内写真を示す。左側はまだ接着されたままの COPA Onlay を示す。

Topic 59 : Interdisciplinary Dentistry

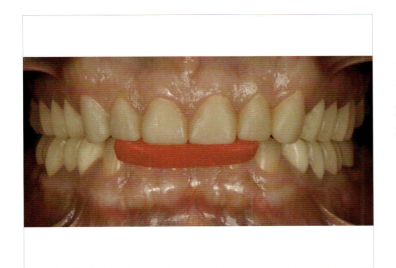

4分の1歯列ブロックごとの慎重なアプローチにより、最終的に治療位を失うことなく、すべての臼歯部にプロビジョナルレストレーションが正確に装着された。プロビジョナルの装着は、ワックスアップとモックアップにおいて治療計画と正確に一致している。治療位は前方リファレンスバイトを基準に製作されたモックアップから上顎前歯により保証されている。

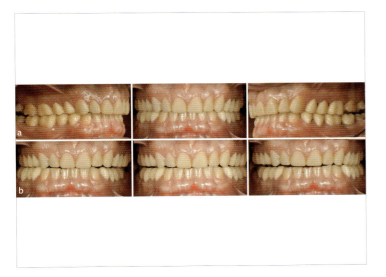

　これからの治療フェーズで、ワックスアップの目標は、臼歯のプロビジョナルレストレーションの形状と上顎前歯部のモックアップへ移行する。ようやく、構造分析などを行うことができる。
　構造分析は、計画された補綴処置が、機能性および審美性を兼ね揃えた患者の要望通りに再構築できるかどうかの問題を検討する。プロビジョナルの形態修正は最終補綴物の製作を考慮し行われる必要がある。
a) 将来の静的咬合の評価
b) 将来の前方運動、左右の側方運動における動的咬合の評価

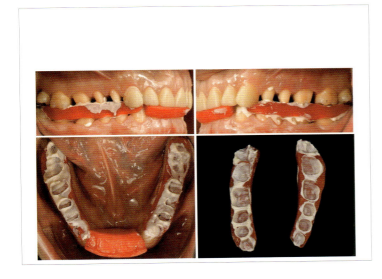

　プロビジョナルとモックアップの設計に問題がなければ、ここからのステップは前歯部の治療である。これまで前歯部リファレンスバイトにより決定された治療位を維持するため、このステップにおいて重要なことは、臼歯部の咬合採得は、前歯部の治療開始により現在の顎位の指標がなくなる前に行っておく必要があるということである。このため、咬合採得は別の来院時に麻酔を使わずに行われる。
　臼歯部咬合採得は、前歯部リファレンスバイトに合わせて片顎ごとに製作される。安定性の理由から、ＰＭＭＡパターンレジン (GC, Japan) は前方リファレンスバイトの材料として特に適している。パターンレジンをもとにして、支台歯形成を正確に再現するようにセメントもしくは薄い液状のプラスティック層（Super T, American Dental Systems）で被覆している。

Topic 59 : Interdisciplinary Dentistry

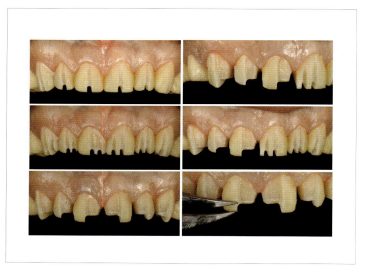

完璧に適合したプロビジョナルと咬合採得によって治療位を確定した後、前歯部の治療を開始することができる。もしモックアップが審美的な理由から修正が必要ならば、それをシリコンで歯型を採って直接新しく製作すると便利である。上顎前歯は、モックアップの上から支台歯形成が行われる。寸法的に正確な最終的支台歯形成を確保するために、形成する範囲の深さをマーキングすると便利である。

それぞれの歯は、支台歯形成を容易にし、必要とする修復のために正確な歯面を削合の目安として、最初は半分のみ形成する。前述の透明なシリコンの型により、支台歯形成は寸法的にコントロールできる。下顎切歯の支台歯形成も行うと、上下顎の印象ができる。

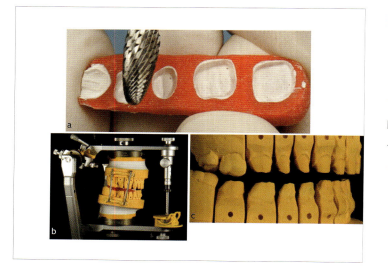

補綴物は、CAD / CAM（Zirkonzahn®）で製作される計画が立てられた。治療の工程の中で、この時点のデジタルワークフローにおける不確実性を考慮して、咬合器へマウントされた通常の分割モデルの製作が必要であった。咬合採得されたバイトと上顎に対しての位置決めにて、下顎の石膏模型はマウントされた。治療初期の垂直的な高さが治療過程で正確に維持されたので、咬合器のインサイザルピンの高さは治療開始時に設定したゼロから変更はなかった。

写真 a：上下石膏模型を中心位で咬合させる。
写真 b：石膏模型はマウントのためにワイヤーピンとホットグルーガンで固定された。マウントの後、マグネット式で接着、分割できることが必要不可欠である。わずかな誤差でも生じた場合は、石膏模型は再度組み立て直さなければならず、それにより治療位は変化させない。
写真 c：上下石膏模型は水平的にも垂直的にも治療位でマウントされており、Zikonzahn® System によるスキャニングの準備が整っている。

Topic 59 : Interdisciplinary Dentistry

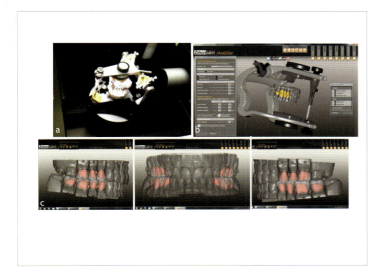

　CADのために、それぞれの分割モデルは、支台歯形成された状態でスキャニングされデジタル化された。この後、いわゆる「デジタル咬合器」のスキャニングが行われ、それが上下顎それぞれ空間的に正確な位置づけを可能にした（写真a）。SAM®システムの基準位置のスキャニングにフェイスボウが使用された。フェイスボウトランスファーに基づき、スキャニングされた石膏模型は仮想的に咬合器の中心に位置づけられ、画面に映される。平均値もしくは個別の値は、仮想の動きに対して個々の測定を可能にするコントローラーを使用して調整され変更される（写真b）。最後に、ワックスアップモデルが追加でスキャニングされ、デジタル化され、「マッチング」と呼ばれる手順により既存の仮想ワークモデルと重ね合わせされる（写真c）。

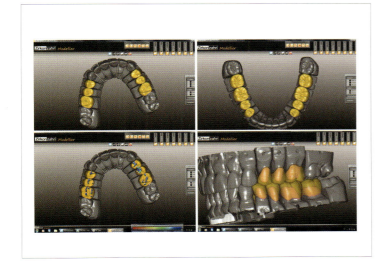

　オプションの「Situ-Customize」によって、ワックスアップの形態を形成された歯に移し変えることができるので、将来の再構築へ直接移し変えることにつながり、それは既に試適されたプロビジョナルレストレーションと同じ形態が維持できるということである。設計の複雑なところは、咬合接触とガイド関係を最適化するプログラムにおいて手動で調整することが可能なところである。支台歯形成のマージンは、プログラムにより自動で認識されるが、必要なら手動で調整することができる。

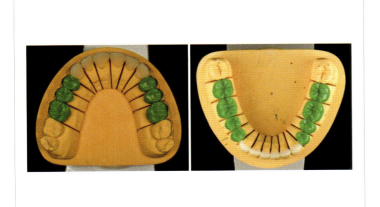

　これからの治療フェーズでは、ワックスアップの目標は、臼歯のプロビジョナルレストレーションの形状と上顎前歯部のモックアップへ移行する。ようやく、構造分析などを行うことができる。
　構造分析は、計画された補綴処置が、機能性および審美性を兼ね揃えた患者の要望通りに再構築できるかどうかの問題を検討する。プロビジョナルの形態修正は最終補綴物の製作を考慮し行われる必要がある。
a) 将来の静的咬合の評価
b) 将来の前方運動、左右の側方運動における動的咬合の評価

Topic 59 : Interdisciplinary Dentistry

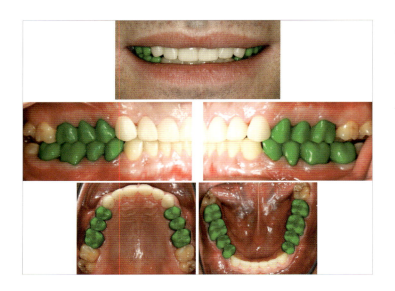

ミリングされたプラスチッククラウンが装着され、適合性が注意深く観察される。機能性と審美性は詳細にチェックされる。

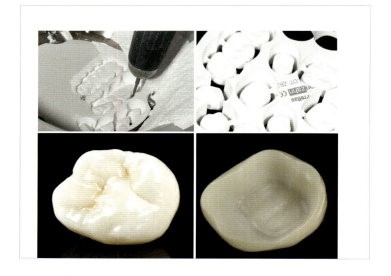

試適の間に修復物に変更が行われる場合、それらの変化を検出する必要があり、最終的な再構築に組み込む必要がある。そのため、すべての部分で再スキャニングが行われ、マッチングにより既存のデジタル計画に上書き修正される。

写真は1つの固まりから制作された半透明のジルコニウム (Prettau Zirkon®) がミリングされ最初に塗装され、その後 1600° で 12 時間焼成された臼歯部クラウンを示す。完成したクラウンは、石膏模型に試適し再調整され、別の染色焼成により希望する最適な色を得る。最終的なつや出し層は色調を長持ちさせる。

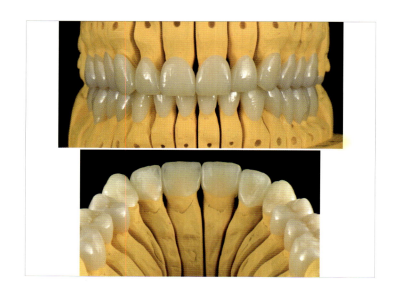

写真は、プレスセラミックに置き換えられた前歯部のアクリルクラウンである。アクリルクラウンは 100% 焼却され、e.max®(Ivoclar) が圧接される。その後、それらはカットバックされてから、何層かに重ねて盛り上げられ1つのものが作られる。

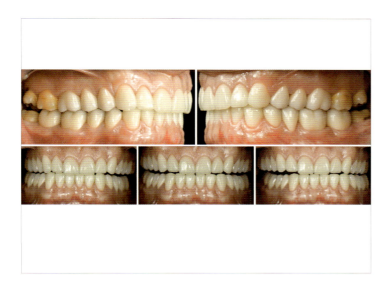

4週間の試適後、補綴物はグラスアイオノマーセメント (Fuji banner, GC, Japan) により合着された。最終の写真は静的（写真 a）および動的（写真 b）咬合において完璧な機能性を示す。歯列矯正後の保定のため、患者は咬合が上下で調整されている可撤式アライナーを装着するよう指示された。

患者は、夜間に上下顎交互に歯列が変化するかもしれない。可撤式リテーナーは Biolon® (Dreve) と Durasoft® pd (Scheu) で高さがある。必要なら、口腔内で直接プラスチックがビルドアップされる。研磨は、技工所やチェアサイドで行われ、スプリントの調整と同様に行われる。

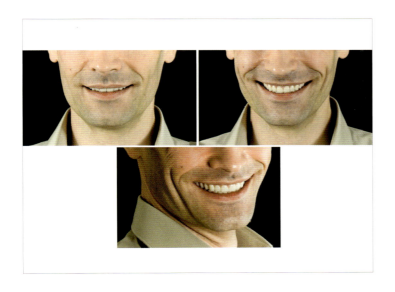

写真は審美的な最終結果を示し、笑顔のときに顎顔面に調和した形態を示す理想的な上顎歯列に合った上唇の安静位になっている。

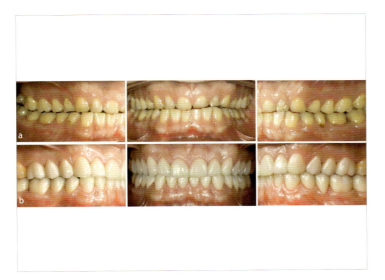

矯正治療の前（写真 a）と矯正治療と修復治療のインターディシプリナリー治療後（写真 b）の比較を示す。

上下の多大なエナメル質の咬耗を補綴治療で最適な状態に改善するために、先に矯正治療を行った。最終の写真は、#17、#27、そして #18、#28、#38、#48 を除くすべての上下の歯にセラミックが装着された状態を示す。

Topic 60 : The Posterior Open Bite at the End of the Invisalign Treatment

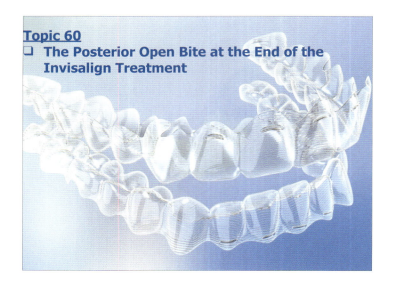

Topic 60：
インビザライン治療終了時の臼歯部開咬

　インビザライン治療が終了したら、臼歯部は十分な咬合接触で、垂直的支持のある安定した咬合を示すべきである。側方および後方部の開咬は、最終的な結果として受け入れられない。

　このトピックでは、インビザライン治療終了時に十分な臼歯部接触を得るために、いくつかの可能性を示す。

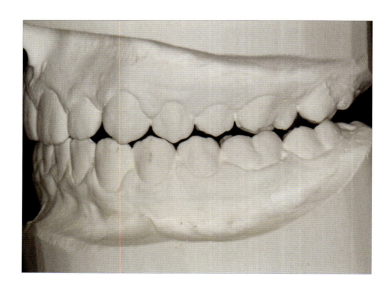

　インビザライン治療終了時に臼歯部の両側性開咬を示すことがある。ここに、この問題につながる潜在的な要因のいくつかを示す。

- 最終的に十分な overjet なしで計画された場合
- 最終的にが過剰な overbite で計画された場合
- 最終的に不十分な切歯のトルクで計画された場合
- 最終的に臼歯部のしっかりした咬合接触なしで計画された場合
- 激しい歯ぎしりを行う患者では、アライナーの材料の厚さで少数例だが臼歯部の圧下の原因につながった場合もあるかもしれない。Speed up を使用すると、このようなことを避けることができる。

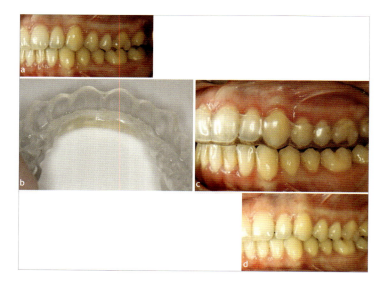

　インビザライン治療後に患者の臼歯部が開咬を示しているときに、我々は何ができるだろうか？

- リファインメントで切歯と犬歯の早期接触を解決し、小臼歯と大臼歯を挺出させ、しっかりと咬合接触させるよう指示する。
- 前歯部における歯質を削除あるいは削合する（臼歯部の開咬量による）。
- 患者には #33 から #43 の下顎のリンガルリテーナーと上顎の前歯部を盛り上げたスプリントを与える。この方法は、下顎臼歯が挺出するだろうし、保定時の数ヶ月の間に安定するだろう。

　左の石膏模型の状態では、確実にリファインメントが必要である。

Topic 61：選択的歯牙削合

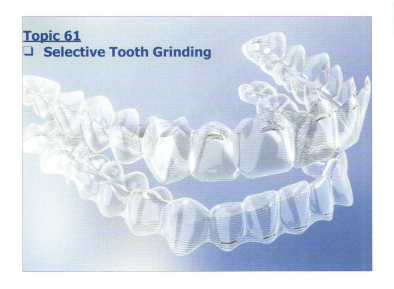

歯の選択的削合は、中心位および/または偏心位において高位咬合を有する患者において適応となる。静的、または動的咬合における天然歯の削合は、侵襲的な処置であり、修復物や充塡材だけでなく、もともと健康的な歯質も減らしてしまうため、十分な注意を払う必要がある。歯の削合によって、静的咬合における垂直方向の支持が減少する。

次のトピックでは、選択的削合が矯正治療後にどのように合理的に使用されるかを示す。

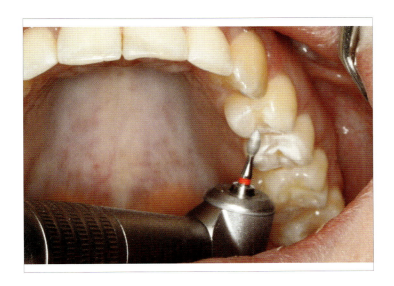

選択的削合治療の目標は、生理的な咬頭と窩の関係である。動的咬合では前歯と犬歯から両側に誘導されるべきである。写真は、ダイアモンドバーにて行った #24 の咬合削合を示している。

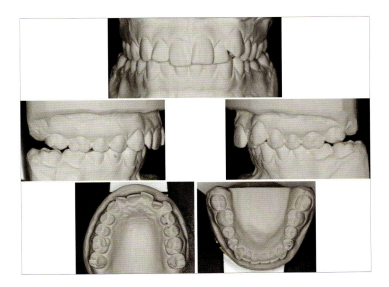

インビザライン治療前の石膏模型の写真を示す。
＜診断＞
・Class II
・上顎切歯の舌側傾斜
・捻転と叢生
・過度のスピー彎曲
・過蓋咬合
・片側の支持不足を伴う左側の咬合接触
＜治療＞
Class II エラスティックを併用したインビザライン治療

Topic 61 : Selective Tooth Grinding

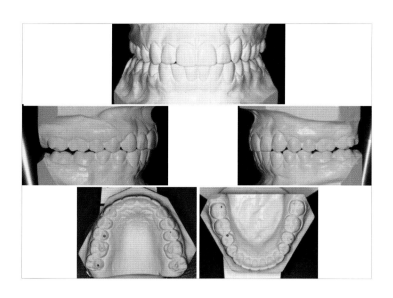

インビザライン治療後の状態は Class I 関係であったが、均等な臼歯の咬合接触が両側性に欠如していた。不均等な臼歯接触のため、試験的に石膏模型上で選択的削合が行われた。

削合治療のため、super stone class IV の石膏模型が作られ、頭蓋と関係づけて咬合器（例えば SAM 平均値咬合器）に取り付けられた。選択的歯牙削合の第一段階は、石膏模型上で行い、W.Freesmever に従って3つに分けられて行う。
1. 咬頭と窩の関係の分析
2. 静的咬合の歯牙削合
3. 動的咬合の歯牙削合

患者にとって動的および静的咬合においても削合が適切な処置であるならば、咬頭と窩の分析は検査が必要である。石膏模型上の削合は、静的咬合の修正から始まる。もし臼歯の削合で前歯の接触するのが見え始めたら、咬合の垂直的な高径を減らすために追加の前歯の削合が必要かどうかを決定する必要がある。あるいは、咬合を最適化するためにリファインメントが適応となるかもしれない。

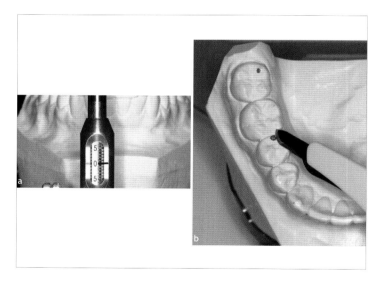

動的咬合における削合の目標は、臼歯が非接触で前歯と犬歯の誘導を得ることである。静的咬合接触が維持されている必要がある。優先すべき目標は、非機能咬頭における「逃避の敗走（routs of escape）」である。内側偏位の干渉の場合、削合は支持咬頭の内側斜面に行い、常に静的接触を維持する。

前方運動の干渉は臼歯から前歯への前方移動を減少させることになり、臼歯が非接触で前歯と犬歯誘導が確立される。咬合模型上の研削した接触は、より簡単に患者の咬合状態へ転写するために色で印記できる。

写真 a は支持ピンを「0」の位置に調整したところを示す。石膏模型上の削合はメスにて行うことができる（写真 b）。

Topic 61 : Selective Tooth Grinding

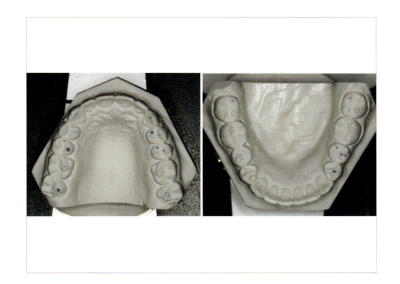

石膏模型は既に削合による均等な接触パターンに改善されたことを示す。この時点から、石膏模型の咬合をさらに最適化するために削合が続けられた。

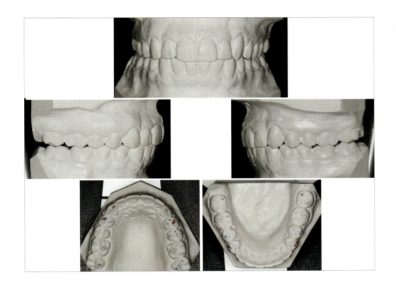

写真は、石膏模型上の削合の結果を示す。青は静止咬合、赤は犬歯、小臼歯誘導を示す。

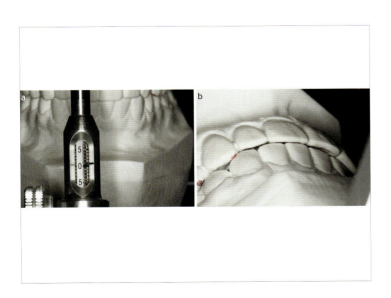

削合前の状況と比較すると、0.5mmの支持ピンの低下がある（写真a：支持ピンの位置「0」）。石膏模型上での削合により、垂直的な高さの減少は最小限である。石膏模型は削合後に切歯接触はない（写真b）。

Topic 61 : Selective Tooth Grinding

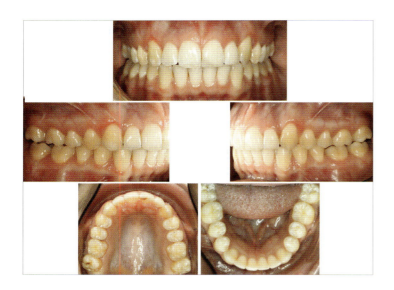

写真は、前に示した咬合器にマウントされた石膏模型によるインビザライン治療後の口腔内状態を示す。石膏模型上で行われた削合手順に従って、咬合接触の削減を行うことができる。

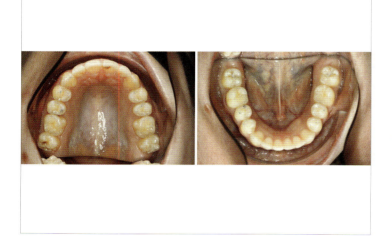

石膏模型での試験的削合が、咬合パターンと干渉のない静的および動的咬合を得るのに十分な可能性があるならば、削合は患者の口腔内で行うことができる。咬合接触は垂直座位で咬合紙によって印記される。もし接触点がマウントされた石膏模型と同一であれば、試験的削合は歯に転写することができる。削合の最終結果は、前方の非接触の関係と、Shimstock foil を保持した接触点と同じ咬合パターンとなるべきである。咬合器上の石膏模型での試験的削合は、患者の咬合をより最適化することができる。

写真は上下の接触ポイントを青で示している。

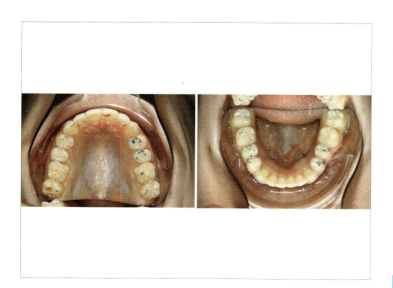

患者の口腔内での最初の削合の後、両側性に接触した咬合パターンを示している。接触点は右側に比べて左側でわずかに強いと思われ、数週間後に再度調整する必要がある。

一般的に、臼歯の安定化は改善された後方接触点を導き、それはこの患者においても左側の安定化の助けとなるだろう。

Topic 62 : Retention

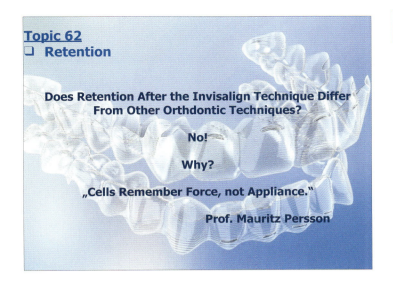

Topic 62：保定

インビザライン治療後の保定は
　　　他の矯正治療と異なるか？

いいえ！
なぜ？

『細胞は力を記憶している、装置ではない』
　　　Prof. Mauritz Persson

すべての矯正治療は保定が必要で、時々終生の保定が必要な場合がある。インビザライン治療の保定は、マルチブラケット治療の保定と変わりはない。

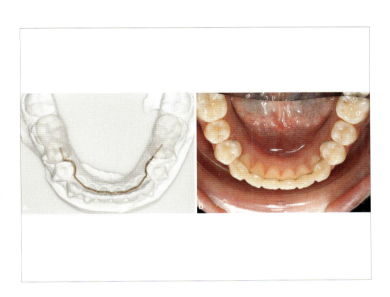

舌側リテーナーで保定するときには、我々は一般に golden twist wire を使用する (Gold'nBraces＊)。装着する手順で簡単に最適な位置づけをするために、我々の技工所では transfer fixtures を製作している (Orthocryl, Vertex)。

装着の手順を以下に示す。
1. サンドブラスト
2. エッチング
3. オプチボンド , Kerr
4. 舌側リテーナーを位置づけてフローレジンですべての歯の表面を固定する。
5. ダイアモンドバーで移行キャップを外す。
6. それぞれの歯にエナメルプラスで表面を構築する。

＊ Gold'nBraces(http://www.goldnbraces.com/archwires.html)

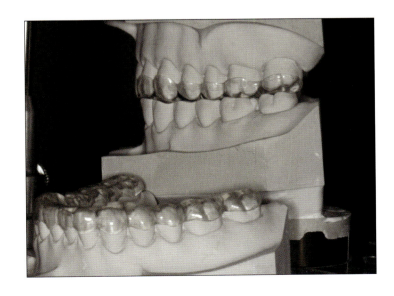

以前に CMD を伴った成人患者、あるいはセラミックスで補綴された成人患者に特化した保定では、下顎に犬歯から犬歯にリンガルリテーナー、上顎ではスプリントか、Topic 55 で紹介した milled splint を使用する。写真は、SAM 咬合器にマウントされた石膏模型上の上下の保定用スプリントである。

患者は12週間の間、最後のアライナーかビベラリテーナー® を日中の数時間使用し、夜間は保定用スプリントを使用するよう指示された。その後、使用時間を徐々に減少させ、上下の保定用アライナーまたはビベラリテーナーを夜のみ使用するよう指示する。

一般的に、インビザライン治療の保定は、マルチブラケット治療後と変わらない。

Topic 63: Scanning Procedure with iTero Scanner Including Scanning of the Centric Occlusion

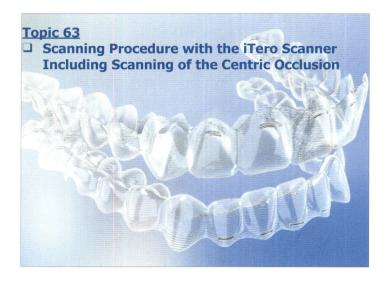

Topic 63
- Scanning Procedure with the iTero Scanner Including Scanning of the Centric Occlusion

Topic 63：iTeroを用いた中心咬合位のスキャニング手順

　iTeroシステムは、並列共焦点イメージング技法 (parallel confocal imaging technique) を採用している。入射赤色レーザー光線は、光集束器とプロービング面を通過し、光が当たった歯の表面を照らす。収束された光はプロービング面に向かって1つのあるいは多数の焦点面を決定するモーターにより変更できる。光線は照らされた光の点を生み出す。

　物体の構造と、戻ってくる光線の強さで反射光線の最大強さを与えている点に特有の位置 (Spot specific positions:SSP) を測定している焦点面のそれぞれの位置で計測する。データは、歯の3次元構造の形態を代表するものとして発生する。光線は構造物の上に照らし出された光の点を発生させ、反射光が最大の強さを発しているSSPを決定する焦点面のさまざまな位置で測定される。iTeroの技術を使用して、患者の歯に対していかなる反射加工もせずに、口腔内のすべての構造と材料を把握する。絶対位置が検出面の位置に依存するように、SSPは常に相対位置にある。しかしながら、surface topologyの世代は、立体的視点においてはすべての次元が絶対的であるように絶対的位置の知識を必要としない。表面を決定することによって、2つ以上の異なる角度位置からの隣接部分の表面形状を決定し、その後、表面形状を組み合わせることによって、構造全体の完全な3次元表示が得られるだろう。

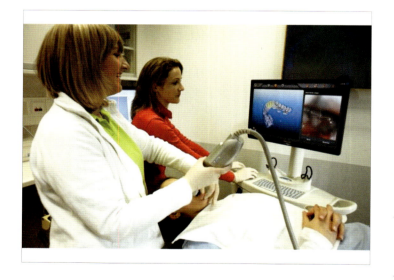

　スキャニングを行うiTeroが搭載するカメラは、パウダーで歯をコートすることなく行うことが有利な点である。それは、取り込み装置自体に、色相環の包含を必要とし、結果として、他のシステムよりわずかに大きなスキャナーヘッドカメラとなっている。実際には、歯の3次元構造について2次元(2D)のカラー画像も同様に構造物に対して同一の角度と向きで撮られている。

　結果として、2D画像上の各XY点は、同じ相対的XY値を有する3次元走査の同様の点に対応している。イメージングプロセスは、白色光、歯の目標部分の単色画像のキャプチャー、各照光の対応、そしてフルカラーイメージを作り出すための単色画像の結合を提供するために組み合わせ可能な3つの異なる色の照明によって目標面を照らし出すことに基づいている。異なる3色の照明光は光学カラーフィルタが光学的に対になった1つの白色光源によって提供されている。フィルタは、モーターに結合された回転可能なディスクのセクターに配置されている。

Topic 63 : Scanning Procedure with iTero Scanner Including Scanning of the Centric Occlusion

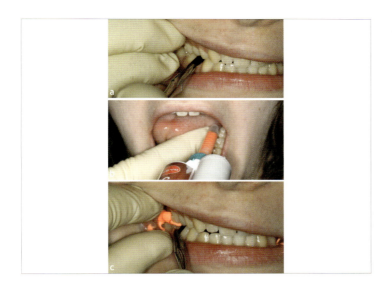

上下歯列のスキャニングの後、以下のようにして中心位咬合をスキャニングする。
・患者が立座位の状態で、中心位ではじめの咬合接触点をShimstock foilで確定する。
・はじめの中心位で接触していない状態で、A-シリコン（Stone bite）を2つの歯に盛る。
・患者にStone biteを咬ませ、Shimstock foilで最初の中心位の咬合接触を固定する。
・Shimstock foilで得た、中心位でのはじめの咬合接触点で患者にStone biteを咬んでもらい、固定する。
・Shimstock foilを引き抜いて、Stone biteの材料で固定した前方部の咬合状態をスキャニングする。
・スキャナーを下から上に正確に当て、次いでそのデータが最終的にクリンチェック上に反映されるようにする。

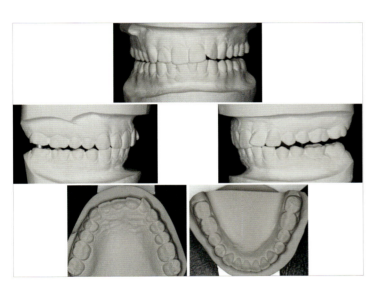

＜診断＞
・首の痛み
・関節円板の前方転位
・TMD
・#12、#11、#21の舌側傾斜
・切歯は接触し臼歯部開咬

＜治療＞
・中心咬合位での治療用スプリント
　（マウントされた石膏模型を参照）
・インビザライン治療のミッドコースコレクション

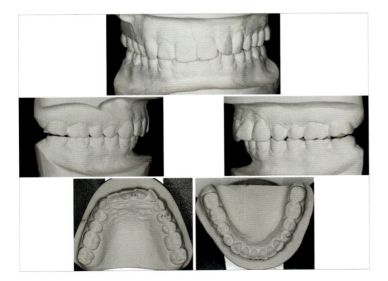

咬合スプリント治療後、患者の痛みがなくなったので、以前の写真と比較してわかるように、模型を中心位でマウントした。

＜中心位からのスタートが必要＞
　この状態で、我々はインビザライン治療を計画した。切歯が接触し、臼歯部開咬となる咬合状態でマウントされた模型を、正確にスキャニングでクリンチェックに反映することができる。黒で示す接触点は、前歯#12、#11、#21と#31、#41、#42、小臼歯#24と#34上にある。

Topic 63 : Scanning Procedure with iTero Scanner Including Scanning of the Centric Occlusion

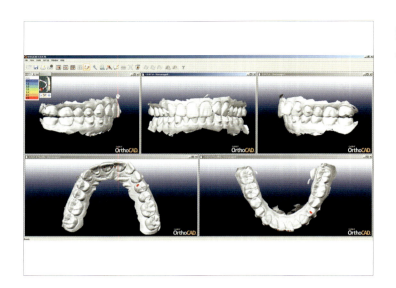

スキャニングによって、以前にマウントした石膏模型の咬合が正確に表現されており、接触点は前歯 #12、#11、#21 と #31、#41、#42、小臼歯 #24 と #34 上にある（赤で示される）。

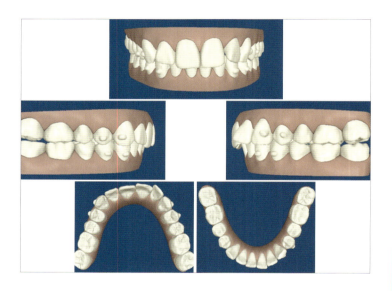

左図はスキャニングが正確にクリンチェックに反映されていることを示している。

スキャニングは、咬合状態をクリンチェック上に最も正確に再現し、それゆえインビザライン治療の助けとなる。将来、クリンチェックに「バーチャルな咬合器」の機能を追加することによって、さらに正確な結果に改善されると思われる。将来の歯科医学はデジタルである。

Topic 63 : Scanning Procedure with iTero Scanner including Scanning of the Centric Occlusion

Chapter 5: Advantages of Aligner Orthodontics

第 5 章：アライナー矯正治療の利点

アライナー矯正治療は、患者からアライナー装着の協力を得ることが必要である。

そのことを矯正治療の最初から患者または患者の両親に説明することが重要である。

アライナー矯正治療は、マルチブラケット治療に比べていくつかの利点を有している。

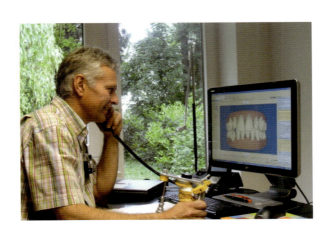

Chapter 5 : Advantage of Aligner Orthodontics

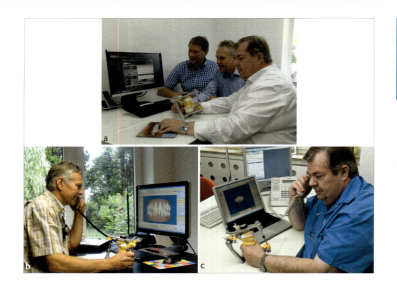

アライナー矯正の利点
Advantages of Aligner Orthodontics

- バーチャル治療計画によって改善された、インターディシプリナリー治療の連携
- コンピュータにより計画され予測可能となった最終結果

　治療の終了時を念頭に置いて、遡って治療を開始することができる（backward planning）。我々はインビザライン治療を開始する前に、歯科医や歯科技工士と一緒に、クリンチェック・ソフトウエアにおけるバーチャルで計画された治療の結果について議論する。これは、歯科矯正後に修復歯科やインプラントを必要とする患者において特に重要である。

　完全なインターディシプリナリーチームでは、インビザライン治療終了後の結果を議論することができ、続く補綴処置の基礎的なことについても討論ができる (a)。例えば、Zirkon Zahn★のようにクリンチェック・ソフトウエアを使って歯の移動が終了した後の治療を、一緒に、あるいはお互いが遠く離れていても desk top sharing を使い、治療後の補綴の設計や形態を確認することが可能になる (b, c)。

★コンピュータ・データの CAD/CAM により、ジルコニア補綴修復物を製作するシステム。

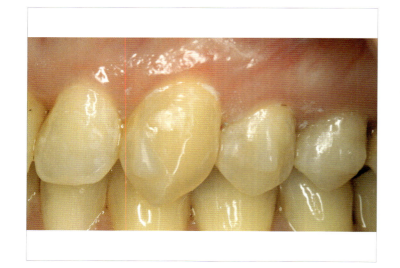

- 従来の固定式装置に比べ、アライナー治療では食事、歯ブラシ、フロスが今までと同様に行え、口腔内と歯周組織の良好な健康状態の維持が可能である。
- ブラケット、バンド、およびワイヤーがないので、歯周治療のリコールは容易である。

#23、#24、#25 に G4 アタッチメントが設置されているアライナー矯正治療中の患者の写真を示す。

A comparison of the periodontal health of patients during treatment with the Invisalign system and with fixed orthodontic appliances (Miethke RR, 2005).
結論：インビザライン・アライナーが、すべての歯と一部の角化歯肉を覆っていても、歯周の健康は危険にさらされてはいない。これは、アライナーは取り外し可能で、このことが口腔衛生を妨げないという事実に寄与していると考えることができるだろう。

Chapter 5 : Advantage of Aligner Orthodontics

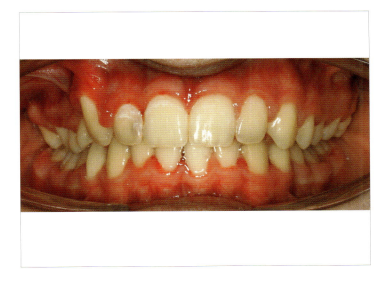

・アライナー矯正治療は、脱灰や虫歯のリスクを有意に低減する。

写真は、ブラケット除去直後の、固定式矯正装置の潜在的な副作用の1つである脱灰と歯周病変を示している。

1. Caries lesions after orthodontic treatment followed by quantitative light-induced fluorescence: a 2-year follow-up (van der Veen MH, Zentner A, 2007).

歯科矯正治療中にできた白斑病変は、矯正装置の除去後に治癒するのは非常に限られている。

2. Caries prevalence measured with QL= after treatment with fixed orthodontic appliances: influencing factors (Boersma JG et al., 2005).

平均で、ホワイトスポットは男性で表面の40％、女性では22％（$P<0.01$）を示した。

3. Enamel Demineralization during Fixed Orthodontic Treatment - Incidence and Correlation to Various Oral-hygiene Parameters (Hertrich K, Hirschfelder U., 2007).

結論：材料の改善と予防の取り組みにもかかわらず、歯科矯正治療は、エナメル質脱灰のかなりのリスクを招来し続けている。フッ化物の使用を含む各患者の予防的取り組みは、WSL（ホワイトスポット）の防止に極めて重要である。

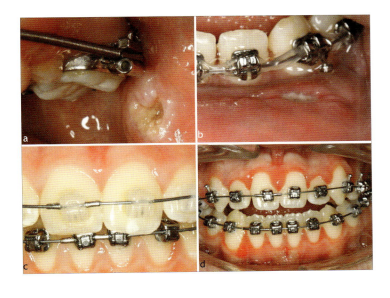

写真a, b：固定式装置に比べて、アライナーは緊急性がないか最小で、粘膜を傷つけたり炎症を起こすこともほとんどない。

写真c：ブラケットの接触によるエナメル摩耗の可能性がなければ、インビザライン治療中にブラケット接触を避けるためにバイトランプ★を必要としない。

写真d：アライナー治療中は、金属アレルギーのようなアレルギー反応は見られない。

・アタッチメントの除去は、バンドやブラケットより容易である。
・あらゆるスポーツ、吹奏楽の演奏も、アライナー治療では可能である。

The role of nickel accumulation and epithelial cell proliferation in orthodontic treatment-induced gingival overgrowth（Sokucu Oら、2007年）この研究の中で、上皮への継続的な低用量のニッケルの放出が、矯正治療により誘発される歯肉増殖の開始要因であると結論づけている。

Cytotoxicity and estrogenicity of Invisalign appliances（Eliades Tら、2009年）
結論：インビザライン装置の使用はこの実験の条件下ではエストロゲン効果を誘発するようには思われなかった。

★G5からインビザライン治療に導入された機能（2014年2月）

Chapter 5 : Advantage of Aligner Orthodontics

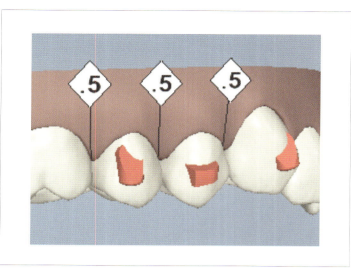

- インビザライン治療は、弱く、間歇的な矯正力。必要ならば、ステージを増加することで力をさらに最小にすることが可能である。
- インビザライン治療中のIPRは治療の開始前に計測可能である。

Rate of tooth movement under heavy and light continuous orthodontic forces (Yee JA, et al 2009).
結論：最初の歯の移動では弱い力が有用であろう。強い力では犬歯の遠心移動量を多くすることが可能だが、これらの利点を消してしまうほど、計画していない歯の移動（固定源の喪失）が起こってしまう。

Effect of 8-hour intermittent orthodontic force on osteoclasts and root resorption (Kumasako-Haga T, et al 2009).
結果：近心側では、間歇的な矯正力群における破骨細胞の数は、持続的な矯正力群に対して 100.5% だった。そして、間歇的な矯正力群の破骨細胞面は持続的な矯正力グループの 68.2% だった。近心側の部位で、間歇的な矯正力グループの歯根吸収は、持続的な矯正力グループの約 30.0% であった（$P<0.01$）。

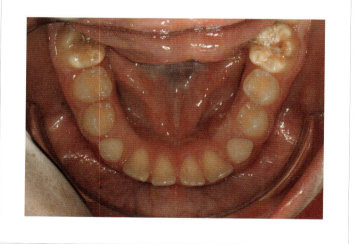

- インビザライン治療では、エナメル質形成不全患者の治療がより容易である。
- ワイヤーの交換に比べて、アライナーの交換は痛みがより少ない。

特に臼歯の形成不全が存在する患者において、ブラケットの装着は歯の表面や歯質の変化のため難しくなることだろう（写真参考）。

Studies have examined the pain intensity during the first 7 days following the application of light and heavy continuous forces (Ogura M, et al 2009).
6〜156時間の間、強い力を作用させた群の咬合痛は、力のかけ始め時より有意に大きかった（$P<0.05$）。弱い力と強い力を作用した群間の VAS スコアを比較すると、8〜100時間の間に強い力を作用させた群での咬合痛のスコアは、弱い力の群に比較して有意に（$P<0.05$）大きかった。20cN の力で歯が移動できるが、弱い力に比べて強い持続的な力を作用させた約8〜120時間は、咬合時の痛みの度合いは、より大きいであろう。

Chapter 5 : Advantage of Aligner Orthodontics

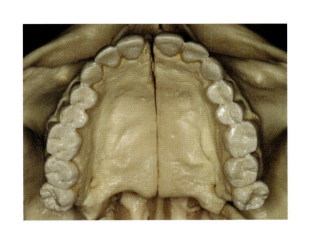

・固定式装置に比べ、アライナーは上顎骨のブロッキングをなくすか、または最小にする。

　上顎骨のように、左右一対から成る頭蓋骨は、内側や外側への回転に対して左右対称的な動きを示す。頭蓋仙骨の動きの様式は、頭蓋骨と仙骨の間で"閉鎖運動連鎖 (CKC)★"に連続している。移動がある1ヶ所で長い時間ブロックされていると、妨害 (blockage) がさらに長い時間続くことになる。この妨害は、整骨療法的 (osteopathic) に移動させられるが、最初からすぐにその出現を避けたほうがよい。したがって、可能性のある上顎骨の矯正治療的固定 (Blocking) は、避けるべきである。

★Closed Kinetic Chainとは、床に足底など身体の一部が接触して固定された状態で多関節同時運動が原則で行われる運動のこと。例えば、立位での膝の屈伸運動など。

著者略歴

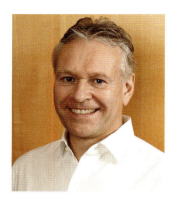

Dr. med. dent. Werner Schupp

Studies of dentistry at the University of Münster (Westfälische Wilhelms Universität) final exam 1985, dissertation 1986.
Postgraduate student in Orthodontics from 1987 - 1989 at the Universtiy of Münster (Westfälische Wilhelms Universität), department of orthodontics, director Ms Prof. Dr. U. Ehmer, certified specialist of "orthodontics" since 1989

Collaboration in the orthodontic private practice of Dr. D.E. Toll, D.D.S. (USA) 1989 and 1990
Own private practice as a specialist for orthodontics in Cologne.- Rodenkirchen since 1990 together with Dr. Talebloo and Dr. Haubrich

Publication of the books:
"Funktionslehre in der Kieferorthopädie" in 2000 (ISBN: 3-928055-03-8) together with Dr. Toll
"Kraniomandibuläres und Muskuloskelettales System" in 2012 by Quintessenz Publ. together with Dr. Boisserée
Publications of articles concerning orthodontic therapy, function and pain therapy in several national and international journals

Speaker in Europe, Brasil, USA, China, Japan
Certified user of the invisalign technique - Preferred Provider invisalign® and speaker Align Technology, till now more then 2000 Patients treated with Invisalign,
Certified in Manual medicine and Osteopathy for Orthodontics (DGMM / GBO)
Editor for "Manuelle Medizin" (Springer Verlag)
Founding member and Past President of the German Board of Orthodontics and Orofacial Orthopedics (GBO)
Member of the interdisciplinary group „Zahn und Mensch" / www.zahnundmensch.org
Lecturer Medical University Innsbruck, Austria
Former Visiting Professor, University of Ferrara, Italy (Chairman Prof. Giuseppe Siciliani)
Visiting Professor, School of Stomatology, Capital Medical University, Beijing, P.R. China (Cairman Prof. Yuxing Bai, D.D.S.,Ph.D)
Former Member of the German Eventing Team
Married to Birgit Schupp, two Children, Leona and Titus

Dr. Julia Haubrich

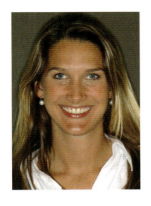

Studies of dentistry at the University of Freiburg (Albert Ludwigs Universität) final exam 2001, dissertation 2002.

Postgraduate student in Orthodontics in the private practice of Dr. Werner Schupp from 2003-2005

2006 Postgraduate student in Orthodontics at the Universtiy of Berlin (Charité Universität), department of orthodontics, director Mr Prof. Dr.R.R. Miethke, certified specialist of "orthodontics" in 2007 Collaboration in the orthodontic private practice of Dr. Werner Schupp, Dr. Bahareh Talebloo and Dr. Julia Haubrich in Cologne- Rodenkirchen since 2007

Co-author of the book "Funktionslehre in der Kieferorthopädie" (ISBN: 3-928055-03-8), new book in 2012 by Quintessenz

Publications of articles concerning orthodontic aligner therapy, function and pain therapy in several national and international journals

Speaker in Europe

Founding member and Conference President of the German society of Aligner orthodontics (Deutsche Gesellschaft für Aligner Orthodontie, DGAO)

Lecturer Medical University Innsbruck, Austria

Dr. med. dent. Wolfgang Boisserée

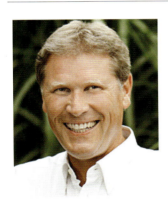

Born 13th of. March 1955, Cologne, Germany

Qualification as dental technician from 1975-1979

Studies of dentistry at Göttingen University (Georg-August Universität), graduation in 1985, dissertation 1987.

Dental surgeon in the German air force during military service 1986-1987

Own practice in Cologne since 1988

Intensive advanced education in Germany and abroad, with emphasis on gnathology, interrelated aspects of the craniomandibular system and the entire body as well as functionally suitable prosthodontics. Advanced education in manual medicine and osteopathy.

Speaker in Germany and European Countries on the topics of gnathology, prosthetic rehabilitation after functional therapy and interdisciplinary dentistry.

Book Publication "Kraniomandibuläres und Muskuloskelettales System" (Craniomandibular and Musculoskeletal System) together with Dr. Werner Schupp, Quintessenz-Verlag, 2012

Numerous publications concerning function, prosthetic rehabilitation after functional therapy and interdisciplinary dentistry in national and international journals.

Founder member and chairman of the interdisciplinary Group "Zahn und Mensch" (Dental an Human Balance)

Certified Specialist for functional diagnosis and therapy (German Association of Functional Diagnosis an Therapy, DGFDT)

Lecturer at Innsbruck Medical University, Austria

著者略歴

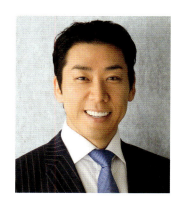

尾島　賢治（おじま　けんじ）

1972年東京都生まれ、昭和大学歯学部卒業。
昭和大学矯正学教室を経て、東京都文京区本郷にインビザライン専門の矯正歯科医院・本郷さくら矯正歯科を開業。
2011年のバルセロナで開催されたヨーロッパ・インビザラインサミットにてはじめてDr.Schuppのインビザライン講演を聴き、インビザライン矯正の可能性を知り衝撃を受ける。その講演の1週間後、Dr.Schuppのオフィスに単身渡独。その後2年間で50回以上のDr.Schuppのクリニックでの研修を経て、直接インビザラインの最新治療を学ぶ。自らもDr.Schuppからインビザライン矯正治療を受け、ワイヤー矯正とインビザライン矯正の2種類の矯正治療を経験する。
2013年、Dr.Schuppを自身が主催するインビザライン・ドクターのためのスタディ・グループ「FRONTIER」に招き、共同講演を行う。
医療法人スマイル イノベーション理事長。
インビザライン・ダイアモンド・プロバイダー（2014年）
ドイツ・アライナー矯正歯科学会（DGAO）President of Asian Chapter
2014年 イタリア Chieti 大学矯正歯科にてインビザラインの講演を行う。
2014年 イタリア矯正歯科学会（SIDO）にて講演し Best Oral Presentation Award 受賞する。
2014年 ドイツ アライナー矯正歯科学会（DGAO）にてインビザラインの講演を行う。
2014年 Journal of Clinical Orthodontics（JCO）にて "Accelerated Extraction case with invisalign" の論文が掲載される。
＜インビザライン矯正における講演、発表＞
海外講演 9回、国内16回、海外論文3演題、国内論文4演題
海外学術展示発表6演題、国内学術展示発表7演題

Dr. 尾島のインビザライン症例は、米国アライン・テクノロジー社が提供する矯正治療学術サイト「インターナショナル・インビザラインギャラリー International Invisalign Gallery」（http://intl.invisaligngallery.com/）に、11症例掲載されている（2014年12月現在）。このサイトは、北米を除く世界の矯正医のインビザライン症例の中から現在225症例が掲載されている。このサイトで症例が掲載されている日本人のドクターは、6名である（2014年12月現在）。

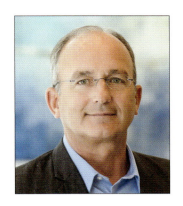

John Morton, BS Biomedical

Engineering, Rensselaer PolytechnicInstitute, USA
Director of Research and Technology, Align Technology, San Jose, CA
Editorial Review Board, Angle,
Orthodontics

翻訳者略歴

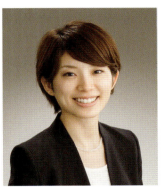

檀　知里（だん　ちさと）

神奈川歯科大学卒業。
2011年からアジア・ヨーロッパのインビザライン・サミットに参加。
Dr.Schuppのクリニックでの研修を経て、インビザライン矯正治療を専門に行う。
医療法人スマイルイノベーション理事。
本郷さくら矯正歯科　副医院長。

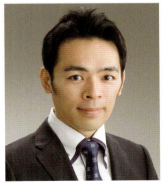

西山　力（にしやま　りき）

日本歯科大学卒業。
2013年、Dr.Schuppのクリニックでの研修を経て、インビザライン矯正治療を専門に行う。
本郷さくら矯正歯科　勤務。

監訳者略歴

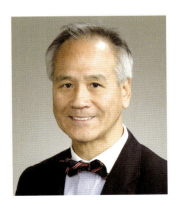

大塚　純正（おおつか　すみまさ）

1977年　九州歯科大学　卒業
1977年　昭和大学歯科矯正学教室入局
1988年　博士号取得
1993年　日本矯正歯科学会指導医・認定医取得
1994年　助教授就任
2003年　同大学を退職し、大塚矯正歯科クリニック開業（五反田）
　　　　現在に至る
その他
日本口蓋裂学会評議員、日本頭蓋顎顔面外科学会理事など歴任

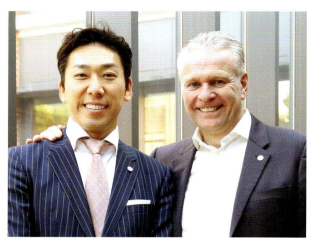
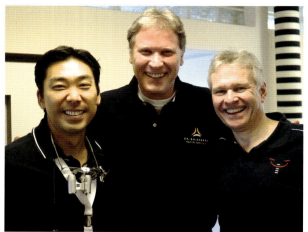

本書の出版までの経緯

　Dr.Schupp のクリニックを訪れるたびに、インビザライン治療の新しい発見があります。インビザライン治療の奥深さ、そして治療の楽しさを私に教えてくださったのが Dr.Schupp です。毎回、細かくご指導していただき、ドイツから日本へ帰国すると、私はまたすぐドイツに行きたくなるのです。今回、日本が世界に先行して本書の出版を実現するにあたっては、綿密な打ち合わせが何度も必要でした。ただドイツ語を英語に、そして日本語に翻訳するというだけではなく、Dr.Schupp のインビザライン治療に対する思いや哲学を直接学びながら、書籍という形にできたと思っています。私だけでなく、ぜひ日本でインビザライン治療を行う先生方にも Dr.Schupp のインビザライン治療の理論や哲学を早くお伝えしたいという想いは、出版の日が近づくにつれ強まってきました。

　出版が実現するまでは、当院のスタッフの協力なしでは考えられませんでした。檀先生、西山先生、またスタッフもドイツのクリニックの研修に同行してもらいました。そうすることで、Dr.Schupp のクリニックと同じ材料、治療方法、アシスタントワークを確立することができました。Dr.Schupp の理論を行う日本で唯一の矯正歯科クリニックとして治療を行い治療結果を出すことにより、インビザラインへの理解はさらに深まりました。当院のスタッフはじめ、Dr.Schupp のクリニックの先生方、スタッフ、また出版をサポートしていただいた丸善プラネットの坂本様に、感謝の気持ちでいっぱいです。

　最後に、大塚先生に今回の出版のためご参加いただき監訳していただいたことで、より内容が充実し、理解しやすいものになったと思います。連日、診療でお忙しい中、打ち合わせにご参加、ご指導いただき、ありがとうございました。本書がきっかけとなり、インビザラインで1人でも多くの患者様の笑顔を見ることができたら嬉しいです。

2014 年 12 月　尾島　賢治

"Recommendation for further literature with Aligner Orthodontics"

Chapter 1:

Padovan BA. Neurofunctional reorganization in myo-osteo-dentofacial disorders: complementary roles of orthodontics, speech and myofunctional therapy. Int J Orofacial Myology. 1995 Nov;21:33-40

Harold Gelb; "Think orthopedic first, then teeth" citation of Gelb, H.: New Concepts in Craniomandibular and Chronic Pain Management. Edited Book, St. Louis, Barcelona, Mosby-Wolfe, 1994

Marx, G: Über die Zusammenarbeit mit der Kieferorthopädie und Zahnheilkunde in der manuellen Medizin. Man Med 2000;38:342-345

Frisch, H: Programmierte Untersuchung des Bewegungsapparates, Springer Verlag 2009

Boisserée, W., Schupp, W.: Kraniomandibuläres und muskuloskelettales System, Quintessenz Berlin, 2012.

Chapter 3:

Kokich, V. G., Spear, F. M., Mathews, D. P.: Interdisziplinäre Behandlungsplanung: Am Anfang steht die Ästhetik. Inf Orthod Kieferorthop 2006:38; 211-220

Michael Polz; anatomy of teeth in Boisserée, W., Schupp, W.: Kraniomandibuläres und muskuloskelettales System, Quintessenz Berlin, 2012.

Yasuda, H. Bone and bone related biochemical examinations. Bone and collagen related metabolites. Receptor activator of NF-kappaB ligand (RANKL) Clinical calcium. 2006;16(6):964-70

Chapter 4:

Zachrisson, B: JCO Interviews Dr. Bjorn Zachrisson on Excellence in Finishing, Part 2, J Ortho Clin 1986; 20(8):536-556

Sabri, R. The eight components of a balanced smile, JCO 2005; 39(3):155-167

Ioi, H., Nakata,S., Counts, A. Comparison of the influences of buccal corridors on smile esthetics between Koreans and Japanese, Ortho. Waves 2009; 68(4):166-170

Masella,R.S.,Meister,M. Current concepts in the biology of orthodontic tooth movement. Am J Orthod Dentofacial Orthop. 2006 Apr;129(4):458-68.

Topic 8:

Knak, S. Praxisleitfaden Kieferothopädie. Urban und Fischer, München 2004

Nakao, K. et al. Intermittent force induces high RANKL expression in human periodontal ligament cells. J Dent Res 2007; 86(7):623-8

Zachrisson, B: Orthodontics and periodontics, Book chapter in Clinical periodontology and Implant dentistry, Lindhe, J., Wiley-Blackwell, Oxford 2005

Topic 19

Zachrisson et al. Dental health assessed after interproximal enamel reduction: caries risk in posterior teeth. Am J Orthod Dentofacial Orthop. 2011 Jan;139(1):90-8.

Zheng, X.: Use of interproximal enamel reduction in adult malocclusion patients with periodontitis. Shanghai Kou Qiang Yi Xue 2010; 19(5):485-9

Jarjoura et. al. Caries risk after interproximal enamel reduction. Am J Orthod Dentofacial Orthop. 2006 Jul;130(1):26-30.

Barrer, H.G. Protecting the integrity of mandibular incisor position through keystoning procedure and spring retainer appliance. J Clin Orthod. 1975 Aug;9(8):486-94.

Fillion D. Zur approximalen Schmelzreduktion in der Erwachsenenkieferorthopädie. Teil 2: Vor- und Nachteile der approximalen Schmelzreduktion. Inf Orthod Kieferorthop 1995;27:64–90

Topic 28

Castroflorio, T., Garino, F. et al Upper Incisor Root Control with Invisalign Appliances. J Clin Orthod. 2013 Jun; 47(6):346-51

Ricketts, RM. The wisdom of the bioprogressive philosophy. Semin Orthod. 1998 Dec;4(4):201-9.

Yamaguchi, M. et al: Mini-Implants in the Anchorage Armamentarium: New Paradigms in the Orthodontics. Int J Biomater 2012; 2012:394121

Lin, J.C, Tsai, S.J., Liou, E.J., Bowman, S.J: Treatment of challenging malocclusions with Invisalign and miniscrew anchorage. J Clin Orthod 2014; 48(1)23-36

Literature

Topic 33

Jing, Y. et al: Nonsurgical correction of a Class III malocclusion in an adult by miniscrew-assisted mandibular dentition distalization. Am J Orthod Dentofacial Orthop 2013; 143(6):877-87

Cheng-Yi Lin, J. et al.: simultaneous Reduction in Vertical Dimension and Gummy Smile Using Miniscrew Anchorage. J Clin Orthod 2010; 44(3): 157-170

Melsen, B., Verna, C., Luzi, C. Mini-implants and their Clinical Applications: The Aarhus Experience. Edizioni Martina, Bologna, 2014

Topic 38

Dziedzina, G.: Vermessung und vergleichende Untersuchung der Gelenkspaltbreite von physiologischen und pathologischen Kiefergelenken mittels digitaler Volumentomographie. Diplomarbeit, medizinische Univ.-klinik Innsbruck, Prof. Dr. Dr. Ingrid Grunert, 2011

Topic 43

Dr. Aquilio, Italien, presentation on the Invisalign Summit Rom 2013

Gelb H. An interview with Dr. Harold Gelb--part II by Jimi Mehta. Funct Orthod. 1987 May-Jun;4(3):18, 20, 24

Persson, M. " cells remember force, not appliance". Presentation on Congress Warschau

Topic 59

Meyer, G., Asselmeyer, T. editors. ABC der Schienenterhapie. Köln: Deutscher Zahnärzteverlag; 2005.

Topic 61

Freesmeyer, W: Quintessenz Focus Zahnmedizin. Funktionsdiagnostik und –therapie. 2009 Quintessenz, Berlin

Chapter 5

Miethke R.R. et al. A comparison of the periodontal health of patients during treatment with the Invisalign system and with fixed orthodontic appliances. J Orofac Orthop. 2005 May;66(3):219-29.

Mattousch T.J., van der Veen MH, Zentner A. Caries lesions after orthodontic treatment followed by quantitative light-induced fluorescence: a 2-year follow-up. Eur J Orthod. 2007 Jun;29(3):294-8.

Boersma JG et al. Caries prevalence measured with QLF after treatment with fixed orthodontic appliances: influencing factors. Caries Res. 2005 Jan-Feb;39(1):41-7.

Lovrov, S, Hertrich, K, Hirschfelder, U: Enamel Demineralization during Fixed Orthodontic Treatment-Incience and Correlation to Various Oral-hygiene Parameters. J Orofac Orthop. 2007 Sep;68(5):353-63

Gursoy UK, Sokucu O, Uitto VJ, Aydin A, Demirer S, Toker H, Erdem O, Sayal A. The role of nickel accumulation and epithelial cell proliferation in orthodontic treatment-induced gingival overgrowth.Eur J Orthod. 2007 Dec;29(6):555-8.

Eliades T., Pratsinis H, Athanasiou AE, Eliades G, Kletsas D., et al. Cytotoxicity and estrogenicity of Invisalign appliances. Am J Orthod Dentofacial Orthop. 2009 Jul;136(1):100-3.

Yee JA, Türk T, Elekdağ-Türk S, Cheng LL, Darendeliler MA. Rate of tooth movement under heavy and light continuous orthodontic forces. Am J Orthod Dentofacial Orthop. 2009 Aug;136(2):150.e1-9.

(Zusätzlich : Yee JA, Kimmel DB, Jee WS. Periodontal ligament cell kinetics following orthodontic tooth movement. Cell Tissue Kinet. 1976 May;9(3):293-302.)

Kumasako-Haga T, et al. Effect of 8-hour intermittent orthodontic force on osteoclasts and root resorption. Am J Orthod Dentofacial Orthop. 2009 Mar;135(3):278.1-8

Ogura M, Kamimura H, Al-Kalaly A, Nagayama K, Taira K, Nagata J, Miyawaki S. Pain intensity during the first 7 days following the application of light and heavy continuous forces. Eur J Orthod. 2009 Jun;31(3):314-9.

Recommendation for further literature concerning the orthodontic Aligner Treatment:

Simon, M., Keilig, L, Schwarze, J., Jung B.A., Bourauel, C: Forces and moments generated by removable thermoplastic aligners: incisor torque, premolar derotation, and molar distalization. Am J Orthod Dentofacial Orthop. 2014; 145(6):728-36

Wu, D.: Oral epithelial cell reaction and Invisalign Treatment. Am J Orthod Dentofacial Orthop 2014; 145(5)551

Garino, F., Garino, G.B., Castroflorio, T.: The iTero intraoral scanner in Invisalign treatment: a two-year report. J Clin Orthod 2014; 48(2):98-106

Li, S., Zhou, J., Ren, C: Adult orthodontic technique development and challenge. Hua Xi Kou Qiang Yi Xue Za Zhi. 2013; 31(6):449-51

Premaraj, T., Simet, S., Beatty, M., Premaraj, S.: Oral epithelial cell reaction after exposure to Invisalign plastic material. Am J Orthod Dentofacaial Orthop 2014; 145(1):64-71

Mampieri, G., Giancotti, A.: Invisalign technique in the treatment of adults with pre-restorative concerns. Prog Orthod 2013; 20(14):40
Boyd RL. Esthetic orthodontic treatment using the invisalign appliance for moderate to complex malocclusions. J Dent Educ 2008;72:948-967
Ojima K., Dan C., Nishiyama R., Ohtsuka S., Schupp W.. Accelerated extraction treatment with Invisalign. J Clin Orthod. 2014 Aug;48(8):487-99.
Ali SA, Miethke HR. Invisalign, an innovative invisible orthodontic appliance to correct malocclusions: advantages and limitations. Dent Update. 2012 May;39(4):254-6, 258-60.
Schaefer I, Braumann B. Halitosis, oral health and quality of life during treatment with Invisalign(®) and the effect of a low-dose chlorhexidine solution. J Orofac Orthop. 2010 Nov;71(6):430-41
Gracco A, Mazzoli A, Favoni O, Conti C, Ferraris P, Tosi G, Guarneri MP. Short-term chemical and physical changes in invisalign appliances. Aust Orthod J. 2009 May;25(1):34-40
Hönn M, Göz G. A premolar extraction case using the Invisalign system. J Orofac Orthop. 2006 Sep;67(5):385-94.
Schupp W, Haubrich J, Neumann I. Treatment of anterior open bite with the Invisalign system. J Clin Orthod. 2010 Aug;44(8):501-7.
Schupp W, Haubrich J, Neumann I. Invisalign(®) treatment of patients with craniomandibular disorders. Int Orthod. 2010 Sep;8(3):253-67.
Schupp W, Haubrich J, Neumann I. Class II correction with the Invisalign system. J Clin Orthod. 2010 Jan;44(1):28-35.
Haubrich, J. Die Invisalign-Behandlung als Bestandteil interdisziplinärer Therapie – Möglichkeiten und Grenzen des Systems. ZWR- Das Deutsche Zahnärzteblatt 2013; 122 (7+8)
Schupp, W., Haubrich, J., Hermens, E., Boisserée, W. Diagnose und Therapie des kraniomandibulären und muskuloskelettalen Systems in der kieferorthopädischen Praxis unter besonderer Berücksichtigung des Invisalign – Systems. Inf Orthod Kieferorthop 2013;45:93-103
Schupp, W., Haubrich, J., Hermens, E. Möglichkeiten und Grenzen der Schienentherapie in der Kieferorthopädie. Zahnmedizin up2date 2, 2013:171-184
Schupp, W., Haubrich, J. Möglichkeiten und Grenzen der Invisalign-Behandlung. Quintessenz 2010 | S. 951-962
Haubrich, J und Schupp, W. Die unsichtbare Zahnspange. teamwork 2005;5:59-69
Neumann, I., Schupp, W., Heine, G. Distalbewegung oberer 1. Molaren mit dem Invisalign-System – Ein Patientenbericht. Kieferorthopädie 2004;2:133 – 137

索引

A

Aqualizer　　*9, 11*

B

backward planning　　*24, 292*
Bioprogressive Philosophy　　*146*
Bowing effect　　*114*

C

Carrière Motion
　　XII, 129, 130, 131, 132, 133, 134
Class I　　*162, 189, 190*
Class II　　*56, 106, 113, 130, 135, 137, 141, 143, 188, 189, 258*
Class II div2　　*96, 111*
Class III　　*145, 146, 188*
Class III エラスティック　　*147*
Class II エラスティック
　　116, 117, 118, 119, 129, 141, 143
Closing loop　　*111*
CMD　　*XII, XIII, XIV, 4, 9, 13, 15, 24, 25, 30, 37, 40, 82, 84, 89, 106, 107, 110, 135, 140, 150, 199, 210, 211, 212, 216, 222, 223, 227, 228, 232, 233, 236, 237, 239, 241, 242, 247, 248, 253, 254, 255, 257, 258, 261, 262, 287*
CMS　　*106, 256*
COPA　　*211, 215, 223, 227*

F

FDI　　*161*
finishing phase　　*38*

G

G4　　*33, 36, 47, 74, 146, 179, 192*
G5　　*XV, 293*

I

Invisalign Teen　　*XIII, 54*
IPR チャート　　*37, 38, 41, 71, 93, 108, 240*
iTero　　*244, 288*

M

milled splint　　*246*

O

occlusal foil　　*82*
occlusal retention splint　　*80*
osteopathic therapy　　*233*

S

SAM 咬合器
　　122, 136, 139, 143, 218, 221, 233, 287
Shimstock foil
　　13, 109, 139, 159, 241, 256, 260, 261, 286, 289
Smart Track　　*40, 173*
Speed Up　　*82, 84, 107*
StoneBite　　*241*
surgery tool　　*204*

T

Two Phase Treatment
　　XIV, 231, 232, 242, 248

あ

アクチベーター　　*254*
圧下　　*37, 38, 39, 53, 71, 78, 82, 87, 90, 92, 107, 116, 142, 153, 154, 197, 200, 217, 218, 239, 259, 282*
アップライト
　　35, 36, 37, 38, 39, 44, 53, 129, 130, 158, 159, 160

い

インターディシプリナリー　　*IX, 49, 292*
インビザライン・ティーン　　*177, 189*
インプラント
　　52, 53, 70, 71, 72, 74, 75, 153, 154, 158, 160, 177, 178, 196, 199, 200, 201

え

エラスティック
　　113, 114, 115, 116, 117, 118, 119, 129, 130, 135, 137, 141, 143, 145, 146, 147, 153, 205, 208, 237, 238, 239, 240, 255
エラプションツール　　*181*
遠心移動　　*35, 40, 52, 70, 71, 72, 105, 107, 111, 112, 114, 116, 117, 118, 119, 120, 129, 130, 131, 135, 136, 137, 138, 140, 141, 142, 146, 158, 159, 161, 162, 167, 200, 203, 217, 218, 239*

お

オーバーコレクション
　　35, 36, 38, 39, 41, 42, 44, 45, 47, 48, 90, 168, 200, 239, 240, 241

か

開咬　　*49, 85, 86, 119, 141, 142, 169, 210, 212, 216, 217, 218, 221, 234, 256, 282, 289*
過蓋咬合　　*32, 37, 39, 40, 47, 54, 78, 82, 84, 98, 106, 107, 129, 131, 135, 138, 140, 189, 199, 203, 204*
下顎前歯の抜歯　　*101*
下顔面高　　*205*
顎矯正手術　　*203, 206*
顎関節整形ポジショニングアプライアンス　　*211*
可撤式スプリント
　　135, 211, 215, 223, 224, 227, 228, 229, 231, 233
ガミースマイル　　*26, 27, 51*
間歇的な力　　*40, 49, 52, 196*
関連痛　　*211*

き

機能的矯正治療　　*35*
逆計画法　　*70*
臼歯部開咬　　*282, 289*
狭窄歯列　　*40, 101, 131*
矯正力　　*26, 40, 49, 52, 123, 142, 196, 200, 237, 294*
筋機能療法　　*49, 50, 85, 86, 119, 141, 145, 243*

く

空隙歯列　　*145*
空隙閉鎖　　*47, 48, 49, 50, 51, 53, 55, 70, 93, 105, 108, 112, 114, 160, 177, 178, 197, 256*
クリスクロス・エラスティック　　*237, 239*
クリンチェック・ソフトウェア　　*104*
クワドヘリックス　　*35*

け

犬歯の捻転　　*35, 36*

こ

交叉咬合　　*35, 135, 138, 140, 197, 237, 239, 240, 241*
咬耗　　*42, 98, 99, 107, 158*
骨のモデリング　　*52*
固定式スプリント
　　201, 218, 219, 220, 221, 223, 224, 225, 226, 228, 229, 230, 231
固定式リンガルリテーナー　　*144, 149, 245*
コンビネーション治療
　　112, 131, 132, 218, 228

さ

サージカル・シミュレーション　207
最適アタッチメント　20, 21, 22, 28, 81, 109

し

歯間乳頭　53, 94, 98, 100, 102
歯根膜　26, 52, 196
持続的な矯正力　294
シャーピー繊維　52
習慣性咬合位　211, 240, 241
上下顎前突　113

す

垂直長方形のアタッチメント　244, 256
スキャニング
　　XI, XIV, 25, 33, 58, 59, 81, 93, 94, 96,
　　125, 133, 136, 141, 183, 184, 224,
　　225, 230, 231, 232, 241, 243, 244,
　　246, 251, 252, 265, 278, 279, 280,
　　288, 289, 290
ステージング
　　33, 40, 49, 50, 113, 114, 196, 200
ステージング ×2　49
スピー彎曲　71, 78, 129, 239
スローステージング　200

せ

正中偏位　206, 217
正中離開　32, 34, 47, 48, 55, 70, 71, 255,
　　256
静的咬合　48, 86, 241, 244, 258
セカンドフェーズ
　　60, 71, 142, 147, 168, 173, 220, 225,
　　226, 228, 230, 231, 232, 243, 244,
　　246, 252, 253, 265, 266
舌機能不全　145
切端咬合　246
セルフライゲティングシステム　255
前歯部開咬　85, 119, 141, 234
前歯部反対咬合　145, 146, 206, 208
戦略的治療計画　234

そ

早期接触　82, 242, 243, 261, 282
側方拡大　35, 38, 41, 44, 45, 91, 131, 140,
　　217, 218, 256, 259

ち

中心位咬合　289
治療位　212, 213, 215, 224, 225, 227, 229
治療用スプリント　289

て

低位犬歯　119
低位咬合　223, 224
挺出　37, 71, 78, 85, 86, 87, 90, 106, 107,
　　119, 120, 121, 122, 129, 141, 142,
　　153, 169, 196, 217, 218, 219, 220,
　　224, 225, 226, 229, 230, 239, 244,
　　256, 258, 259, 282
挺出用アタッチメント　226, 230

と

動的咬合　72, 86, 138, 143, 148, 241
トルクコントロール　29, 128, 256, 260

に

ニュートンの第三法則　116

は

バイオネーター　242
バイトランプ　293
破骨細胞　52, 294
バッカルコリドー　40, 43, 44, 131
パワーチェーン　48, 256
パワーリッジ　109, 138, 147, 200, 259, 260
反対咬合　75, 96, 97, 145, 146, 147, 153,
　　206, 208

ひ

ビベラリテーナー　287

ふ

ファーストフェーズ
　　30, 33, 38, 42, 44, 45, 47, 71, 87, 91,
　　99, 119, 120, 142, 146, 159, 207, 218,
　　219, 220, 224, 225, 226, 228, 230,
　　231, 232, 239, 240, 243, 246
フィニッシングフェーズ　38
ブラックトライアングル
　　32, 33, 34, 41, 93, 202
ブラックボックス　XIII, 212, 213, 214
プレシジョンカット　118, 130
フレンケル装置　35, 54, 56, 145, 188, 189

ほ

萌出タブ　180
ポンティック　71, 74, 75, 105, 108, 159

ま

マニュアル療法
　　211, 215, 224, 228, 229, 233, 263

み

ミッドコースコレクション
　　220, 221, 225, 230, 231, 242, 289
ミニスクリュー　153, 205, 208

り

理学療法　135, 211, 215
リケッツ分析　58, 145
リファインメント
　　26, 30, 33, 39, 42, 44, 47, 48, 59, 64,
　　87, 91, 99, 113, 114, 120, 125, 126,
　　133, 142, 143, 147, 157, 159, 169,
　　173, 175, 176, 180, 181, 207, 208,
　　239, 240, 253, 282, 284
リファレンスバイト
　　273, 274, 275, 276, 277
両顎歯槽前突　101
両側性開咬　282

書 籍 名：	**アライナー矯正治療**
	診断／治療計画／矯正治療／顎位整復治療

発 行 日：	2015 年 1 月 27 日　初 版 発 行
	2024 年 3 月 15 日　第 4 刷発行
著　　者：	ワーナー・シュープ、ユリア・ハウブリッヒ
共同著者：	ヴォルフガング・ボイザーリー、ジョン・モートン、尾島賢治
翻　　訳：	尾島賢治
発 行 所：	丸善プラネット株式会社
	〒101-0051　東京都千代田区神田神保町 2-17
	TEL. 03-3512-8516
	https://maruzenplanet.hondana.jp/
発 売 所：	丸善出版株式会社
	〒101-0051　東京都千代田区神田神保町 2-17
	TEL. 03-3512-3256
	https://www.maruzen-publishing.co.jp
	©Werner Schupp, Julia Haubrich, Wolfgang Boisserée, John Morton, Kenji Ojima　2015

印刷・製本／富士美術印刷株式会社

ISBN 978-4-86345-229-9　C3047